国家出版基金项目
NATIONAL PUBLICATION FOUNDATION

U0298424

传染病与寄生虫病
Pathologic Colour Atlas of

病 理 学 彩 色 图 谱
Infectious Disease and Parasitosis

郭瑞珍◎主编

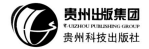

贵州出版集团
GUIZHOU PUBLISHING GROUP
贵州科技出版社

图书在版编目(CIP)数据

传染病与寄生虫病病理学彩色图谱／郭瑞珍主编.
— 贵阳:贵州科技出版社,2012.7
ISBN 978 – 7 – 80662 – 973 – 4

Ⅰ.①传…　Ⅱ.①郭…　Ⅲ.①传染病—病理学—图谱
②寄生虫病—病理学—图谱　Ⅳ.①R510.2 – 64②R530.2 – 64

中国版本图书馆 CIP 数据核字(2012)第 003762 号

出版发行	贵州出版集团　贵州科技出版社
地　　址	贵阳市中华北路 289 号(邮政编码:550004)
网　　址	http://www.gzstph.com　　http://www.gzkj.com.cn
经　　销	全国各地新华书店
印　　刷	福建彩色印刷有限公司
版　　次	2012 年 7 月第 1 版
印　　次	2012 年 7 月第 1 次
字　　数	500 千字
印　　张	18
开　　本	787 mm × 1 092 mm　1/16
印　　数	3 000 册
定　　价	80.00 元

《传染病与寄生虫病病理学彩色图谱》
编委会

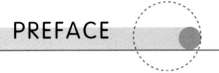

PREFACE　　　前　言

　　传染病是由病原生物感染人体后产生的具有传染性,并在一定条件下可造成流行的疾病。本书把由细菌、病毒、真菌、螺旋体等引起的疾病列为传染病;把由寄生虫包括原虫和蠕虫(吸虫、绦虫、线虫)等感染引起的疾病列为寄生虫病;主要通过性接触传播的一部分细菌、病毒、螺旋体等引起的疾病单独列为一章。

　　传染病、寄生虫病一直是严重危害人类健康的高发疾病,其病种之多,涵盖内容之广,已经成为日常病理诊断中的重要内容。在一些古老的疾病被不断消灭的同时,新的传染病也在不断滋生,有的传染病甚至死灰复燃,继续危害人类身体健康。然而,随着岁月的流逝,有些传染病、寄生虫病的素材逐渐从病理人的视线中淡化或消失;而一些相继出现的传染病、寄生虫病的素材,却又较少系统地出现在病理人的视线中。我们长期从事病理工作,感觉到在临床外检方面很需要一本较完整、系统的传染病、寄生虫病病理诊断参考书,以解除临床病理医生诊断上的困惑,满足病理后继人的希望。

　　本书记录了作者多年来从事病理诊断工作中所见到的部分传染病和寄生虫病的素材,共9章42种疾病。作者参考临床病理诊断相关专著,以及传染病学、人体寄生虫学、微生物学等有关教材和文献报道等编写了这本书,是目前国内唯一一部图文并茂的传染病、寄生虫病的病理参考书。其特点如下:

　　1. 在写作上,我们尽量把传染病、寄生虫病的基本理论、基本病变和临床实践知识相结合,把病理学知识和传染病、寄生虫病的相关学科知识(寄生虫学、微生物学、传染病学)相结合,以求较全面地认识传染病、寄生虫病,并作出诊断和鉴别诊断。

　　2. 在资料上,我们拾回了国内已经基本消灭的某些传染病、寄生虫病的珍贵资料,如麻风、丝虫病等;拾回了如今不可能通过手术或尸体解剖而获得的一些珍贵资料,如各型肺结核、细菌性痢疾、白喉、流行性脑脊髓膜炎、脊髓灰质炎等。重点且详细描述了新发现的或少见的疾病,如艾滋病(AIDS)、弓形虫病等。我们还把性传播疾病(STD)列入本书,并作为一个独立的章节,便于系统了解STD的有关病理资料。某些传染病的并发或合并性疾病也单独编为一章,便于全面了解传染病的相关病变。特殊染色的图片在图的说明中做出相应标记。

　　3. 在方法上,以文字描述和图片说明来展现每一种传染病、寄生虫病的病变特征,力求图文并茂。所用照片基本为我们多年的积累和精心的筛选,以常规苏木精－伊红(HE)染色为主,辅以部分大体标本图片和 10 余种组织化学染色照片,如高碘酸希夫(periodic acid – Schiff,PAS)染色、六胺银(GMS)染色、阿辛蓝(alcian blue)染色、抗酸染色、Mallory 染色等(在相应照片的图文中标注),少数病例还提供了免疫组织化学照片,细胞学照片、放射显影图片和模式图,图片随文字编排,图文对照,便于理解记忆。

感谢各种参考教材的主编,以及皮肤病、人体寄生虫学、病理学等相关学科专家的参与和指点,增加了本书的可信度。

感谢慷慨为本书提供照片的李甘地、刘绍霖和允许本书引用图片的纪小龙、王恩华等各位专家教授,帮助丰富了本书的内涵。

感谢遵义医学院第一附属医院和第五附属医院病理科张锚链、吴晓媚、王章奇等同行,在本书资料的选择、切片的处理、图片摄影和处理等方面付出的辛勤劳动。

感谢赵卫星、刘世国、陈艳、王新爱、鲁小玲等专家对本书的编写提出了宝贵意见。

希望本书对传染病、寄生虫病的病理诊断和教学能够提供一些借鉴与参考。更希望本书的出版,起抛砖引玉的作用。

由于我们的业务水平有限,错误之处在所难免,欢迎读者批评指正。

编　者

2012 年 5 月

目 录 CONTENTS

第一章

细菌性传染病

传染病(communicable disease)对人类危害极大,在今天,它仍然是威胁人类健康,造成人类死亡的第二位原因和危害人类健康的第一位原因。本章介绍由细菌引起的7种传染病,这些传染病中的结核病、伤寒病、白喉、细菌性痢疾、流行性脑脊髓膜炎等传染病属于国家法定乙类传染病,麻风属于法定丙类传染病,非结核分枝杆菌感染是近年受到关注的新型传染病。

细菌的特点 细菌体积微小,须经过显微镜放大数百倍至上千倍才能看到,用革兰染色,细菌可分为革兰阴性菌和革兰阳性菌。细菌有球菌、杆菌和螺形菌三种基本形态。基本结构有细胞壁、细胞膜、细胞质和核质。特殊结构包括荚膜、鞭毛、菌毛和芽胞。细菌毒力的物质基础是细菌的侵袭力和细菌释放的毒素。前者是细菌突破宿主皮肤、黏膜生理屏障进入机体定居、繁殖和扩散的能力,包括细菌的荚膜、黏附素和侵袭性物质等。毒素是细菌在生长繁殖中产生和释放的毒性成分,可直接或间接损伤宿主细胞、组织和器官,干扰其生理功能。其中在致病机制中起重要作用的是外毒素(exotoxin)和内毒素(endotoxin)。外毒素是革兰阳性菌和部分革兰阴性菌的主要毒力因子,内毒素是革兰阴性菌的主要毒力因子,两种毒素的性质、致病性和免疫性等具有明显不同的特点,外毒素的毒性作用和抗原性均较内毒素强,对组织器官有选择性毒害效应。

细菌感染所引起的病理改变 随细菌种类的不同而出现相对独特的病理改变,按照炎症变质、渗出、增生的基本病变分析,细菌直接引起的病变多以增生和渗出为主,而由细菌释放的毒素所引起的病变,则以组织、细胞的变性坏死为主。①增生性病变。多数细菌性传染病,常常表现为以单核巨噬细胞增生为主的增生性病变,形成特殊的肉芽肿结构,即形成具有诊断价值的感染性肉芽肿结节。如结核杆菌引起的结核结节,伤寒杆菌引起的伤寒小节、麻风杆菌引起的麻风肉芽肿;以及非结核分枝杆菌引起的肉芽肿病灶。②渗出性病变。某些细菌性传染病,常引起以渗出为主的病变。如白喉杆菌、痢疾杆菌感染时,形成以纤维素和嗜中性粒细胞渗出为主的渗出性病变,在咽喉黏膜或消化道黏膜表面形成特殊的具有诊断意义的"假膜"结构。又如流行性脑脊髓膜炎,是以中性粒细胞渗出为主的渗出性病变,表现为脑脊髓膜的化脓性炎,引起蛛网膜下腔积脓。③毒素引起的病变。毒素可引起局部和全身的中毒反应,表现为相应组织、细胞的变性、坏死,以及全身中毒反应,如发热、白细胞数量增多、休克等。④细菌或细菌毒素入血,可引起菌血症、毒血症、败血症或脓毒血症等,出现相应的局部或全身症状、体征和病理改变。

特殊染色 根据特殊染色的方法,可以把细菌分为一般细菌和抗酸杆菌两大类,一般细菌常用的染色方法是革兰染色法,染色结果革兰阳性菌呈蓝色或紫色,而革兰阴性菌呈红色。抗酸杆菌常用的方法是 Ziehl-Neelsen 染色,即抗酸染色,用于检查结核杆菌、麻风杆菌或非典型分枝杆菌等,染成红色。细菌性传染病根据其特殊的组织学改变,结合特定的发生部位一般都能确诊,特殊染色有助于鉴别诊断。

(郭瑞珍)

第一节　结核病

结核病(tuberculosis)是由结核分枝杆菌(*Mycobacterium tuberculosis*)(简称结核杆菌 tubercle bacillus)引起的传染病,致病的主要是人型和牛型结核杆菌。

【概况】结核病是一个古老的疾病,100 多年来结核病对人类造成极大的伤害,夺取了无数人的生命。随着抗结核药物的发展和卫生状况的改善,世界各国结核病的发病率和死亡率曾大幅度下降。但 20 世纪 80 年代以后,由于艾滋病流行以及结核杆菌耐药菌株的出现,结核病的发病率又有不断升高趋势,目前全球每年新发结核病例达 800 万例左右,其中发展中国家占95%。我国结核病的发病率较高,边远内陆地区高于沿海地区,农村高于城市,每年死于结核病的人约有 25 万,为各类传染病之首。因此结核病再次成为亟待解决的全球性公共性卫生问题,世界卫生组织把每年的 3 月 24 日定为结核病防治日。结核病的传染源是开放性肺结核病人和牛,结核杆菌主要经呼吸道传染,也可经消化道、经母婴及皮肤传播,还可经血道扩散。病变可累及全身各组织和器官,但以肺部感染(肺结核)最多见,各种年龄均可感染患病,可一次或多次感染。

【致病性】结核病的发生主要取决于感染细菌的数量及其毒力的大小和机体的反应性,即免疫反应和变态反应。结核杆菌是在细胞内生长的细菌,既不产生内、外毒素,也无酶类产生,对人体致病的主要是菌体和细胞壁内的某些致病物质,包括了脂质、蛋白质和多糖,这些致病物质作为抗原,刺激不同的 T 淋巴细胞产生不同的细胞因子,或引起机体的免疫反应,或引起机体的变态反应。这些致病物质能破坏线粒体膜,影响细胞呼吸和抑制白细胞游走;能引起强烈的变态反应,造成机体损伤;还能使巨噬细胞转变为上皮样细胞而形成结核结节;并具有保护病菌

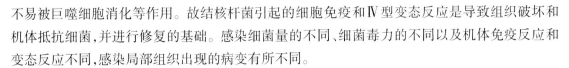

不易被巨噬细胞消化等作用。故结核杆菌引起的细胞免疫和Ⅳ型变态反应是导致组织破坏和机体抵抗细菌,并进行修复的基础。感染细菌量的不同、细菌毒力的不同以及机体免疫反应和变态反应不同,感染局部组织出现的病变有所不同。

【病变特点】

基本病变 结核病无论发生在什么器官和组织,基本病变均表现为渗出、坏死和增生,这三种基本病变在结核病病灶中可交错存在,但常以某一种病变为主,也可互相转化。

1.以渗出为主的病变 见于炎症早期或机体免疫力低下,菌量多、毒力强或变态反应较强时。以浆液性或浆液纤维素性渗出为主(图1),同时有单核巨噬细胞增生,渗出液和巨噬细胞内可查见结核杆菌。好发于肺、浆膜、滑膜和脑膜。

2.以坏死为主的病变 这种病变见于菌量多、毒力强,机体抵抗力低或变态反应强烈时。病变局部组织发生干酪样坏死,肉眼观坏死组织呈淡黄色,质地细腻,状似奶酪,故称干酪样坏死。镜下观察,这种坏死物坏死很彻底,为红染无结构的颗粒状物(图2)。干酪样坏死对结核病病理诊断具有一定的意义。干酪样坏死物中大都含有细菌,特别是坏死物液化时更有利于细菌繁殖,是结核病传染、恶化进展的主要原因。

3.以增生为主的病变 增生为主的病变见于菌量较少,毒力较低或机体免疫反应较强时。以巨噬细胞增生为主,增生的巨噬细胞吞噬结核杆菌后,转化或演变成上皮样细胞(又称类上皮细胞),多个上皮样细胞融合在一起形成朗格汉斯巨细胞。朗格汉斯巨细胞体积大,胞质丰富,胞质内细胞核为数个、数十个,甚至上百个,多呈花环状、马蹄形排列。类上皮细胞呈梭形或多边形,胞质丰富,染淡伊红色,细胞间常以胞质突起互相连缀。上述细胞常聚集形成境界比较清楚的结节状病灶,即结核结节(图3),又称结核肉芽肿,典型的结核结节中央有干酪样坏死(图4)。结核结节对结核病病理诊断具有重要意义。

抗酸杆菌染色:结核杆菌染色呈红色,多见于干酪样坏死物中,结核杆菌为细长和带弯曲的杆状,长短粗细不一。可疑结核病变中查见结核杆菌具有诊断价值。

【常见器官结核病】

1.肺结核病 结核病中最常见的是肺结核,人体初次感染结核杆菌所致的肺结核称为原发性肺结核,因多见于儿童,故也称儿童型肺结核。原发性肺结核特征性的病变是形成原发综合征,即在右肺上叶下部或下叶上部形成的直径为1~1.5 cm的原发病灶,肺门淋巴结结核和相通于原发灶和肺门淋巴结之间的淋巴管炎(图5)。

机体再次感染结核菌所致的肺结核称为继发性肺结核,也称成人型肺结核。继发性肺结核的类型很多,如最早期的局灶性肺结核,位于肺尖部,病灶直径为0.5~1 cm(图6);局灶性肺结核发展而引起的浸润性肺结核(图7),又有活动性肺结核之称,如得不到合理及时治疗,这型肺结核病变继续发展,加重了组织坏死、液化,在肺内形成急性空洞,更严重的是坏死物中大量的结核杆菌可经支气管在肺内播散,引起干酪性肺炎(图8);慢性纤维空洞性肺结核,由急性空洞性肺结核发展而成,这型结核的特点是在慢性空洞形成的基础上,又有新的空洞在不断形成(图9),空洞内的坏死物含菌量很高,坏死物随痰排出体外成为结核病的传染源,故有开放性肺结核之称,病变还可腐蚀较大血管,引起大咯血。继发性肺结核的其他类型还有干酪性肺炎、结核球、结核性胸膜炎等(图10～图12)。

2.肺外器官结核病 机体除肺以外各组织器官发生的结核称为肺外结核病,肺外结核病感染途径并不完全一致,淋巴结结核由淋巴道播散所致、消化道结核可由咽下含菌的食物或痰液直接感染引起、皮肤结核可通过损伤的皮肤感染,其他各器官的结核病多为原发性肺结核病血行播散所形成的潜伏感染病灶进一步的发展。

淋巴结结核 多见于儿童和青年,可累及全身各部位淋巴结,但以颈部、支气管旁和肠系膜淋巴结多见(图13～图16)。受累淋巴结不同程度肿大,多个肿大淋巴结可互相融合成较大结节,切面观察淋巴结结构有不同程度破坏,代之以灰白色病灶。显微镜观察时,以增生为主的病变,特别是以大量类上皮细胞组成的结节状病灶时,需与淋巴结结节病鉴别,需要结合临床,或多切片,或做特殊染色加以鉴别。

肠结核 比较多见,有原发性和继发性之分,原发性少见,多见于儿童,一般由饮用带有结核杆菌的牛奶或乳制品而感染。继发性多继发于活动性空洞性肺结核,因反复咽下含结核杆菌的痰液引起。85%发生在回盲部,分成溃疡型和增生型,溃疡型以组织的坏死,形成溃疡为主,溃疡成环形,其长轴与肠长轴垂直为其特点(图17、图18)。增生型以形成结核结节或纤维组织增生为其特点,致肠壁肥厚、肠腔狭窄、黏膜面溃疡或息肉形成,严重者引起肠梗阻,临床上易与肠癌混淆。肠结核的确诊有赖于在病变组织中见到结核肉芽肿(图19～图23)。

骨与关节结核 多由血行播散所致,多见于儿童和青少年,多侵犯脊椎骨、指骨及四肢长骨骨骺。关节结核多发生在髋、膝、踝、肘等部位关节。临床上,骨关节结核的送检标本多为搔刮的破碎组织,取材时那些检查起来比较有韧性的组织(如骨组织、韧带、骨膜或滑膜等)中很难发现结核病变,我们更注重对那些比较破碎、没有韧性的组织进行取材检查,以此获得确诊的机会更大(图24、图25)。干酪样坏死型病变组织中很难见到结核性肉芽肿。

生殖、泌尿系统结核 女性生殖系统结核多由血道或淋巴道播散所致,输卵管结核最多见,其次是子宫内膜和卵巢结核,临床上为女性不孕的原因之一。子宫内膜结核组织中很少见到干酪样坏死,完全由类上皮细胞组成的结核结节(图26、图27),很容易与肥大的子宫内膜间质细胞混淆,如不仔细观察,容易漏诊。男性生殖系统结核病与泌尿系统结核病关系密切,附睾结核是男性不育的主要原因。肾结核由肺结核病血行播散引起,病变多累及单侧,常见于20～40岁男性,病灶多起始于皮质、髓质交接处或肾锥体乳头,病变以干酪样坏死为主,病灶逐渐扩大,形成多个干酪样坏死灶或空洞(图28、图29),最终肾实质完全被破坏而留下一个空壳。干酪样坏死物随尿液排出,沿途可感染而引起输尿管、膀胱、尿道结核。

其他肺外器官结核 相对常见的还有结核性腹膜炎、结核性脑膜炎。乳腺结核(图30、图31)、皮肤结核(图32～图34)相对较少见。肝脏结核甚是少见,其发生多继发于体内其他脏器结核,如原发综合征病灶恶化进展,大量结核杆菌侵入血道引起全身粟粒性结核时,肝脏每每被累及,此时在门管区和肝小叶内形成多数结核结节。又如重症肺结核和肠结核时,肝内也常出现结核结节,但一般结节数目很少(图35)。肝脏结核因缺乏特异的症状和体征,故临床误诊误治率较高。

粟粒性结核　无论是肺结核还是肺外结核病变恶化进展时,如大量细菌侵入血流或经淋巴管由胸导管入血,同时机体免疫力较弱时,则可引起粟粒性结核病。粟粒性结核病有急性和慢性之分,可累及全身引起全身性粟粒性结核病,也可局限在肺引起肺的粟粒性结核病。肉眼观察表现为受累器官内密布大小一致、分布均匀、灰白带黄色、境界清楚、圆形的粟米大小的结节状病灶(图36)。显微镜下观察,粟米结节主要为增生性病变,即结核肉芽肿,少见渗出和坏死性病变。

（李春鸣　郭瑞珍）

图1　结核基本病变

Basic pathological changes of TB

以渗出为主的病变,病变组织结构极度疏松,其间见浆液性和浆液纤维素性渗出物。

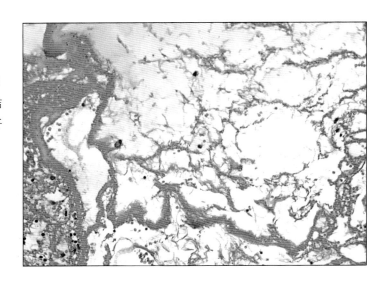

图2　结核基本病变

Basic pathological changes of TB

以坏死为主的病变,干酪样坏死物为红染无结构颗粒状物。

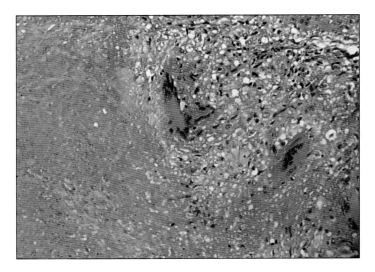

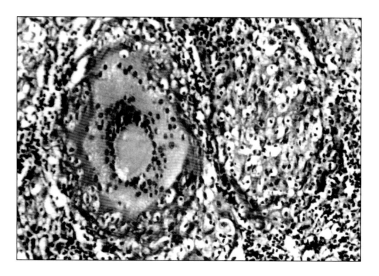

图 3 结核基本病变

Basic pathological changes of TB

以增生为主的病变,显示两个结核结节,右侧结节由类上皮细胞组成,左侧结节朗格汉斯巨细胞的核排列呈花环状。

图 4 典型结核结节

Typical tuberculous granuloma

结节中央有干酪样坏死,坏死灶周边有朗格汉斯巨细胞和类上皮细胞,外围有少量淋巴细胞。

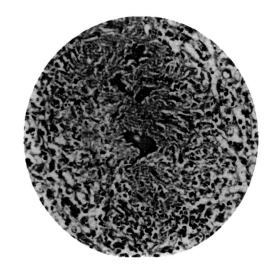

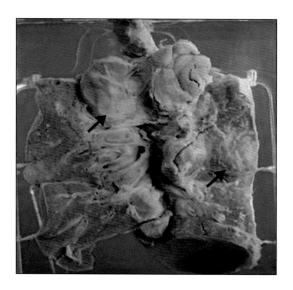

图 5 原发性肺结核病

Primary pulmonary tuberculosis

箭头所示,可见肺原发病灶、肺门淋巴结肿大。

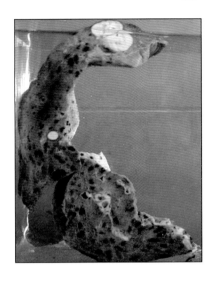

图 6 局灶性肺结核病

Focal pulmonary tuberculosis

肺尖部见灰白色、结节状结核病灶。

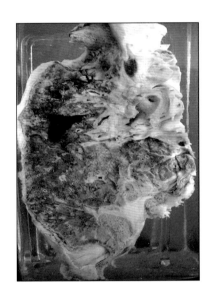

图 7 浸润性肺结核病

Infiltrative pulmonary tuberculosis

病灶由肺尖部向下扩散,有组织坏死及急性空洞形成。

图 8 干酪性肺炎

Caseous pulmonary

病变肺下叶组织实变。

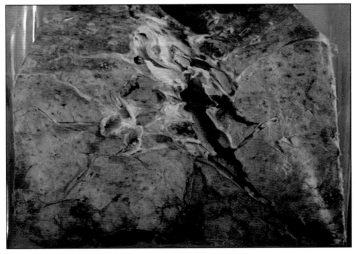

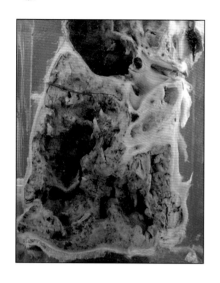

图9 慢性纤维空洞性肺结核病

Chronic fibro-cavernous pulmonary tuberculosis

全肺见多个空洞性病灶,肺上叶空洞为慢性空洞,肺下叶为急性空洞。

图10 胸膜结核病

Tuberculous pleuritis

图左为增厚的病变胸膜,图右为病变胸膜 HE 染色切片,可见结构疏松处为胸膜表层的渗出性病灶,结构致密处紫红色区域为增生性病变,鲜红色区域为坏死性病变。

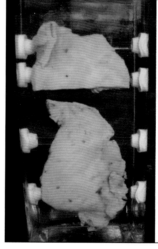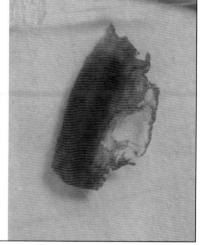

图11 胸膜结核病

Tuberculous pleuritis

胸膜表层的浆液、纤维素性渗出物。

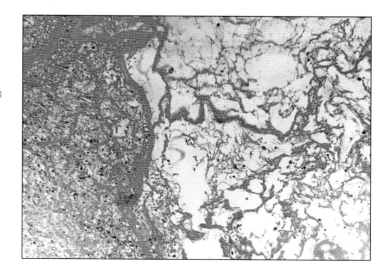

图12 胸膜结核病

Tuberculous pleuritis

　　胸膜底层呈增生、坏死改变。

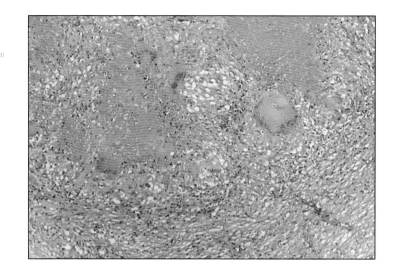

图13 淋巴结结核病

Tuberculosis of the lymph node

　　淋巴结体积增大,大部分区域正常结构被破坏,由干酪样坏死物取代。

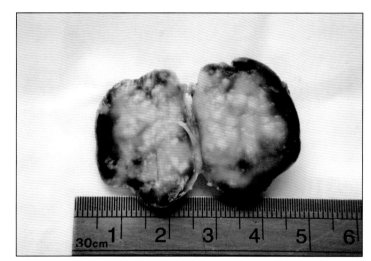

图14 淋巴结结核病

Tuberculosis of the lymph node

　　淋巴结结构多已破坏,边缘见残留淋巴组织,病变区以形成结核结节的增生性病变为主。

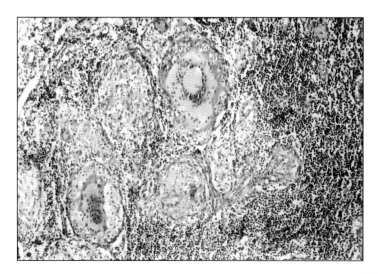

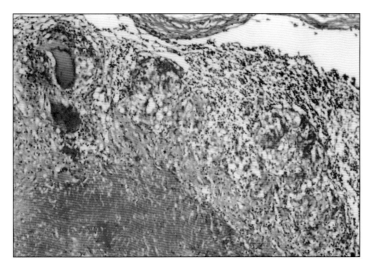

图 15　淋巴结结核病

Tuberculosis of the lymph node

　　病灶显示干酪样坏死和肉芽肿病灶。

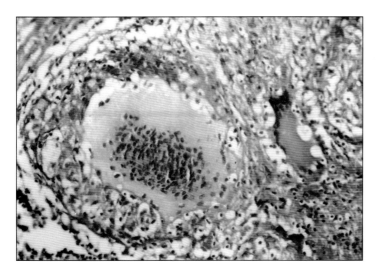

图 16　淋巴结结核病

Tuberculosis of the lymph node

　　增生性结核结节,结节中央朗格汉斯巨细胞内见上百个细胞核。

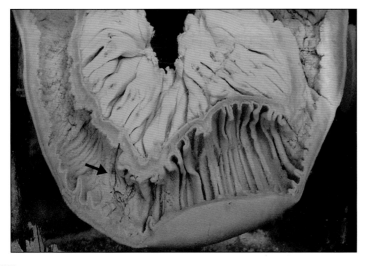

图 17　肠结核病

Intestinal tuberculosis

　　溃疡型肠结核,肠黏膜面可见多个环肠壁形的溃疡,溃疡长轴与肠长轴垂直。

图 18 肠结核病

Intestinal tuberculosis

溃疡型肠结核,结肠黏膜面可见多个环肠壁形的溃疡,溃疡长轴与肠长轴垂直。

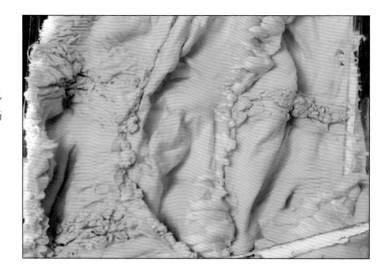

图 19 肠结核病

Intestinal tuberculosis

肠镜钳取肠黏膜组织中见结核病变。

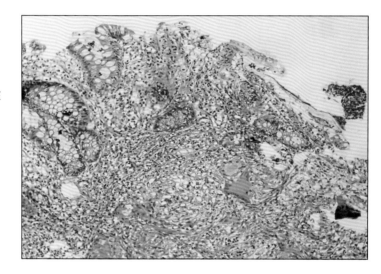

图 20 肠结核病

Intestinal tuberculosis

肠黏膜下结核结节趋于纤维化。

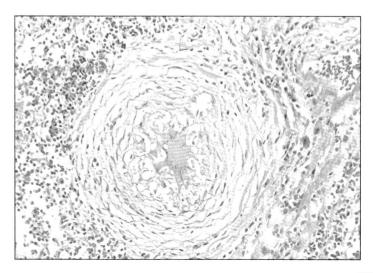

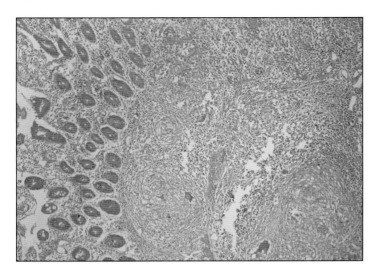

图 21　增生型肠结核病

Hyperplastic intestinal tuberculosis

　　肠黏膜层和黏膜下层见多个结核结节,无干酪样坏死。

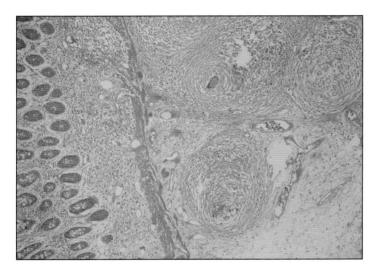

图 22　增生型肠结核病

Hyperplastic intestinal tuberculosis

　　肠黏膜下层见多个结核结节,无干酪样坏死。

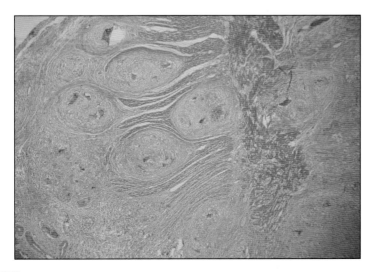

图 23　增生型肠结核病

Hyperplastic intestinal tuberculosis

　　肠壁肌层增厚,肌纤维间见多量结核结节。

图 24　骨结核病

Tuberculosis of the bone

　　病变组织中可见退变坏死的骨小梁,其周围可见结核性肉芽肿。

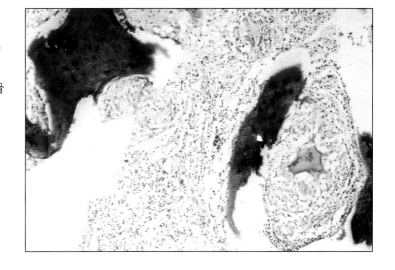

图 25　骨结核病

Tuberculosis of the bone

　　退变坏死的骨小梁碎片周围见干酪样坏死物和结核性肉芽肿。

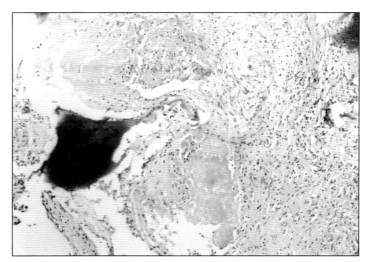

图 26　子宫内膜结核病

Tuberculosis of the endometrial

　　子宫内膜组织中可见多个结核病灶,以上皮样细胞增生为主,干酪样坏死不明显。

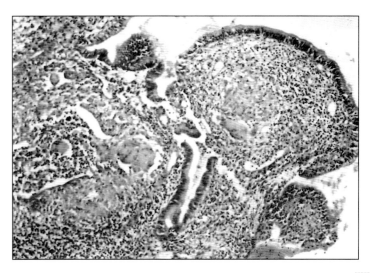

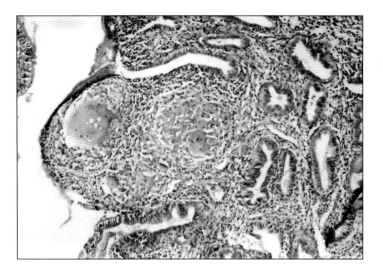

图 27　子宫内膜结核病

Tuberculosis of the endometrial

　　子宫内膜组织中可见多个结核病灶,以上皮样细胞增生为主,干酪样坏死不明显。

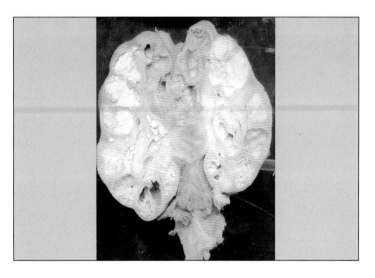

图 28　肾结核病

Tuberculosis of the kidney

　　肾实质结构破坏,由干酪样坏死灶取代。

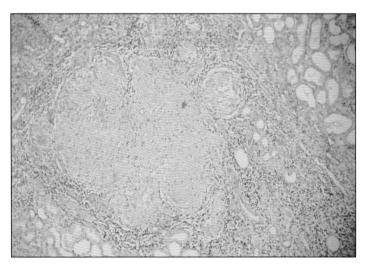

图 29　肾结核病

Tuberculosis of the kidney

　　肾实质结构破坏,见结核性肉芽肿。

图 30　乳腺结核病

Tuberculosis of the breast

乳腺小叶结构被破坏,代之以结核性肉芽肿病变。

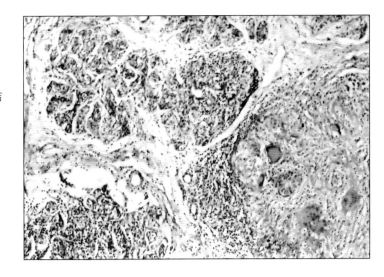

图 31　乳腺结核病

Tuberculosis of the breast

肉芽肿由类上皮细胞和朗格汉斯巨细胞组成。

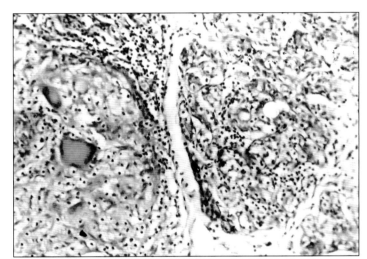

图 32　皮肤结核病

Tuberculosis of the skin

皮下组织中可见结核肉芽肿结节。

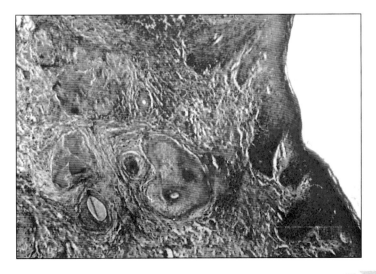

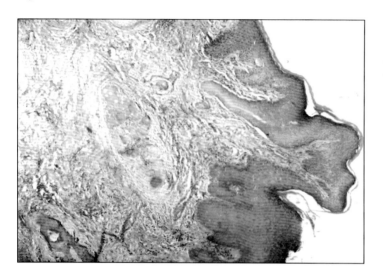

图33　皮肤结核病

Tuberculosis of the skin

　　皮下组织中可见结核性肉芽肿。

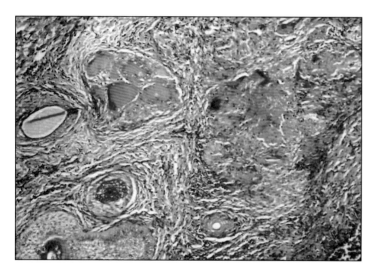

图34　皮肤结核病

Tuberculosis of the skin

　　由朗格汉斯巨细胞、类上皮细胞和干酪样坏死物组成的结核性肉芽肿。

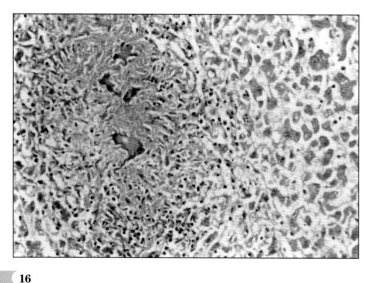

图35　肝脏结核病

Tuberculosis of the liver

　　肝脏组织结构破坏,组织中见结核性肉芽肿。

图36　粟粒性肺结核病

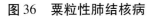

Pulmonary military tuberculosis

　　肺脏表面和切面可见无数灰白色粟粒大小结节。

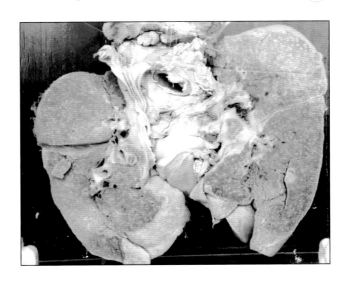

第二节　伤寒病

　　伤寒病(typhoid fever disease)是由伤寒杆菌(*Salmonella typhi*,伤寒沙门菌)引起的一种急性肠道传染病。

　　【概况】伤寒病可发生于任何季节,但以夏、秋季多见,发病以学龄期儿童和青年多见,在发展中国家仍然是一种常见传染病。带菌者或患者为伤寒病唯一的传染源,经粪－口途径传染人体,水源污染是传播伤寒病的主要途径,常可引起暴发流行。未患过伤寒病和未接种过伤寒疫苗的个体均属易感人群,感染发病后可获得较稳固的免疫力。

　　【致病性】人体摄入伤寒杆菌后是否发病,取决于所摄入细菌的数量、致病性以及宿主的防疫能力。经口进入胃而未被胃酸杀灭的部分伤寒杆菌将到达回肠下段,穿过黏膜上皮屏障,侵入回肠集合淋巴结,在单核巨噬细胞内繁殖,致敏淋巴组织引起初发病灶。伤寒杆菌经两次进入血液循环,向全身多器官内播散,并在胆汁内大量繁殖,之后随胆汁排出,再次侵入肠壁淋巴结,使原先致敏的淋巴组织进一步发生炎症反应。另外,伤寒杆菌释放的内毒素可激活单核巨噬细胞释放细胞因子,引起病人临床上持续发热、表情淡漠、相对缓脉、休克和白细胞减少等表现。

　　【病变特点】

　　好发部位　　伤寒杆菌主要累及全身单核巨噬细胞系统。以回肠末端淋巴组织(集合淋巴小结、孤立淋巴小结)的病变最为突出,肠系膜淋巴结以及肝、脾、骨髓等处组织和器官也有病变。

　　基本病变　　伤寒病属于肉芽肿性炎症,伤寒病的诊断可根据伤寒细胞/伤寒小结作出诊断。增生的巨噬细胞,发挥活跃的吞噬功能,胞质中常吞噬有病菌、红细胞、淋巴细胞及坏死细胞碎片,形成具有诊断价值的伤寒细胞(图37),伤寒细胞内被吞噬的红细胞、淋巴细胞等成分,与伤

寒细胞胞质之间形成明显空晕。增生的单核巨噬细胞和伤寒细胞聚集而形成伤寒小结,又称伤寒肉芽肿(图38、图39)。

【各器官伤寒病】

肠伤寒 肠道以回肠下段集合和孤立淋巴小结的病变最为常见和明显,按病情发展分成髓样肿胀期、坏死期、溃疡期和愈合期。髓样肿胀期由于淋巴小结内单核巨噬细胞增生,使局部淋巴组织增生,形成隆起于肠黏膜面的圆形或椭圆形形似脑回的病变(图40、图41)。之后肿胀局部肠黏膜发生坏死,坏死组织脱落,继而形成溃疡,溃疡长轴与肠长轴平行(图42),这是区别于肠道其他溃疡性病变的特征。溃疡一般累及黏膜下层,深者达浆膜层。溃疡累及肠壁全层可引起肠穿孔,溃疡腐蚀血管可引起出血。溃疡期之后溃疡缺损处由肉芽组织增生充填,缺损面由上皮增生覆盖,最后纤维性修复而逐渐愈合。肠黏膜病变处发现伤寒细胞/伤寒小结有助于诊断(图43～图45)。

其他单核－巨噬细胞系统的病变 由于巨噬细胞的活跃增生,身体其他单核－网状内皮系统的器官或组织均会有病变。如肠系膜淋巴结是伤寒杆菌进入机体后较早被侵犯或被细菌致敏的部位,窦内皮细胞增生较明显,淋巴结有肿大,病变组织中也可见伤寒细胞。多数患者有不同程度肝、脾肿大,肝脏和脾脏内具有吞噬功能的细胞增生,这些细胞发挥较强的吞噬功能而形成伤寒细胞,同样可以聚集形成伤寒小结(图46～图48)。骨髓中巨噬细胞吞噬伤寒杆菌较多,且存在的时间较长,培养阳性率比血培养阳性率高,是细菌培养材料最好的来源。

其他脏器病变 伤寒杆菌及其释放的内毒素进入血流,引起败血症,引起全身脏器和皮肤的病变。在心脏引起中毒性心肌炎,表现为心肌细胞水肿,病人出现相对缓脉,血压下降;在肺脏引起支气管炎及肺炎;在肾脏,引起肾小管上皮细胞水肿,临床出现蛋白尿;在皮肤,引起皮肤玫瑰疹及肌肉的凝固性坏死等改变。

(李春鸣　郭瑞珍)

图37　伤寒细胞

Typhoid cell

　　箭头所示为伤寒细胞,细胞内见有吞噬的红细胞、淋巴细胞,被吞噬细胞周边有明显空晕。

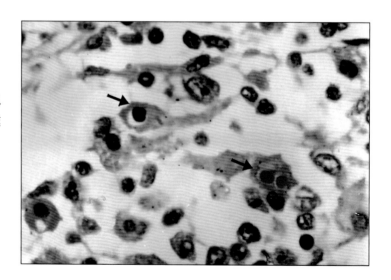

图 38　伤寒肉芽肿

Typhoid granuloma

由增生的巨噬细胞组成结节状病灶,部分细胞内可见吞噬的红细胞、细胞碎片等现象。

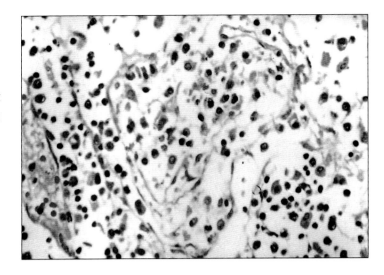

图 39　伤寒肉芽肿

Typhoid granuloma

由增生的巨噬细胞组成结节状病灶,部分细胞内可见吞噬的红细胞、细胞碎片等现象。

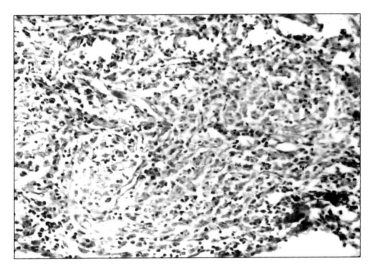

图 40　肠伤寒病

Intestinal typhoid fever

病变早期,回肠肠壁集合淋巴小结和孤立淋巴小结细胞增生,局部轻度肿胀呈脑回状。

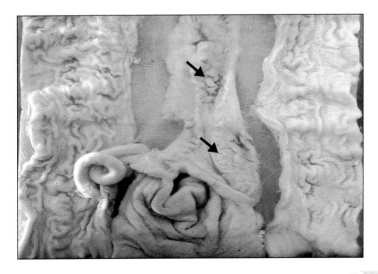

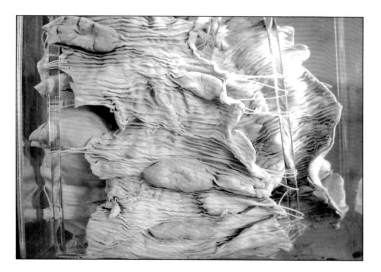

图41　肠伤寒病髓样肿胀期

Medullary swelling stage of intestinal typhoid fever

　　肠壁孤立淋巴小结明显增生、突起肿胀。

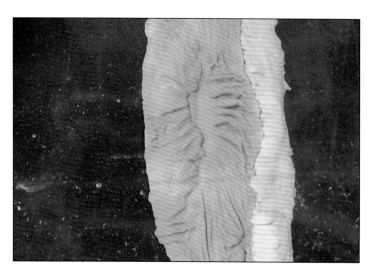

图42　肠伤寒病溃疡期

Ulceration stage of intestinal typhoid fever

　　病灶处组织坏死形成溃疡,溃疡长轴与肠长轴平行。

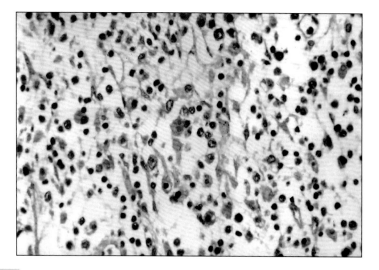

图43　肠伤寒病

Intestinal typhoid fever

　　病变肠壁见由增生的巨噬细胞形成的伤寒小结。

图 44　肠伤寒病

Intestinal typhoid fever

　　病变肠壁见由增生的巨噬细胞形成的伤寒小结。

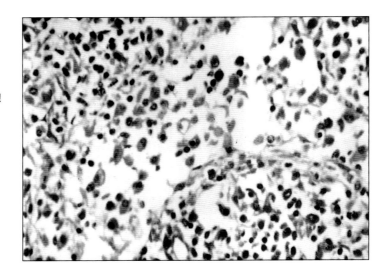

图 45　肠伤寒病

Intestinal typhoid fever

　　箭头所示,伤寒小结中可见吞噬红细胞和淋巴细胞的伤寒细胞。

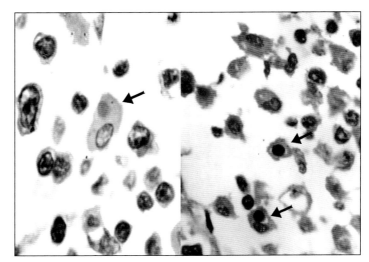

图 46　肝伤寒病

Liver typhoid fever

　　病变肝组织中见伤寒小结。

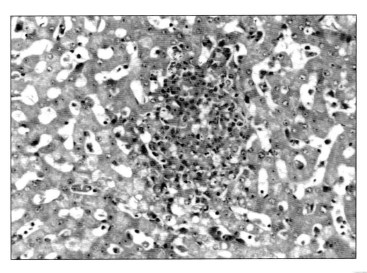

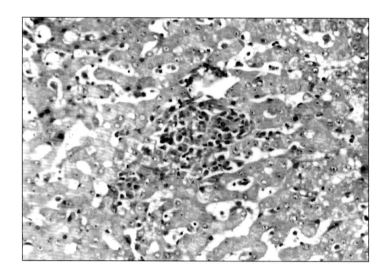

图 47　肝伤寒病

Liver typhoid fever

病变肝组织中见伤寒小结。

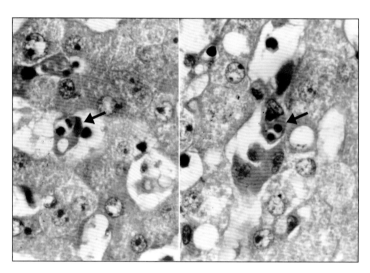

图 48　肝伤寒病

Liver typhoid fever

箭头所示,肝窦内见有吞噬淋巴细胞和坏死细胞碎片的伤寒细胞,被吞噬物周围有空晕。

第三节　白　喉

白喉(diphtheria)是由白喉杆菌(*Bacillus diphtheria*)引起的急性呼吸道传染病。

【概况】白喉见于世界各地,以散发为主。一年四季均可发病,以春、冬季多发。人群普遍易感,但主要感染儿童,实施计划免疫后儿童发病数明显下降,发病年龄向后推移。白喉病人和带菌者是主要传染源(认为轻型病人、不典型病人和健康带菌者在流行病学上更有意义),借其呼吸道分泌物向外排菌,分泌物(飞沫)具有传染性。以带菌飞沫经呼吸道传播为主,也可经食物、物品间接传播,经接触传播也有可能。

【致病性】白喉杆菌侵袭力比较弱,侵入机体后仅在鼻腔、咽喉等局部生长,即侵入上呼吸道后仅在黏膜表层繁殖,一般不侵入深部组织和血流。但是,白喉杆菌释放的外毒素(白喉毒素)具有强烈的毒性作用,毒素入血引起全身症状;在感染局部可引起血管高度扩张,血管通透性增加,使大量纤维蛋白渗出,同时也有中性粒细胞渗出和浸润,以及细胞坏死。因此认为,白喉毒素是该菌的主要致病物质。其他致病物质还有索状因子和K抗原。临床上表现为特征性的咽喉部黏膜面和/或气管黏膜面被覆灰白色假膜和全身中毒症状,还可引起中毒性心肌炎和白喉性神经炎等。

【病变特点】

好发部位 主要累及咽喉部和气管,临床有咽白喉、喉白喉、气管白喉之分,少数情况下有鼻白喉、其他部位白喉。

肉眼观察 病损表现为受累咽喉部及气管黏膜表面的渗出性病变,同时伴有黏膜上皮的损伤和血管的充血,渗出的纤维素、中性粒细胞和坏死脱落的黏膜上皮细胞共同构成渗出坏死物,这些渗出坏死物形成白色膜状物——即假膜,覆盖在病损黏膜表面(图49)。咽喉部假膜与深部组织结合较牢固而不易脱落,称为固膜性炎。而气管表面的假膜与黏膜损伤部结合不太牢,故易脱落,称为浮膜性炎。脱落的假膜不能通过咳嗽排除体外时,可堵塞支气管引起窒息,由于右主支气管解剖学的特点,其走行较左支气管直,故脱落假膜堵塞右主支气管的可能性更大、更多见(图50)。

显微镜观察 白喉属于纤维素性炎症,是以渗出物中含大量纤维素为特点的炎症。黏膜表面的膜状物(假膜)主要由大量渗出的纤维素,中性粒细胞和坏死脱落的上皮细胞构成(图51),纤维素呈红染颗粒状、条索状或交织成网,中性粒细胞有不同程度退变,病变处黏膜上皮多已坏死脱落,坏死细胞融入假膜中,固有膜内血管扩张充血。气管白喉时被覆的假膜下可见气管深部的混合腺和软骨等(图52、图53)。咽喉部白喉时被覆的假膜下可见咽壁肌(横纹肌)等咽喉部组织(图54、图55)。

(李春鸣 郭瑞珍)

图49 白喉

Diphtheria

儿童肺组织,咽喉、气管白喉。

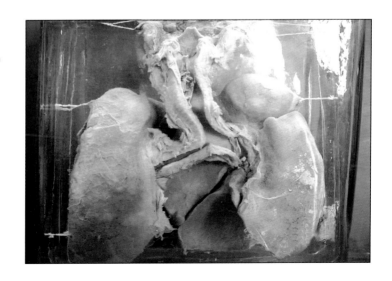

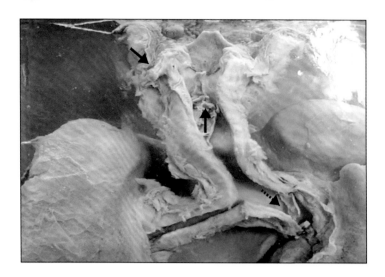

图 50　白喉

Diphtheria

　　咽喉白喉（↘）；气管白喉（↑）；右支气管腔内脱落的假膜（┈▶）。

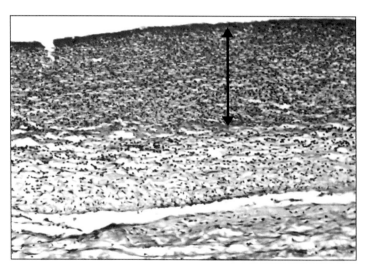

图 51　白喉

Diphtheria

　　黏膜表面被覆的假膜（↕）由纤维素、中性粒细胞、坏死脱落的上皮细胞构成。

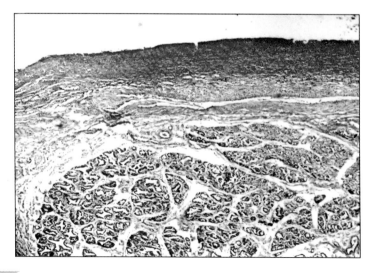

图 52　气管白喉

Tracheal diphtheria

　　假膜覆盖于气管黏膜表面。

图 53　气管白喉

Tracheal diphtheria

　　气管表面被覆假膜,组织深部可见混合腺和软骨(✎)等。

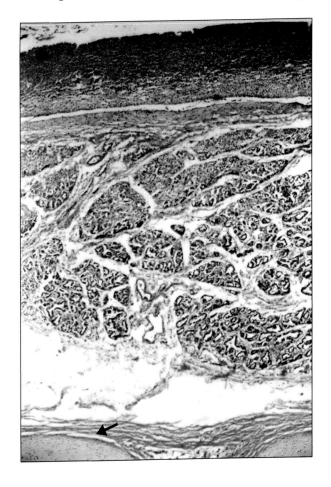

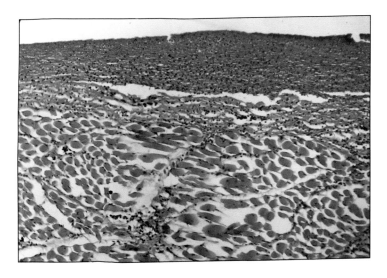

图 54　咽喉白喉

Pharyngeal diphtheria

　　假膜覆盖于咽喉部黏膜表面,假膜下组织为横纹肌(咽壁肌)。

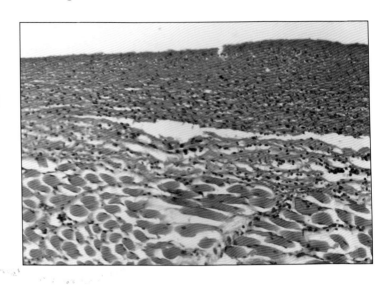

图 55　咽喉白喉

Pharyngeal diphtheria

假膜覆盖于咽喉部黏膜表面,假膜下组织为横纹肌(咽壁肌)。

第四节　细菌性痢疾

细菌性痢疾(bacillary dysentery)简称菌痢,是由痢疾杆菌(*Dysentery bacterium*)引起的一种常见肠道传染病。我国引起菌痢的主要是福氏志贺菌和宋氏志贺菌。

【概况】菌痢主要集中发生在发展中国家,我国各地区均有发病,发病情况差异不大,全年皆可发病,尤以夏、秋季多见,8～9月为高峰期。菌痢的传染源主要为急性、慢性菌痢病人及带菌者,主要通过粪－口途径传播,还可通过生活接触传播,如食物和饮用水被污染则可引起暴发流行。

【致病性】菌痢的发生,取决于感染细菌的数量、毒力和机体的免疫状态,在细菌数量大、致病力强和人体抵抗力低下时引起肠道疾病。痢疾杆菌的致病性包括了细菌的侵袭力和内毒素的作用两个方面,痢疾杆菌对黏膜的侵袭力是致病的主要因素,其侵袭和生长繁殖的靶细胞是结肠的黏膜上皮细胞。痢疾杆菌还具有强烈的内毒素,内毒素的致病性:一是毒素入血,引起毒血症;二是破坏肠黏膜,引起炎症反应,还作用于肠壁自主神经系统,使肠蠕动失调和痉挛等。临床主要表现为腹痛、腹泻、排黏液脓血便以及里急后重等,还可引起发热、神志障碍,甚至中毒性休克。

【病变特点】

好发部位　病变主要累及乙状结肠与直肠,严重者可累及整个结肠、回盲部,甚至回肠末端。

肉眼观察　早期,受累肠黏膜表现为急性炎性充血、水肿、黏液分泌增多等改变,进一步发展,黏膜点状出血(红细胞逸出),黏膜上皮细胞坏死、脱落,大量纤维素、中性粒细胞渗出,所有这些逸出的、坏死脱落的和渗出的成分聚集形成一层灰白色的膜状物被覆在肠黏膜表面,称之为假膜(图56~图58)。之后假膜逐渐脱落,脱落处便形成大小不一的不规则溃疡。浅表溃疡愈合后不留痕迹,而较大或较深的溃疡愈合后可留下浅表瘢痕。急性菌痢病程超过2个月不愈者称为慢性菌痢,此期,肠道病变此起彼伏,病灶新旧并存,重者可形成慢性溃疡,久而久之可使肠壁不规则增厚、变硬,甚至导致肠腔狭窄。

显微镜观察　菌痢属于纤维素性炎。假膜由渗出的纤维素、中性白细胞、坏死的上皮细胞、细菌和少量红细胞共同构成(图59、图60),假膜被覆处的肠黏膜有充血、出血和急性炎细胞浸润,肠腔内有黏液血性渗出物和脱落的假膜。慢性者可见明显溃疡,溃疡底部肉芽组织增生,或肠黏膜上皮过度增生而形成息肉,肠壁不规则增厚、变硬,严重病例可致肠腔狭窄。

(唐文台　郭瑞珍)

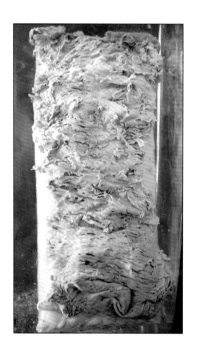

图56　细菌性痢疾

Bacillary dysentery

　　结肠黏膜表面见覆盖的假膜,部分假膜脱落,在局部留下浅表的不规则溃疡。

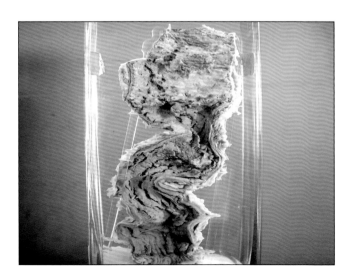

图57　细菌性痢疾

Bacillary dysentery

　　直肠黏膜表面见覆盖的假膜,部分假膜脱落,在局部留下浅表的不规则溃疡。

图 58　细菌性痢疾

Bacillary dysentery

　　直肠黏膜表面见覆盖的假膜,部分假膜脱落,在局部留下浅表的不规则溃疡。

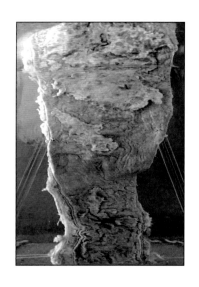

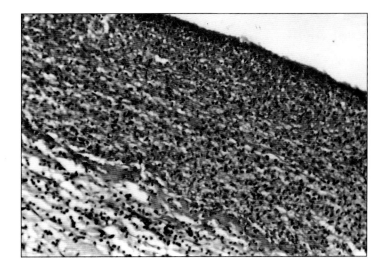

图 59　细菌性痢疾

Bacillary dysentery

　　肠黏膜表面被覆的假膜。

图 60　细菌性痢疾

Bacillary dysentery

　　假膜由红染的呈丝状、颗粒状或交织成网的纤维素、中性粒细胞和坏死细胞碎片等成分组成。

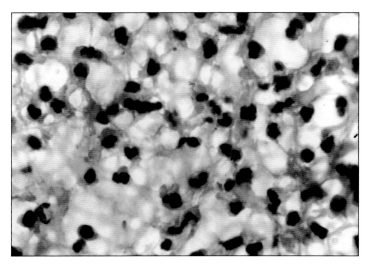

第五节　流行性脑脊髓膜炎

流行性脑脊髓膜炎(epidemic cerebrospinal meningitis)是由脑膜炎球菌(*Meningococcus*)引起的脑脊髓膜的急性化脓性炎,简称流脑。

【概况】流行性脑脊髓膜炎全球均有发病,多为散发性,也可出现地区性流行,全年均可发病,但以3~4月为发病高峰,发展中国家以非洲发病率最高。带菌者和患者是本病的传染源,该致病菌存在于病人和带菌者的鼻咽部,病原菌主要通过咳嗽、喷嚏等形式由飞沫直接从空气中经呼吸道进入人体。人群普遍易感,但以5岁以下儿童,尤其是6个月至2岁以下婴幼儿的发病率最高。

【致病性】脑膜炎球菌的致病物质包括了细菌的荚膜、菌毛和内毒素,荚膜具有抗吞噬、增强细菌侵袭力的作用;菌毛可黏附于咽部黏膜上皮细胞的表面,利于细菌的侵入;内毒素作用于小血管,引起组织坏死、出血,严重者可造成弥散性血管内凝血(DIC)及中毒性休克。经上呼吸道进入人体并存在于正常人鼻咽部黏膜的脑膜炎球菌,多数情况下只引起局部炎症,称为带菌者。只有在机体抵抗力低下或细菌数量多、毒性大时,则细菌在局部大量繁殖,并到达脑脊髓膜引起脑膜的化脓性炎症。脑膜发生病变之前,细菌在鼻咽部黏膜繁殖,称之为上呼吸道感染期。细菌毒素或细菌入血,损害血管壁,引起出血,皮肤出现淤点、淤斑,此期称之为败血症期。

【病变特点】

好发部位　病菌主要累及脑脊髓膜,脓性渗出物主要聚集于蛛网膜下腔。

肉眼观察　脑脊髓膜血管扩张、充血,蛛网膜下腔内见灰黄色脓液,病变重者,脓液充满蛛网膜下腔并覆盖脑沟和脑回,以致大脑表面结构模糊不清(图61)。病变轻者脓液沿着血管周围分布。脓性渗出物可累及大脑凸面矢状窦附近或脑底部视神经交叉及邻近各池。

显微镜观察　流脑属于一种化脓性炎症,病变以大量噬中性粒细胞渗出,形成大量脓液为特征。脓液充满蛛网膜下腔(图62、图63)和脑沟内(图64、图65),蛛网膜、软脑膜血管扩张充血。渗出物由中性粒细胞、纤维素及少量单核细胞、淋巴细胞混杂而成(图66)。可在渗出物中查到细菌。脑膜及脑室附近脑组织小血管轻度充血,周围可见少量中性粒细胞浸润。脑实质一般不受病变累及。

(唐文台　郭瑞珍)

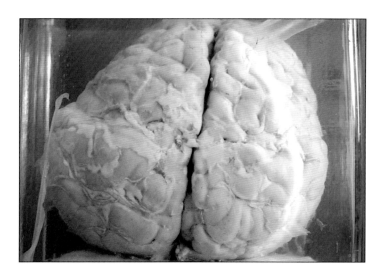

图 61　流行性脑脊髓膜炎

Epidemic cerebrospinal meningitis
　　显示大脑顶叶和颞叶区,蛛网膜下腔内见灰黄色脓液覆盖于脑沟和脑回表面,脑膜血管明显扩张、充血。

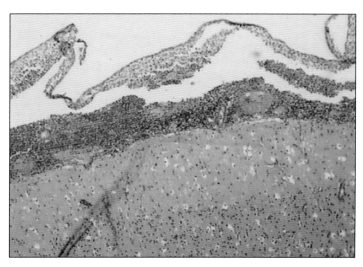

图 62　流行性脑脊髓膜炎

Epidemic cerebrospinal meningitis
　　蛛网膜下腔内充满脓性渗出物。

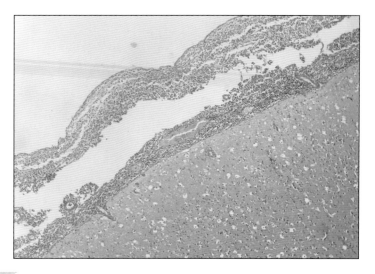

图 63　流行性脑脊髓膜炎

Epidemic cerebrospinal meningitis
　　蛛网膜下腔内充满脓性渗出物。

图 64　流行性脑脊髓膜炎

Epidemic cerebrospinal meningitis

　　脑沟内充满脓性渗出物,软脑膜血管高度扩张。

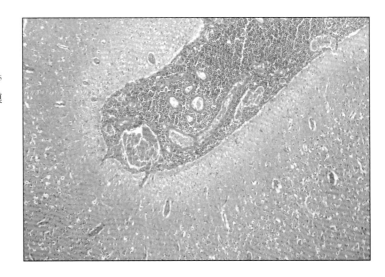

图 65　流行性脑脊髓膜炎

Epidemic cerebrospinal meningitis

　　脑沟内充满脓性渗出物,软脑膜血管高度扩张。

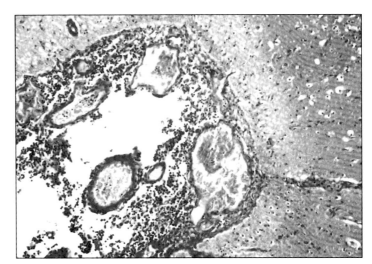

图 66　流行性脑脊髓膜炎

Epidemic cerebrospinal meningitis

　　脓性分泌物中可见中性粒细胞、纤维素、单核细胞及淋巴细胞。

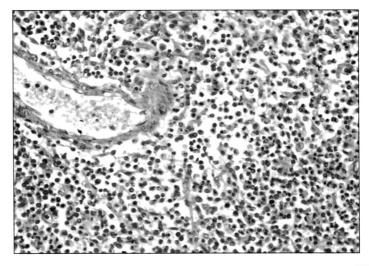

第六节　麻风病

麻风病(leprosy disease)是由麻风分枝杆菌(*Mycobacterium leprae*)感染引起的一种慢性传染病。

【概况】麻风病在世界上流行广泛,以热带地区为多。在我国,自新中国成立以来,采取各种预防治疗措施,目前该病的发病率明显下降,局部地区已基本消灭。本病传染源为瘤型和界限类麻风患者,患者的鼻、口分泌物,痰、汗、泪液、乳汁、精液及阴道分泌液,或者皮疹的渗出物均可含麻风杆菌,病原菌可经上述分泌物、分泌液和渗出物向体外排出,主要通过破损的皮肤、黏膜及呼吸道和密切接触等方式传播。男性和儿童较易感染,以家庭内传播多见。

【致病性】麻风杆菌对干燥和低温有抵抗力,但对紫外线或湿热较敏感,阳光直射 3 小时或 60℃1 小时均可失去繁殖能力。人对麻风杆菌有较强的抵抗力,以细胞免疫为主。细菌进入机体后,潜伏于人体周围神经的鞘膜细胞或组织的巨噬细胞内,如果机体免疫力强,病菌被巨噬细胞吞噬、杀灭而不发病。当机体抵抗力下降时,细菌繁殖而致病。潜伏期短则数月,一般 2～4 年,长者可达数十年。

【病变特点】

病变和分型　麻风病的发病和病变类型取决于机体免疫力,据此将麻风病分为结核样型和瘤型两型。

结核样型麻风　70% 的麻风为此型,见于患者免疫力相对较强,病灶内细菌含量少,因而病变较局限,形成结核样结节。此型传染性低,细菌主要侵犯皮肤和神经,绝少侵及内脏。

皮肤病变:面部、四肢、肩、背和臀部皮肤多受累及。病变常累及皮下神经和皮肤附件,引起皮肤感觉减退和闭汗,局部皮肤表现为斑疹或丘疹(图 67)。组织学特征是在真皮浅层形成结核样结节,结节中可见干酪样坏死。

神经病变:最常侵犯的神经是耳大神经、尺神经、桡神经、腓神经和胫神经等,受累神经变粗、变硬,浅感觉障碍伴有运动及营养障碍,严重者出现耳大神经粗大,鹰爪手(图 68)、垂腕、垂足、肌肉萎缩等。组织学特征是形成结核样结节,可有干酪样坏死。干酪样坏死严重时则形成脓肿,临床称之为"神经脓肿"。

瘤型麻风　20% 的麻风为此型,见于患者免疫力低下或缺陷,病灶内病菌多。

皮肤病变:多累及面部、四肢及背部皮肤,病变皮肤早期为斑疹,之后发展呈结节状病灶,结节境界清除,可散在或聚集成团,常破溃形成溃疡。面部皮肤结节成对称性分布,使面容变形,形似"狮容"(图 69)。组织学观察,在真皮层内可见由多量泡沫细胞组成的麻风肉芽肿,早期,肉芽肿常围绕小血管和皮肤附件(图 70、图 71),以后随病变进展融合成片,在表皮和泡沫细胞肉芽肿之间有一层无细胞浸润带(图72),无细胞浸润带是瘤型麻风的病理特征之一,有利于诊断。泡沫细胞即麻风细胞,来源于增生的巨噬细胞,在吞噬麻风杆菌后巨噬细胞演变成泡沫细胞,这种细胞体积大,因胞质透明呈细小空泡状而得名,胞质内麻风杆菌含量多(图73、图74)。

周围神经病变:与结核样型麻风相似,所不同的是神经纤维间的神经束衣内是泡沫细胞和淋巴细胞浸润。

其他器官病变:受累器官病变以泡沫细胞浸润和麻风肉芽肿形成为其特征。可侵犯鼻黏膜、淋巴结、肝、脾及睾丸。

与结核样型麻风比较,瘤型麻风具有以下特点:①传染性很强,病变进展较快;②病变除侵犯皮肤、神经外,还侵犯内脏器官;③麻风细胞呈泡沫状,形成麻风肉芽肿,位于小血管和皮肤附件周围;④在表皮和浸润灶之间有一层无细胞浸润带;⑤形成"狮容"。

界限类麻风 患者免疫反应介于瘤型和结核样型之间,病灶中同时有瘤型麻风和结核样型麻风病变者,称为界限类麻风。

未定类麻风 病变呈非特异性,为麻风病早期改变,表现为皮肤血管或小神经周围有灶性淋巴细胞浸润。病变有可能向结核样型或瘤型转变,多转变成结核样型。

抗酸杆菌染色:麻风杆菌见于瘤型麻风的泡沫细胞内和结核样型麻风的干酪样坏死物中,染色呈现红色,与结核杆菌相比较,麻风杆菌较粗短,数量比较多,多量麻风杆菌聚集,常形成"麻风球"(图75),"麻风球"的形成是麻风病变组织抗酸染色显示的特点,具有诊断价值。

(郭瑞珍 李春鸣)

图67 结核样型麻风

Tuberculoid leprosy

受累皮肤出现丘疹和斑疹改变。

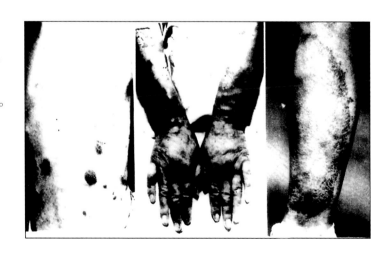

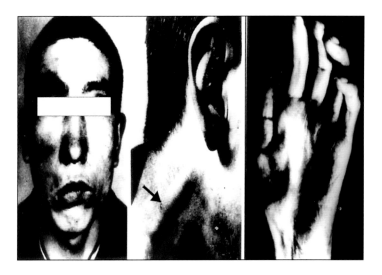

图68　结核样型麻风

Tuberculoid leprosy

　　患者面部变形、耳大神经变粗
(↘)、鹰爪手。

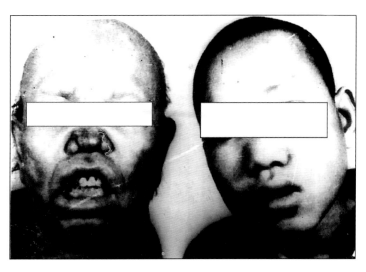

图69　瘤型麻风

Lepromatous leprosy

　　祖孙两代人均患有麻风,左边患
者形成典型"狮容"面。

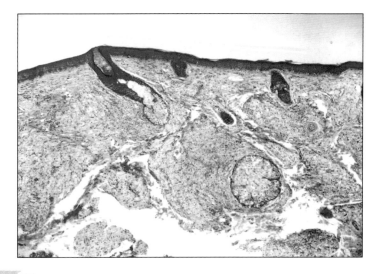

图70　瘤型麻风

Lepromatous leprosy

　　真皮层见麻风肉芽肿,多围绕在
小血管和皮肤附件周围。

图 71 瘤型麻风

Lepromatous leprosy

　　真皮层见麻风肉芽肿,多围绕在小血管和皮肤附件周围。

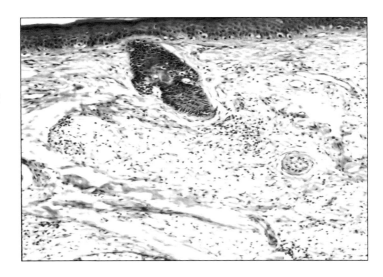

图 72 瘤型麻风

Lepromatous leprosy

　　表皮与麻风肉芽肿之间有无细胞浸润带(↕)。

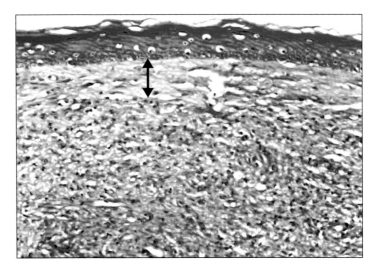

图 73 瘤型麻风

Lepromatous leprosy

　　麻风细胞体积大,呈多边形,镶嵌状排列,细胞核小,位于细胞中央,胞质呈泡沫状(↘)。

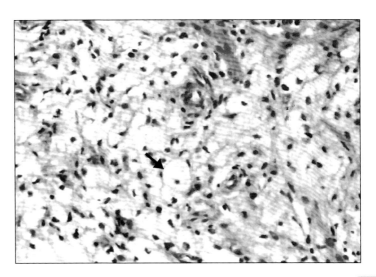

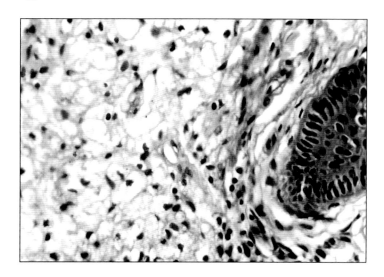

图74　瘤型麻风

Lepromatous leprosy

　　麻风细胞体积大,呈多边形,镶嵌状排列,细胞核小,位于细胞中央,胞质呈泡沫状。

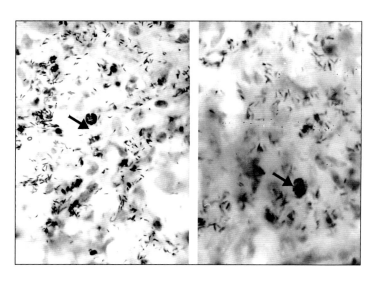

图75　麻风特殊染色

Special staining of leprosy

　　抗酸染色麻风杆菌呈红色,箭头所示为麻风球。

第七节　非典型分枝杆菌感染

　　非典型分枝杆菌(atypical mycobacterium,AM)是指除结核杆菌和麻风杆菌以外的所有其他分枝杆菌,又称为非结核分枝杆菌(non tuberculosis mycobacterium,NTM),也称环境分枝杆菌。AM可分成许多亚型,不同亚型所致的感染在病理组织学上特异性并不强,故统称为"非典型分枝杆菌感染"。AM在某些情况下可引起流行或暴发感染。此病以前不为大多数临床医生和病理医生所认识,易误诊。

　　【概况】近年由AM引起的感染逐年增多,发病呈上升趋势。AM广泛存在于自然界,如尘埃、水、土壤、草木、牛奶、沼泽、人体、鱼体等,人畜粪便中也可检出。在污泥中的分离率达67%,井水中达43%,甚至连室内尘土中也可检出7%,在同一标本中可同时分离出多种类型。

AM主要是通过污染水源而引起感染,可污染多种水源,如污染医院内的消毒液和试剂,引起医院内感染,成为医院内感染最常见的细菌之一。海水分枝杆菌常污染海水和海洋生物,所以经常接触鱼、虾,或被鱼、虾刺伤的渔民,接触海洋生物的海上作业人群容易感染,而且发生感染的部位多在手部皮肤。据报道,污染的水源可导致游泳者发生皮肤感染。可见,皮肤是主要的感染部位,故有"AM感染性皮肤病"之称。AM是否通过人对人的传染尚未证实,但有报道可以通过海洋生物(鱼、虾)、家禽,甚至医疗器械传染给人。

【致病性】正常情况下,AM感染机体后并不一定很快引起病变,只有当机体抵抗力低下时才引起病损,故认为AM是条件致病菌,AM感染是一种免疫紊乱性疾病,在艾滋病病人中有较高的发病率。

【病变特点】

好发部位 主要感染皮肤,以手部皮肤感染最多。手部皮肤感染者多来自沿海地区,与海洋生物有密切接触史,有被鱼、虾刺伤史。

肉眼观察 病程呈慢性经过,主要引起皮肤、腱鞘、滑膜和深部软组织的感染。临床表现为腱鞘炎、滑膜炎和骨关节炎等。病变局部皮肤出现丘疹、结节或斑块,严重者皮肤溃烂形成溃疡,溃疡表面有渗出液或脓液。根据病变的严重程度,临床分成Ⅰ、Ⅱ、Ⅲ型。Ⅲ型患者有窦道直达组织深部,病变组织化脓、坏死、肌腱缺血、坏死甚至断裂,骨关节感染,骨质疏松、骨坏死(图76～图78)。

显微镜观察 该病病理诊断依据强调的是难以解释的化脓性肉芽肿改变,具体表现为:①肉芽肿性病变,在受染组织中可见巨噬细胞和多核巨细胞,这些细胞或散在分布(图79、图80),或形成明显的肉芽肿结节(图81、图82)。在一些多核巨细胞胞质内偶尔可见异物,异物细小,具有折光性(这种异物可能是鱼、虾身上的小刺,刺伤皮肤,引起感染所留下的痕迹)。②非干酪样坏死,受染组织中有不同程度的、似干酪样坏死的坏死性病变(图83、图84)。③化脓性坏死性病灶,受染组织中还可见由大量中性粒细胞组成的、大小不等的脓性坏死灶(图85、图86)。④上述病变之间可见纤维增生及慢性炎症细胞浸润的背景。

抗酸杆菌染色 抗酸杆菌染色呈红色(图87)。

(陈世玖 郭瑞珍)

图76 手非典型分枝杆菌感染

Atypical mycobacterium infection of hand

右手食指肿胀,但不伴有皮肤溃疡(Ⅱ型感染)。

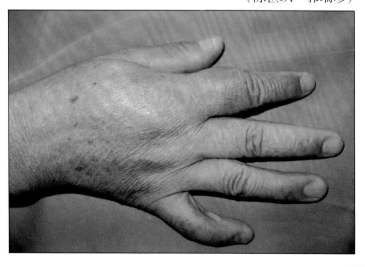

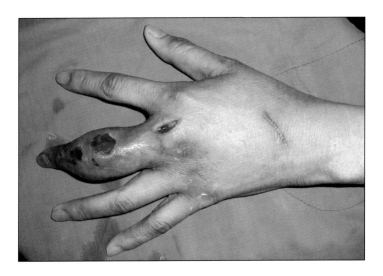

图 77　手非典型分枝杆菌感染

Atypical mycobacterium infection of hand

感染手指肿胀,呈结节状,皮肤红肿,溃烂(Ⅲ型感染)。

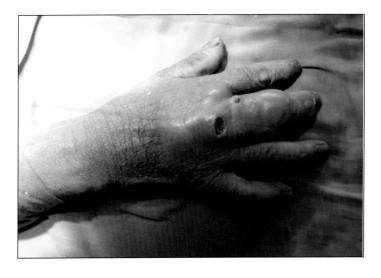

图 78　手非典型分枝杆菌感染

Atypical mycobacterium infection of hand

感染手指肿胀,呈结节状,皮肤红肿,溃烂(Ⅲ型感染)。

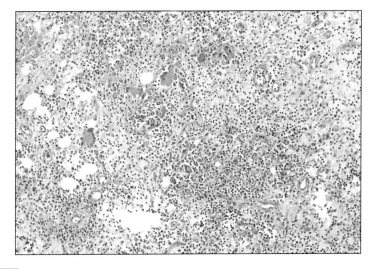

图 79　非典型分枝杆菌感染

Atypical mycobacterium infection

感染组织呈慢性炎症改变,组织中可见散在多核巨细胞。

图 80 非典型分枝杆菌感染

Atypical mycobacterium infection

感染组织呈慢性炎症改变,组织中可见散在多核巨细胞。

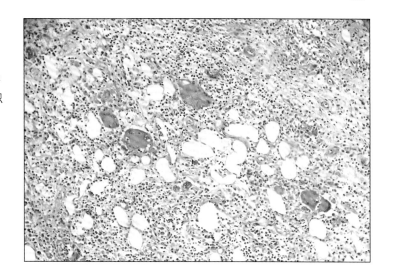

图 81 非典型分枝杆菌感染

Atypical mycobacterium infection

感染组织呈慢性炎症改变,组织中可见多核巨细胞和肉芽肿病变。

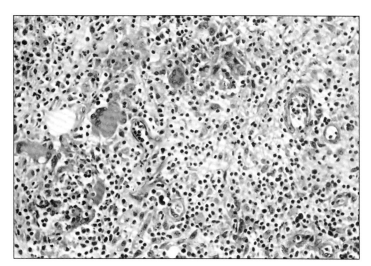

图 82 非典型分枝杆菌感染

Atypical mycobacterium infection

感染组织呈慢性炎症改变,组织中可见多核巨细胞和肉芽肿病变。

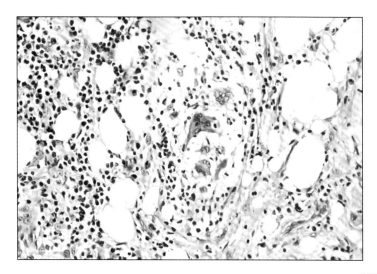

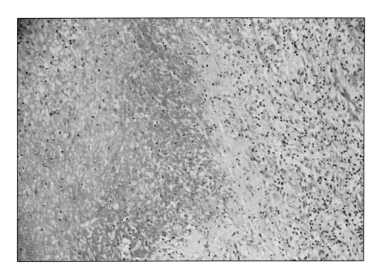

图 83　非典型分枝杆菌感染

Atypical mycobacterium infection
感染组织中可见大片非干酪样坏死物。

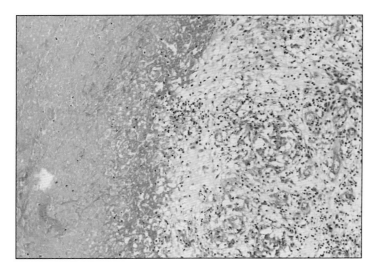

图 84　非典型分枝杆菌感染

Atypical mycobacterium infection
感染组织中可见非干酪样坏死物,坏死物周边可见肉芽肿结节。

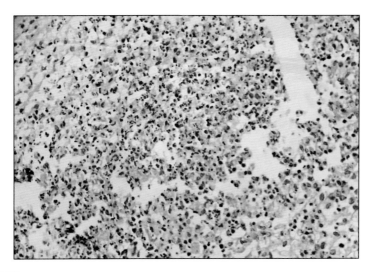

图 85　非典型分枝杆菌感染

Atypical mycobacterium infection
感染组织中可见化脓性坏死灶。

图86 非典型分枝杆菌感染

Atypical mycobacterium infection

感染组织中可见化脓性坏死灶。

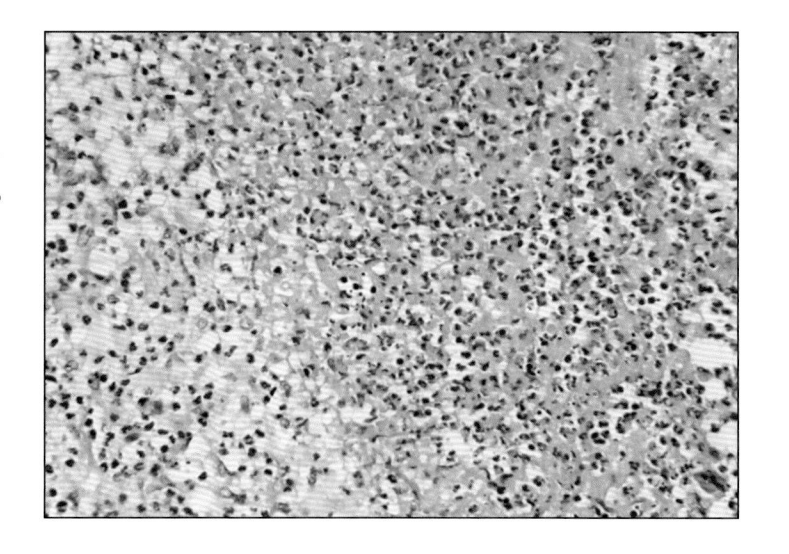

图87 抗酸杆菌染色

Special staining of mycobacteria

感染组织中可见呈红色的杆状
细菌。

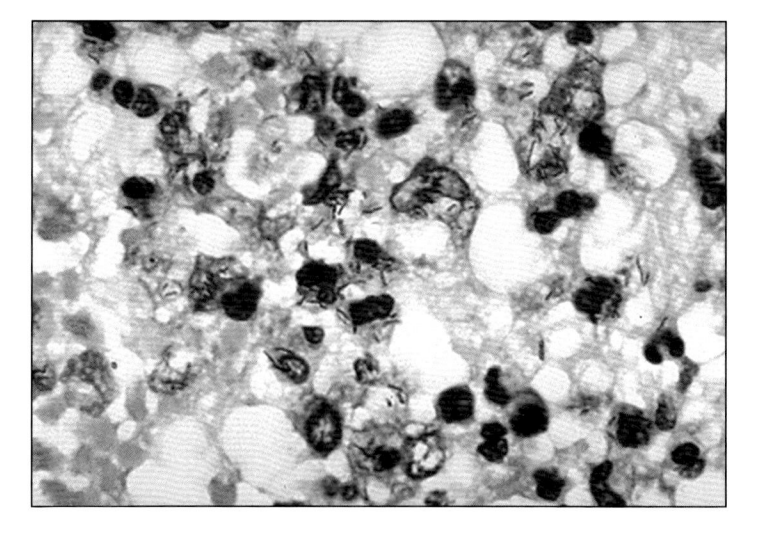

第二章

病毒性传染病

病毒与人类疾病的关系密切,人类的传染病约有75%是由病毒引起。我国法定传染病中,有2种甲类传染病(鼠疫、霍乱)属于病毒性传染病,26种乙类传染病中有11种属于病毒性传染病。20世纪70年代以来发现的25种重要病原菌中15种(60%)为病毒,其中引起传染病的病毒包括70年代发现的引起肾综合征出血热的汉坦病毒,80年代发现的引起人类免疫缺陷病(AIDS)的艾滋病病毒(HIV),戊型肝炎病毒(HEV)和丙型肝炎病毒(HCV);90年代发现的引起成人呼吸窘迫综合征的Sin nomber病毒;2002年发现的引起严重急性呼吸综合征(SARS)的SARS冠状病毒等。有些病毒传染性强,流行广泛;有的病毒可引起持续性感染,也有的病毒与肿瘤和自身免疫疾病的发生密切相关,因此有关病毒与传染病的研究已成为多学科关注的热点。

病毒的一般特征 病毒是最微小的、结构最简单的一类非细胞性微生物。病毒种类很多,其大小比细菌小得多,而且各种病毒的大小相差悬殊,介于20～250 nm之间,只有在电子显微镜下放大几十万倍才能看到。病毒的组成成分有核酸、蛋白质、脂类和糖。核酸为病毒的核心,根据其化学成分不同,分成DNA和RNA病毒两大类,核酸是主导病毒感染、增殖、遗传和变异的物质基础。蛋白质是病毒的主要组成部分,约占病毒总重量的70%,具有保护核酸、参与感染过程和具有抗原性等几种功能。病毒是严格细胞内寄生的微生物,其生物学特性、致病机制均有特征性。

致病机制与病理变化 病毒感染时宿主细胞表现出的一系列特殊的病理变化,如细胞和组织的变性、坏死;细胞内包涵体的出现;组织中多核巨细胞的形成和组织严重的出血等。可以认为这些病理改变是由病毒的致病机制所决定的,其对宿主细胞的致病机制有直接作用(杀细胞效应、稳定状态感染)和免疫病理作用两方面。

1."杀细胞效应"机制与病理变化 某些病毒在宿主细胞内复制过程中,阻断了细胞的核酸与蛋白质合成,使细胞新陈代谢功能紊乱,造成细胞变性坏死,表现为细胞核、细胞膜、内质网、线粒体的损伤,导致细胞裂解、死亡。这种机制往往引起宿主细胞或组织的变性、坏死改变,成为病毒感染较为特殊的病理现象。如病毒性肝炎、脊髓灰质炎、乙型脑炎等传染病,病理学认为均属变质性炎,均以宿主细胞变性、坏死为主要改变。

2. "稳定状态感染"机制与病理变化　病毒进入细胞后能够复制,却不引起宿主细胞裂解、死亡。但是可以引起宿主细胞的变化,表现为宿主细胞融合或形成细胞内包涵体,而成为病毒感染的特征性病理改变。①细胞内包涵体,即某些受病毒感染的细胞内,用光学显微镜可看到有与正常细胞结构和着色不同的圆形或椭圆形小体,这种小体称为包涵体(inclusion body),小体呈嗜酸性或嗜碱性。因病毒种类而异,有的包涵体在细胞核内,呈嗜碱性,如巨细胞病毒、腺病毒和单纯疱疹病毒等 DNA 病毒感染时;有的在细胞质内,呈嗜酸性,如呼吸道合胞病毒等 RNA 病毒感染时;或胞核和胞质内都有,如麻疹病毒感染时。包涵体的本质,有些是病毒颗粒的聚集体;有的是病毒增殖留下的痕迹;有的是病毒感染引起的细胞反应物。检见病毒包涵体是病理组织学诊断病毒感染的重要依据。在常规 HE 切片中,比较典型的病毒包涵体可以见到,但是疱疹病毒感染时的核内包涵体和麻疹病毒包涵体,有时须通过特殊染色才能得到证明。②细胞融合麻疹病毒和副流感病毒等能使感染细胞膜发生改变,由于病毒酶或感染细胞所释放的溶酶体酶作用于细胞表面,导致感染细胞与邻近的细胞融合,细胞融合是病毒扩散的方式之一,病毒借助于细胞融合,扩散到未受感染的细胞。细胞融合的结果是形成多核巨细胞或合胞体,如麻疹病毒在体内形成的华新(Warthin)多核巨细胞。

3. 免疫损伤机制与病理变化　病毒感染引起的免疫损伤可表现为Ⅱ型变态反应,或Ⅲ型、Ⅳ型变态反应。Ⅲ型变态反应,是由免疫复合物引起的损伤,免疫复合物常常出现在血液循环中,沉积在任何部位均可导致损伤。如流行性出血热、登革热病,其突出的以出血为特点的病理变化,即属免疫损伤机制所致,免疫复合物沉积于血管,激活补体引起血管通透性增高,引起出血和休克。这可解释某些病毒感染性传染病有以出血改变为主的病理现象。

(郭瑞珍)

第一节　病毒性肝炎

病毒性肝炎(viral hepatitis)是由一组肝炎病毒(*Hepatitis virus*)引起的以肝细胞变性坏死为主要病理改变的传染病。

【概况】病毒性肝炎在世界各地均有发病和流行,且发病率有升高趋势。目前已知的肝炎病毒有甲、乙、丙、丁、戊、庚型共六型,我国是甲型和乙型肝炎的高发区。肝炎病毒类型不同,其传染途径不同,甲型和戊型病毒经粪－口途径传播,多为急性肝炎,传染源为急性期患者,大多在婴幼儿、儿童、青少年时期获得感染。乙型、丙型、丁型病毒主要经胃肠外途径传播,如母婴传播、血液、体液传播,生活密切接触传播。婴幼儿是获得乙型肝炎病毒感染的最危险时期,并可发展为肝硬化和肝癌,传染源主要是急性和慢性乙型肝炎患者和病毒携带者,后两者作为传染源的意义最大。发病无性别差异,各种年龄均可罹患。

【致病性】病毒性肝炎的发病机制比较复杂,目前尚未完全阐明。其发病与感染病毒的量、毒力和侵入途径密切相关,也与机体免疫反应有关,是病毒与机体免疫反应相互作用的结果。由于人体的免疫反应和感染病毒的数量与毒力不同,引起肝细胞的损伤程度不同,因而表现为不同的临床病理类型。免疫功能正常,感染病毒数量少,毒力较弱,肝细胞损害较轻,则发生急性普通型肝炎;免疫功能正常或较强,感染病毒数量较多,毒力较强,肝细胞损害广泛而严重,则发生急性重型肝炎;免疫功能不足,感染病毒后,免疫反应不能将病毒全部清除,使未被清除的病毒在肝细胞内反复复制繁殖和不断感染肝细胞,使免疫反应反复损伤肝细胞,结果表现为慢性肝炎;免疫功能耐受或缺陷,感染病毒与宿主共生,在肝细胞内持续存在,而不损伤肝细胞,则成为无症状的病毒携带者。

【病变特点】

基本病变　病毒性肝炎属于变质性炎症,以肝细胞的变性、坏死为其特征。病毒引起肝细胞损害的机制还不十分清楚,但是各型肝炎的病变基本相同。表现如下:

1. 肝细胞变性　①肝细胞水样变性:病变组织中肝细胞有不同程度水肿,病变早期,肝细胞体积增大,细胞质疏松呈网状、半透明,称细胞疏松化;病变进一步发展,肝细胞肿胀呈球形,胞质几乎完全透明,称细胞气球样变(图88、图89)。②肝细胞嗜酸性变:由于肝细胞水分脱失,胞质、胞核浓缩,嗜酸性染色增强,胞质呈嗜酸性。

2. 肝细胞坏死　①肝细胞溶解性坏死。根据坏死范围的大小分为四种类型:点状坏死,为肝小叶内散在肝细胞坏死灶,每个坏死灶累及几个或几十个肝细胞,同时该处伴以炎细胞浸润,多见于急性普通型肝炎(图90～图95)。碎片状坏死,为发生在肝小叶周边界板处的少量肝细胞的小片状溶解性坏死,多见于慢性活动性肝炎(图96～图98)。桥接样坏死,为相连两个中央静脉、两个汇管区或中央静脉与汇管区之间的桥状连接的坏死带,多见于中、重度慢性肝炎(图99～图101)。大片状坏死,为几个肝小叶的大部分或全部融合性溶解坏死,多见于重型肝炎(图102～图104)。②肝细胞嗜酸性坏死。由肝细胞的嗜酸性变进一步发展而成,变性肝细胞胞质和胞核更加浓缩,最终胞核消失,整个细胞变为深红色均匀浓染的圆形小体。

3. 炎细胞浸润　包括淋巴细胞、单核细胞、浆细胞和中性粒细胞浸润于坏死区、汇管区、肝小叶内以及肝包膜内(图105～图109)。

4. 肝实质细胞再生　肝细胞坏死后,坏死区邻近肝细胞通过直接或间接分裂再生而修复,再生修复的类型视肝细胞坏死范围的大小和坏死区网状纤维支架是否塌陷有关,坏死范围小而网状支架未塌陷,肝细胞多沿网状支架再生排列而修复,如坏死灶大而网状支架塌陷者,再生肝细胞多堆叠呈结节状,细胞体积较大,核大而深染,可见双核细胞,称为结节状再生(图110～图112)。

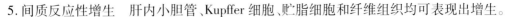

5.间质反应性增生 肝内小胆管、Kupffer细胞、贮脂细胞和纤维组织均可表现出增生。

上述肝细胞广泛变性、坏死、结节状增生和纤维组织增生的反复发生,是肝炎后肝硬化形成的病变基础。

毛玻璃样肝细胞:见于乙型肝炎表面抗原(HBsAg)携带者及慢性肝炎患者的肝细胞。表现为肝细胞胞质内充满嗜酸性细颗粒状物质,胞质不透明,似毛玻璃状(图113、图114)。

临床病理类型及病变

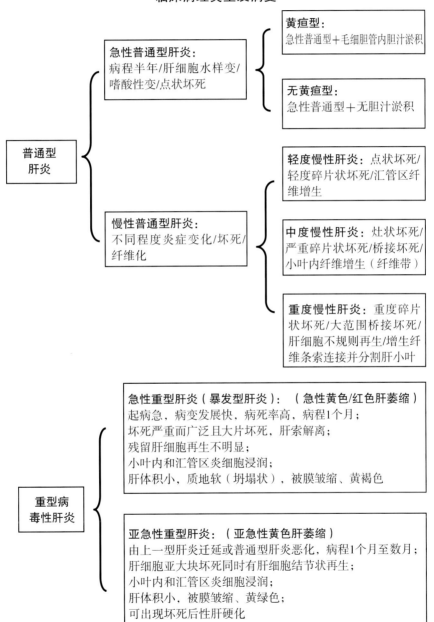

急性普通型肝炎:
病程半年/肝细胞水样变/嗜酸性变/点状坏死

黄疸型:
急性普通型+毛细胆管内胆汁淤积

无黄疸型:
急性普通型+无胆汁淤积

普通型肝炎

慢性普通型肝炎:
不同程度炎症变化/坏死/纤维化

轻度慢性肝炎:点状坏死/轻度碎片状坏死/汇管区纤维增生

中度慢性肝炎:灶状坏死/严重碎片状坏死/桥接坏死/小叶内纤维增生(纤维带)

重度慢性肝炎:重度碎片状坏死/大范围桥接坏死/肝细胞不规则再生/增生纤维条索连接并分割肝小叶

重型病毒性肝炎

急性重型肝炎(暴发型肝炎):(急性黄色/红色肝萎缩)
起病急,病变发展快,病死率高,病程1个月;
坏死严重而广泛且大片坏死,肝索解离;
残留肝细胞再生不明显;
小叶内和汇管区炎细胞浸润;
肝体积小,质地软(坍塌状),被膜皱缩、黄褐色

亚急性重型肝炎:(亚急性黄色肝萎缩)
由上一型肝炎迁延或普通型肝炎恶化,病程1个月至数月;
肝细胞亚大块坏死同时有肝细胞结节状再生;
小叶内和汇管区炎细胞浸润;
肝体积小,被膜皱缩、黄绿色;
可出现坏死后性肝硬化

(郭瑞珍 刘德纯)

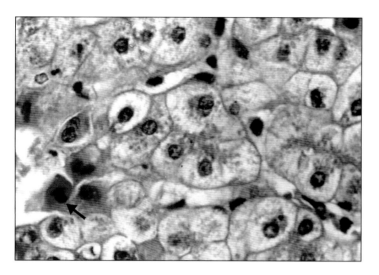

图 88　病毒性肝炎

Viral hepatitis

　　肝细胞水样变性,箭头所示细胞为肝细胞嗜酸性变。

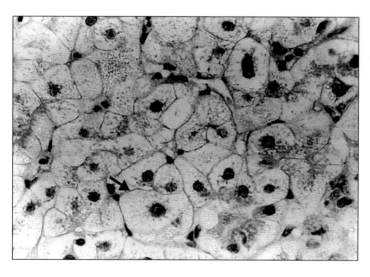

图 89　病毒性肝炎

Viral hepatitis

　　肝细胞水样变性,箭头所示细胞呈气球样变。

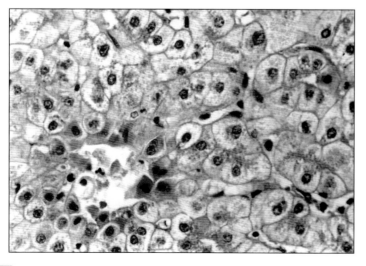

图 90　病毒性肝炎

Viral hepatitis

　　肝细胞点状坏死,坏死灶边缘肝细胞嗜酸性变。

图91 病毒性肝炎

Viral hepatitis

　　肝细胞点状坏死和数个肝细胞的嗜酸性变,坏死灶内炎细胞浸润。

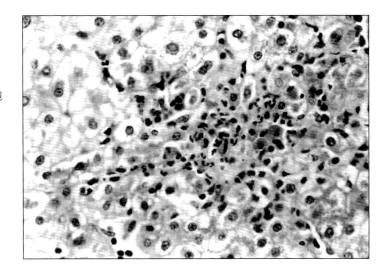

图92 病毒性肝炎

Viral hepatitis

　　肝细胞点状坏死。

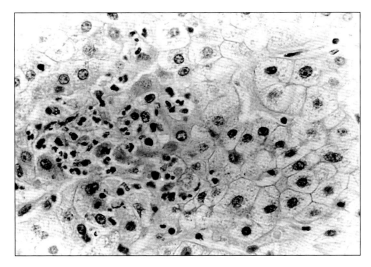

图93 病毒性肝炎

Viral hepatitis

　　肝细胞点状坏死。

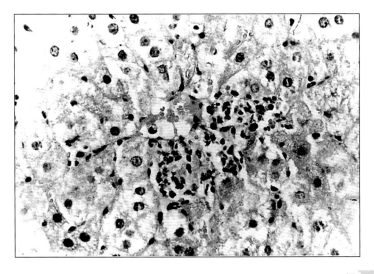

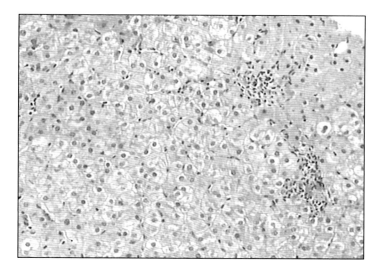

图 94　病毒性肝炎

Viral hepatitis

　　肝细胞点状坏死。

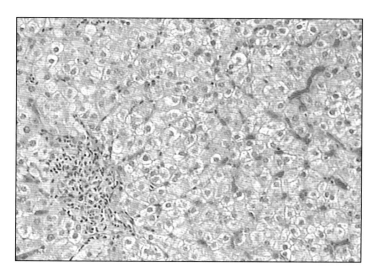

图 95　病毒性肝炎

Viral hepatitis

　　肝细胞点状坏死。

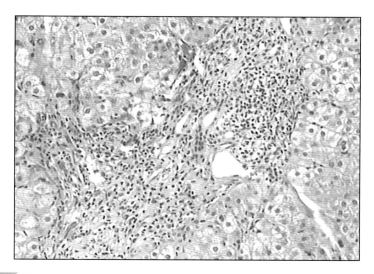

图 96　病毒性肝炎

Viral hepatitis

　　肝细胞水肿,胞质疏松,肝小叶界板处碎片状坏死。

图97 病毒性肝炎

Viral hepatitis

肝小叶之间的碎片状坏死灶连接呈带状,使肝小叶界面模糊。

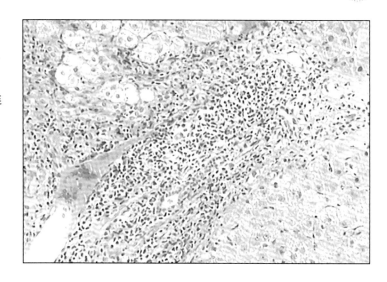

图98 病毒性肝炎

Viral hepatitis

肝细胞水肿,胞质疏松,肝小叶界板处碎片状坏死。

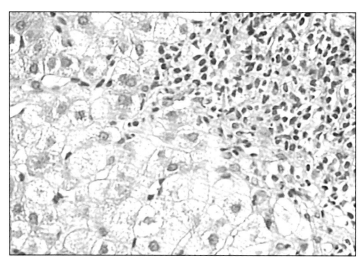

图99 病毒性肝炎

Viral hepatitis

肝小叶内外坏死灶有连接呈桥接坏死趋势。

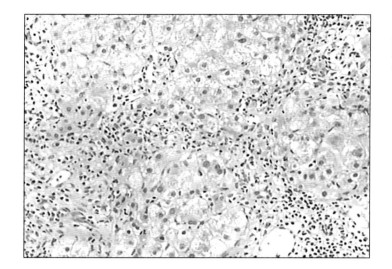

图 100　病毒性肝炎

Viral hepatitis

　　肝细胞水肿和桥接坏死。

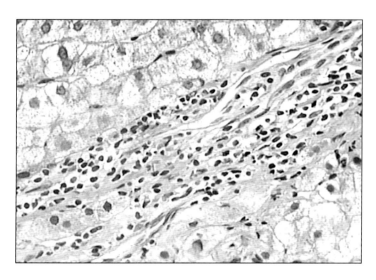

图 101　病毒性肝炎

Viral hepatitis

　　肝细胞水肿和桥接坏死。

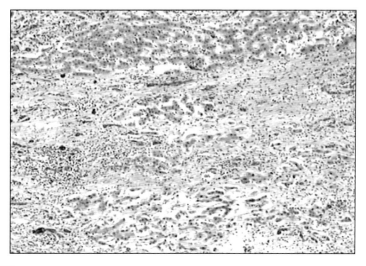

图 102　病毒性肝炎

Viral hepatitis

　　肝细胞大片坏死,坏死区大量慢性炎症细胞浸润,其中残留少量肝细胞。

图 103　病毒性肝炎

Viral hepatitis

　　肝细胞大片坏死。

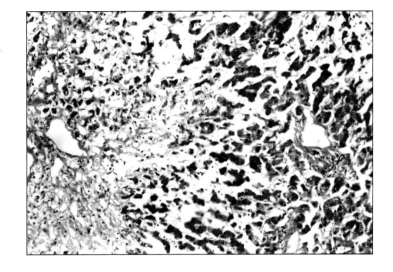

图 104　病毒性肝炎

Viral hepatitis

　　肝细胞大片坏死。

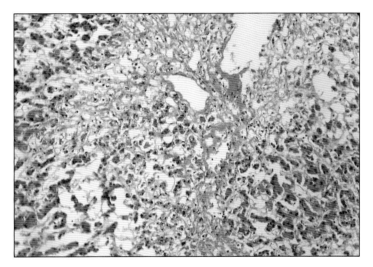

图 105　病毒性肝炎

Viral hepatitis

　　肝细胞间及肝包膜内炎细胞浸润。

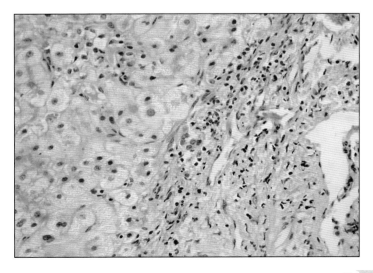

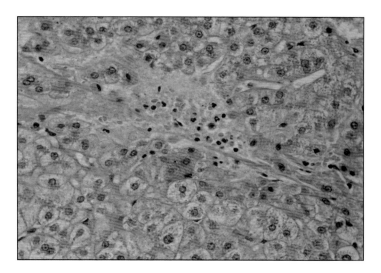

图 106　病毒性肝炎

Viral hepatitis

　　肝细胞间炎细胞浸润。

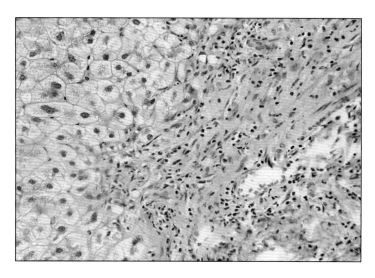

图 107　病毒性肝炎

Viral hepatitis

　　肝纤维组织增生及炎细胞浸润。

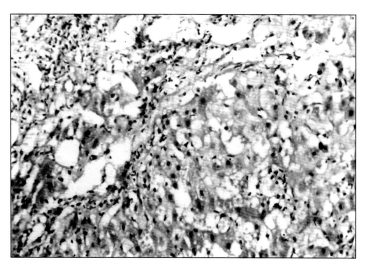

图 108　病毒性肝炎

Viral hepatitis

　　汇管区和小叶内淋巴细胞和浆细胞等炎细胞浸润。

图 109 病毒性肝炎

Viral hepatitis

汇管区和小叶内淋巴细胞和浆细胞等炎细胞浸润。

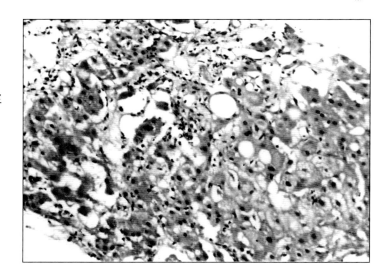

图 110 病毒性肝炎

Viral hepatitis

肝细胞结节状再生及肝内纤维组织增生伴炎细胞浸润。

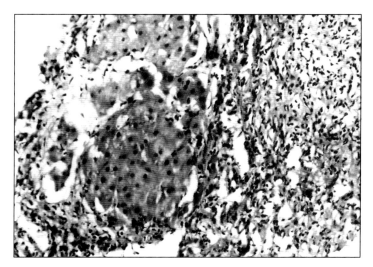

图 111 病毒性肝炎

Viral hepatitis

再生肝细胞排列紊乱,细胞体积大,核大而深染,箭头所示为双核细胞。

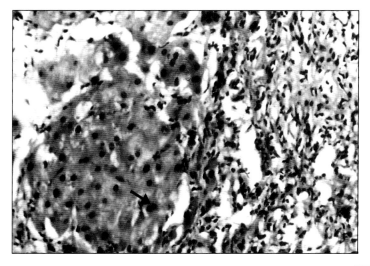

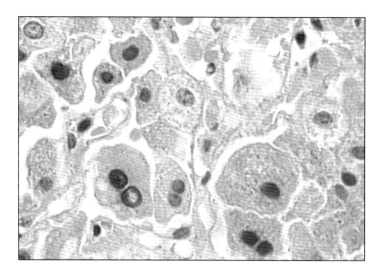

图 112 病毒性肝炎

Viral hepatitis

　　肝细胞固缩和再生。前者肝细胞体积缩小,核浓缩深染;后者体积增大,双核,胞质丰富。

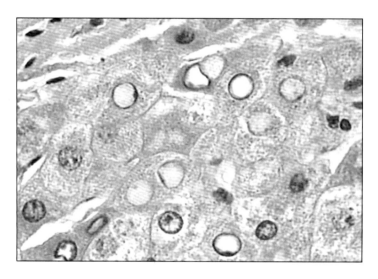

图 113 病毒性肝炎

Viral hepatitis

　　肝细胞核呈毛玻璃样半透明,提示 HBV 感染。

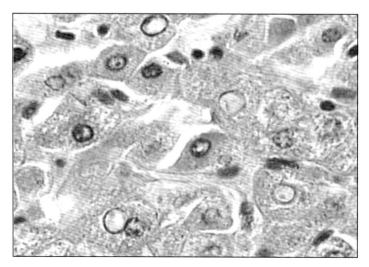

图 114 病毒性肝炎

Viral hepatitis

　　肝细胞核呈毛玻璃样半透明,提示 HBV 感染。

第二节　流行性出血热

流行性出血热(epidemic hemorrhagic fever,EHF)是汉坦病毒(*Hantaan virus*)引起的一种自然疫源性急性传染病,又称肾综合征出血热(hemorrhagic fever with renal syndrome,HFRS),其临床特征表现为发热、出血和肾损害。

【概况】流行性出血热主要分布在亚洲、欧洲和非洲,我国是本病的高发区,除青海和新疆外,均有病例报道,近些年疫区有所扩大,发病率呈上升趋势。本病属多宿主自然疫源性疾病,主要传染源是鼠类,农村和野外工作感染者多以黑线姬鼠为主的野鼠引起,城市居民多以褐家鼠为主的家鼠引起,实验室的大白鼠和小白鼠以及兔和猫等也可传染本病。传播主要由宿主动物含有病毒的排泄物通过呼吸道、消化道、破损的皮肤和黏膜传播,也有母婴垂直传播和虫媒传播。人普遍易感,患者以从事野外工作的男性青壮年多见。各季节均可发生,尤以冬季多发。

【致病性】EHF发病机制尚未完全清楚,病毒感染后是否发病,与病毒的数量、型别和毒力,以及机体的免疫状态有关。汉坦病毒对机体组织呈泛嗜性感染,但对毛细血管内皮细胞和免疫系统有较强嗜性和侵袭性,其可能的靶细胞主要是血管内皮细胞、巨噬细胞和淋巴细胞。病毒侵入人体后,可能在血管内皮细胞等处增殖,引起毛细血管的通透性升高,同时T细胞介导的免疫反应也能损伤血管,导致全身广泛出血、肾功能衰竭。

【病变特点】

好发部位　病变累及全身皮肤和各脏器。比如累及心、肝、脾、肺、肾、肾上腺、脑、垂体、胰腺、胸腺、胃肠道及眼、耳、喉、鼻等,其中肾上腺髓质、脑垂体前叶和右心耳、右心房内膜下出血是恒定的出血部位,具有病理诊断意义。

基本病变　表现为全身小血管损伤和血管损伤引起的出血性炎症。血管损伤改变:表现为小动脉、小静脉和毛细血管内皮细胞肿胀、变性、坏死脱落,微血栓形成,管壁纤维素样坏死,红细胞逸出(图115、图116)。出血性炎症改变:表现为全身皮肤、黏膜和各脏器广泛出血,组织间见红细胞,实质细胞变性坏死(图117)。

常见出血性改变

1. 皮肤、黏膜出血　表现为皮肤、黏膜面的淤点、紫癜和淤斑。皮肤的真皮层或黏膜的黏膜层内血管损伤伴组织间大量出血。

2. 心脏出血　表现为以右心房和右心耳心内膜下大片出血(图118～图124)为其特征,原因不清楚。心肌细胞之间见大量红细胞(图125、图126),有时伴有心肌细胞的断裂(图127)。

3. 垂体出血　以前叶垂体病变为重,表现为充血、出血,组织坏死和血栓形成。组织学检查,变性、坏死的垂体细胞和逸出的大量红细胞混杂在一起,组织结构模糊不清,似呈出血性梗死改变。

4. 肾脏出血　肾脏出血主要在肾髓质,表现为髓质高度充血、出血呈暗红色,皮质因肾小管肿胀、挤压、变性以至坏死贫血而呈苍白色,在皮髓质交界处出血区和贫血区形成明显的对比

（图128、图129），出血严重者，整个肾脏弥漫性出血（图130）。组织学检查，肾组织不同程度变性、坏死，组织间有出血，尤以肾髓质出血明显，出血严重者似呈梗死改变（图131~图134）。

5.肾上腺出血　肾上腺被膜出血，肾上腺皮质球状带、束状带和髓质细胞不同程度变性、坏死（图135~图138）。

6.肺脏出血　出血广泛，累及各个肺叶，无论是大体观察还是组织学观察，病变均似呈出血性梗死改变（图139）。

7.脾脏出血　脾脏体积无明显增大，质地较软，包膜略显皱缩，切面呈暗红色，似血凝块（图140）。显微镜观察脾脏明显充血、出血（图141），严重者似呈梗死改变，整个组织被红细胞掩埋，其结构模糊不清。

（李百周　郭瑞珍）

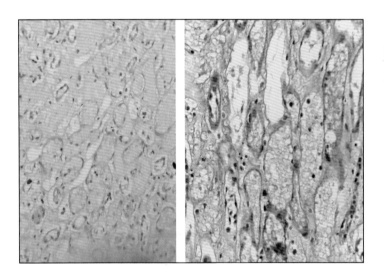

图115　流行性出血热

Epidemic hemorrhagic fever

　病变组织间血管高度扩张、充血、出血。

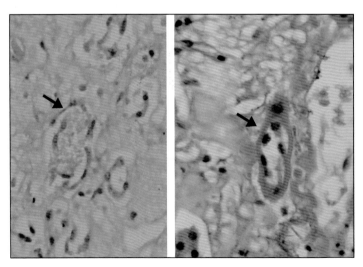

图116　流行性出血热

Epidemic hemorrhagic fever

　图左箭头所示血管内皮细胞肿胀、脱落；图右箭头所示血管纤维素样坏死。

图 117 流行性出血热

Epidemic hemorrhagic fever

　　胰腺(左)、肝脏(右)细胞变性、坏死,组织似呈梗死改变。

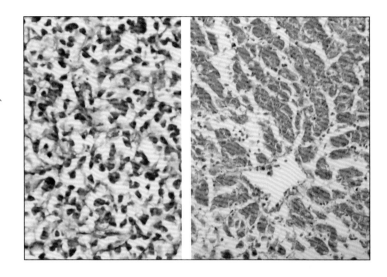

图 118 流行性出血热

Epidemic hemorrhagic fever

　　右心耳心外膜出血。

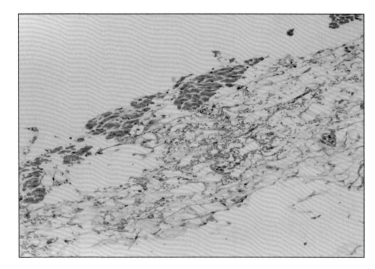

图 119 流行性出血热

Epidemic hemorrhagic fever

　　右心耳心外膜出血。

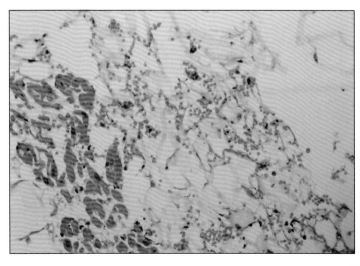

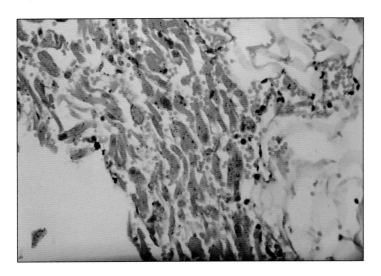

图 120　流行性出血热

Epidemic hemorrhagic fever

　　右心耳心肌细胞间和心外膜出血。

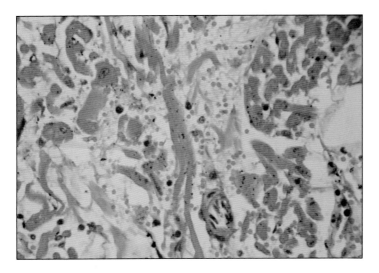

图 121　流行性出血热

Epidemic hemorrhagic fever

　　右心耳心肌细胞间出血。

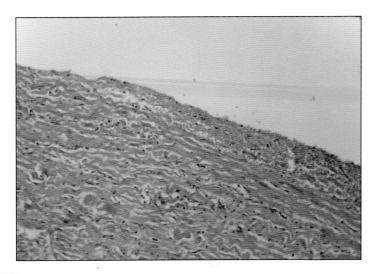

图 122　流行性出血热

Epidemic hemorrhagic fever

　　右心房心内膜下出血。

图 123　流行性出血热

Epidemic hemorrhagic fever
　　右心房心内膜下出血。

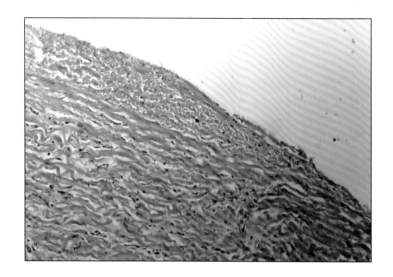

图 124　流行性出血热

Epidemic hemorrhagic fever
　　右心房心内膜下出血。

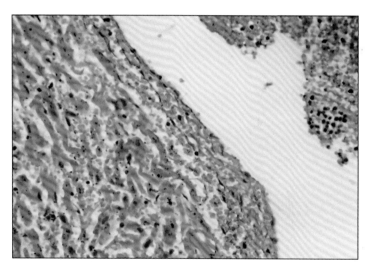

图 125　流行性出血热

Epidemic hemorrhagic fever
　　右心房心肌细胞间出血。

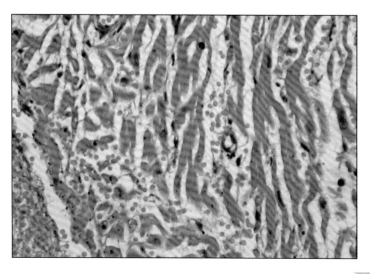

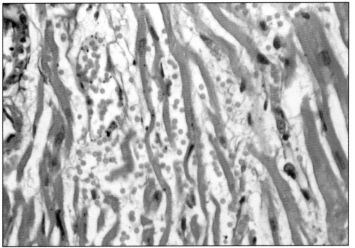

图 126　流行性出血热

Epidemic hemorrhagic fever
右心房心肌细胞间出血。

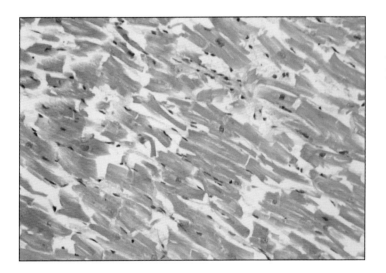

图 127　流行性出血热

Epidemic hemorrhagic fever
心肌细胞断裂。

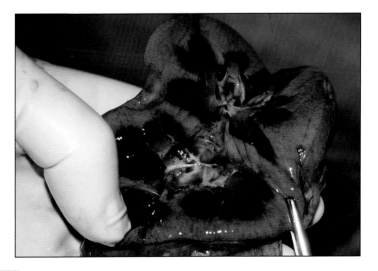

图 128　流行性出血热

Epidemic hemorrhagic fever
肾髓质出血呈暗红色,与呈贫血状态的肾皮质形成鲜明对比。

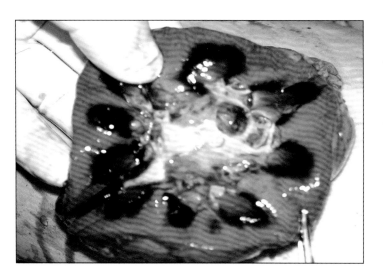

图 129　流行性出血热

Epidemic hemorrhagic fever

　　肾髓质出血呈暗红色，与呈贫血状态的肾皮质形成鲜明对比。

图 130　流行性出血热

Epidemic hemorrhagic fever

　　肾脏广泛出血，髓质出血更严重。

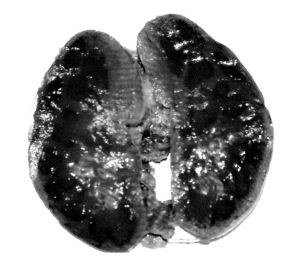

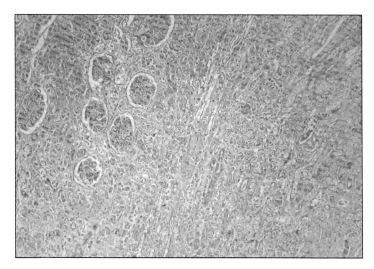

图 131　流行性出血热

Epidemic hemorrhagic fever

　　肾脏广泛出血，似呈梗死改变。

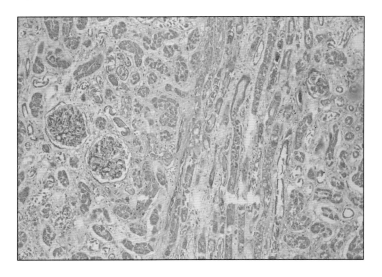

图 132　流行性出血热

Epidemic hemorrhagic fever
　　肾脏广泛出血,似呈梗死改变。

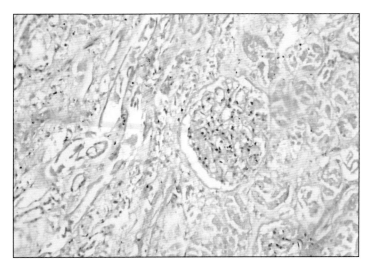

图 133　流行性出血热

Epidemic hemorrhagic fever
　　肾组织似呈梗死改变。

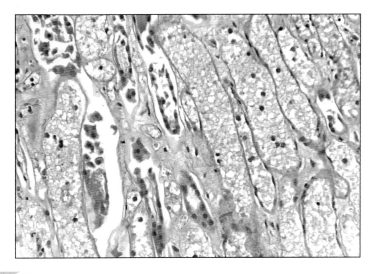

图 134　流行性出血热

Epidemic hemorrhagic fever
　　血管高度扩张、充血,肾小管上皮细胞坏死、脱落。

图 135　流行性出血热

Epidemic hemorrhagic fever

　　肾上腺被膜下出血,球状带细胞不同程度变性、坏死。

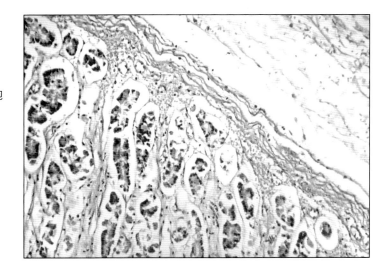

图 136　流行性出血热

Epidemic hemorrhagic fever

　　肾上腺被膜下出血,球状带细胞不同程度变性、坏死。

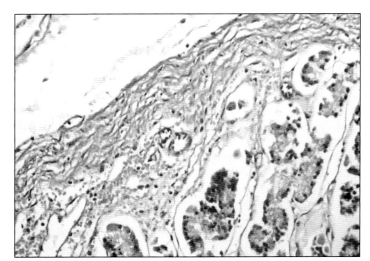

图 137　流行性出血热

Epidemic hemorrhagic fever

　　肾上腺被膜下出血,球状带细胞不同程度变性、坏死。

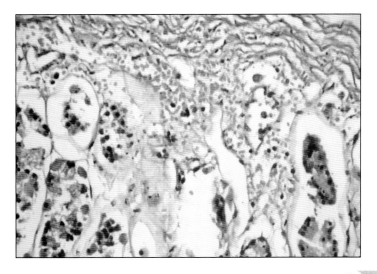

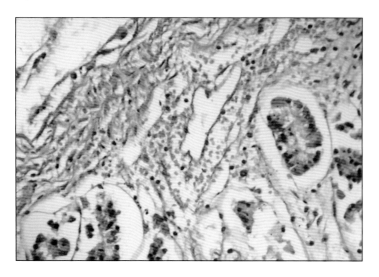

图 138　流行性出血热

Epidemic hemorrhagic fever
　　肾上腺被膜下出血,球状带细胞不同程度变性、坏死。

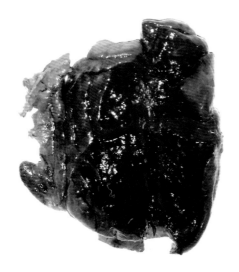

图 139　流行性出血热

Epidemic hemorrhagic fever
　　肺脏广泛出血。

图 140　流行性出血热

Epidemic hemorrhagic fever
　　脾脏广泛出血。

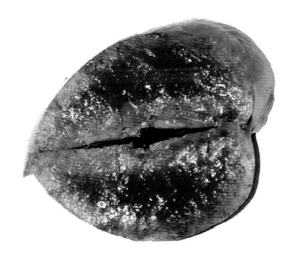

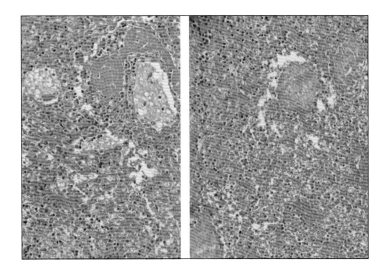

图 141 流行性出血热

Epidemic hemorrhagic fever

脾脏显示不同程度的充血、出血。

第三节 流行性乙型脑炎

流行性乙型脑炎(epidemic encephalitis B)简称乙脑,是由乙型脑炎病毒(*type B encephalitis virus*)感染引起的以脑实质炎症为主要病变的急性传染病。该病毒 1934 年由日本学者首先从脑组织中分离出来,故又称日本脑炎病毒(Japanese encephalitis virus)。

【概况】我国除东北、青海、新疆和西藏等少数几个地区外,均有本病流行,属于高发流行区,但发病率呈逐年下降趋势。80% ~90% 的病例集中在夏、秋季,呈高度散发性。乙脑是人畜共患的自然疫源性疾病,人和许多动物都可成为本病的传染源,但是主要的传染源是猪,蚊虫是主要的传播媒介,通过蚊虫叮咬而传播,蚊虫叮咬感染乙型脑炎病毒的猪或其他动物后,病毒进入蚊体内迅速繁殖,然后病毒移行至蚊唾液腺,使唾液中保持较高浓度病毒,这种蚊虫经叮咬便将病毒传播给人或动物。病毒侵入人体后,先在局部血管内皮细胞及全身单核巨噬细胞系统中繁殖,病毒随血行播散,之后通过血-脑屏障侵入中枢神经系统而致病。人对乙脑病毒易感,感染后可获得较持久的免疫力。

【致病性】感染病毒后是否发病以及疾病的严重程度,即病毒能否侵入中枢神经系统引起脑组织的损伤,主要取决于机体的免疫力,感染病毒的数量及毒力,更取决于血-脑屏障功能的健全。血-脑屏障是血液与脑和脊髓的神经细胞之间的一个能阻止病毒进入中枢神经系统的天然屏障,在免疫功能低下,血-脑屏障功能不健全时,病毒即可通过血-脑屏障侵入中枢神经系统,作用于神经细胞引起发病。病毒对大脑的损伤:一是病毒的直接损伤;二是病变过程中产生的一氧化氮促进了脑组织的损伤;三是免疫性损伤。临床上以高热、意识障碍、抽搐、脑膜刺激征为特征,病愈后多留下后遗症。

【病变特点】

好发部位 病变广泛累及脑实质,但以大脑皮质、基底核、视丘最为严重。小脑皮质,丘脑及桥脑次之,脊髓病变最轻。

肉眼观察　病变脑组织软脑膜充血、水肿,脑回变宽,脑沟变浅。切面可见脑实质有散在出血点和针尖大小的脑组织液化性坏死灶,即脑软化灶。

显微镜观察　乙脑属于一种变质性炎症,以神经细胞的变性坏死为主要特征。包括以下几种病理改变:①血管袖套状改变,表现为脑血管扩张充血,血管周围以淋巴细胞为主的炎细胞呈袖套状浸润,形成淋巴细胞套(图142～图144)。②神经细胞卫星现象和噬神经细胞现象,表现为神经细胞变性坏死,尼氏小体消失,其周围围绕增生的少突胶质细胞,形成神经细胞卫星现象,或小胶质细胞及中性粒细胞侵入变性坏死的神经细胞内,形成噬神经细胞现象(图145)。③脑软化灶形成,表现为神经组织局灶性液化性坏死,坏死区为淡染的类圆形界限清楚的镂空筛网状病灶,病灶内为液化性坏死的神经组织碎屑和吞噬细胞(图146、图147)。④胶质细胞增生形成胶质小结(图148、图149)。

(梁群英　郭瑞珍)

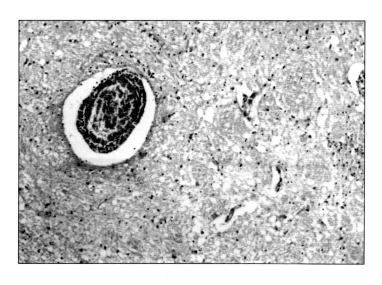

图 142　流行性乙型脑炎

Epidemic encephalitis B

　　血管横断面观察,血管袖套状改变。

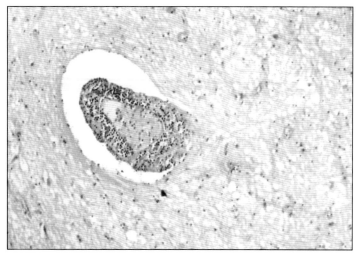

图 143　流行性乙型脑炎

Epidemic encephalitis B

　　血管横断面观察,血管袖套状改变。

图 144　流行性乙型脑炎

Epidemic encephalitis B

　　血管纵切面观察,血管袖套状改变。

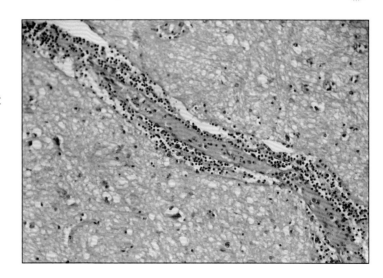

图 145　流行性乙型脑炎

Epidemic encephalitis B

　　噬神经细胞现象及神经细胞卫星现象。

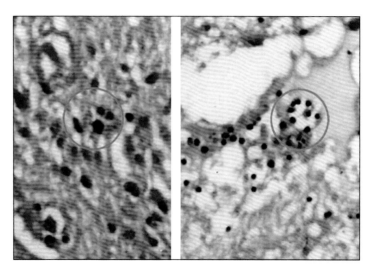

图 146　流行性乙型脑炎

Epidemic encephalitis B

　　脑软化。

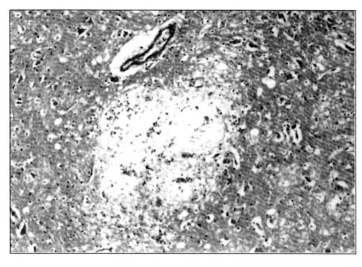

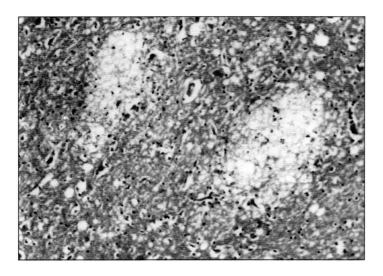

图 147　流行性乙型脑炎

Epidemic encephalitis B
　　脑软化。

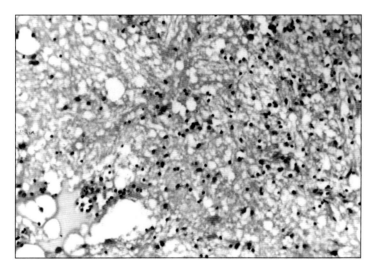

图 148　流行性乙型脑炎

Epidemic encephalitis B
　　胶质细胞增生结节。

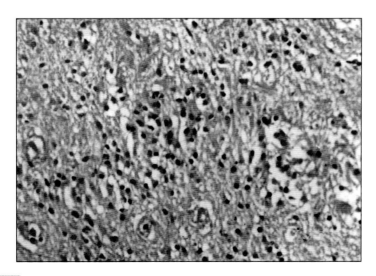

图 149　流行性乙型脑炎

Epidemic encephalitis B
　　胶质细胞增生结节。

第四节 脊髓灰质炎

脊髓灰质炎(poliomyelitis)是由脊髓灰质炎病毒(*Poliovirus*)引起的一种急性传染病。该病又称为"小儿麻痹症"。

【概况】脊髓灰质炎在我国已基本得到控制,2000年10月世界卫生组织西太平洋地区宣布中国为无脊髓灰质炎区域。该病目前在尼日利亚、印度、巴基斯坦和阿富汗等国家呈高发状态。人是脊髓灰质炎病毒唯一的自然宿主,隐性感染者和轻型瘫痪病人是本病的主要传染源,以粪-口感染为主要传播途径,感染初期病毒在鼻咽部及胃肠道内复制,所以病毒排出一是通过感染者鼻咽部排出;二是随粪便排出(粪便带毒时间为数月),通过污染水、食物以及日常用品使病毒播散。人群普遍易感,多感染5岁以下儿童,感染后获得持久免疫力。

【致病性】病毒经口咽或消化道进入人体后是否致病,取决于机体的免疫功能及侵入病毒的数量和毒力,以及血-脑屏障功能的健全与否。当机体抵抗力低下时,病毒在体内大量繁殖,入血后通过血-脑屏障侵入中枢神经系统。脊髓灰质炎病毒为嗜神经性病毒,侵入中枢神经系统后,主要在脊髓前角运动神经元中繁殖,引起前角运动神经元变性、坏死而致病。临床以出现发热、上呼吸道症状、肢体疼痛为主,部分患儿可发生迟缓性神经麻痹并留下后遗症。

【病变特点】

好发部位　　主要感染中枢神经系统,以脊髓运动神经元受累最重。除脊髓外,依次而上累及延髓、脑桥、中脑、小脑、下视丘和苍白球的运动神经元,部位越高病变越轻。

肉眼观察　　脊膜和脊髓前角充血,病变严重者可显示出血和坏死。晚期,前角萎缩,相应运动神经根萎缩、变细。患肢肌肉明显萎缩,其间为脂肪组织和结缔组织所充填。

显微镜观察　　脊髓灰质炎属于一种变质性炎症,以脊髓前角运动神经元变性、坏死为其特征。表现为脊髓前角运动神经元肿胀,神经细胞胞体内尼氏小体消失(图150~图154)。并可见嗜酸性包涵体,病损细胞周围组织充血、水肿和血管周围以单核细胞、淋巴细胞、浆细胞为主的炎细胞浸润。严重者发生神经细胞坏死。病变晚期,噬神经细胞现象突出,并有多量泡沫细胞形成和小胶质细胞增生,形成胶质瘢痕。

(梁群英　郭瑞珍)

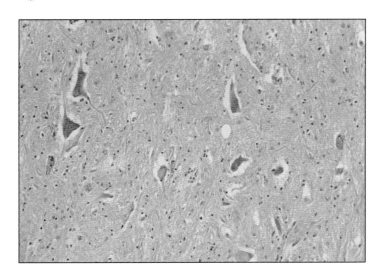

图 150　脊髓灰质炎

Poliomyelitis

　　脊髓前角运动神经元肿胀,部分细胞尼氏小体消失,周围血管扩张充血。(Mallory 染色)

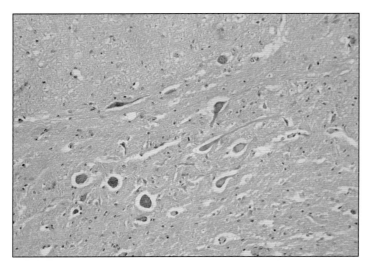

图 151　脊髓灰质炎

Poliomyelitis

　　神经元普遍肿胀,图右侧细胞均有尼氏小体消失。(Mallory 染色)

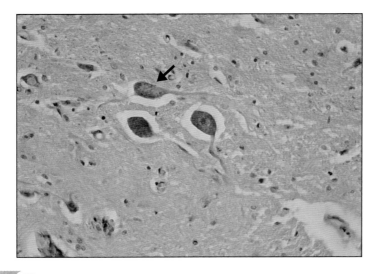

图 152　脊髓灰质炎

Poliomyelitis

　　神经细胞不同程度肿胀,箭头所示其中一个细胞胞体中央性尼氏小体消失。(Mallory 染色)

图 153　脊髓灰质炎

Poliomyelitis

脊髓灰质炎:神经细胞肿胀,箭头所示尼氏小体消失,周围血管扩张充血。(Mallory 染色)

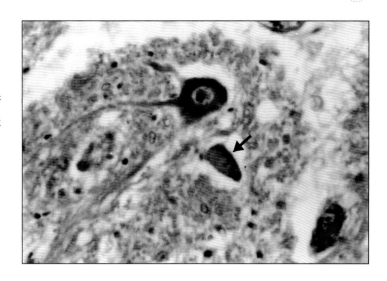

图 154　脊髓灰质炎

Poliomyelitis

神经细胞肿胀。(Mallory 染色)

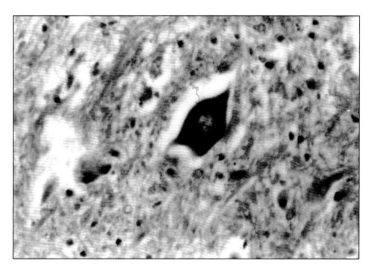

第五节　巨细胞病毒感染

巨细胞病毒(cytomegalovirus,CMV)属于疱疹病毒科,CMV 病毒感染的宿主范围和细胞范围均很狭窄,其种属特异性很高,即人 CMV 病毒(human cytomegalovirus,HCMV)只能感染人,所以在此介绍的 CMV 感染实际为 HCMV 的感染。

【概况】HCMV 病毒感染遍及世界各地,传染源是病人及病毒携带者。已发现,人体的血液、精液、眼泪等多种液体,粪便、子宫、阴道分泌物和乳汁等都含有 HCMV,HCMV 可随尿液、唾液及乳汁排出,可持续数周到几年。传播途径有:①垂直传播,即妊娠期经胎盘传播给胎儿,分娩过程中经产道传播给新生儿;②水平传播,即经乳汁、唾液、尿、眼泪等传播;③医源性传播,即经输血、器官移植等方式传播;④性传播。人是 HCMV 的唯一宿主,多数人在幼年期或青年期获得感染,年龄越小,其易感性越高,症状也越重,宫内未成熟胎儿最易感染,可导致多种畸形,甚至死亡。艾滋病患者、男性同性恋者的 HCMV 感染发病率高。

【致病性】HCMV 是人类疱疹病毒中最大的一种病毒,直径为 200 nm,呈球形。由于被感染的细胞肿大并具有巨大的核内包涵体而得名。HCMV 可长期潜伏于人体内,当机体抵抗功能低下时,如怀孕、多次输血或器官移植等,病毒被激活而发生感染。HCMV 通过细胞膜融合或经吞饮作用进入宿主细胞,借助淋巴细胞和单核细胞播散,并在免疫细胞内复制引起机体免疫功能下降而致病,同时也增加其他机会性致病菌的双重感染,如肺孢子虫、真菌感染等。

【病变特点】

好发部位　HCMV 在人群中感染广泛,能引起全身多器官组织的疾病,如泌尿系统、中枢神经系统、呼吸系统、肝脏、血液循环系统等全身各器官组织。

肉眼观察　HCMV 感染引起的病变,在肉眼观察时病变常不很明显,可因组织的充血、水肿而体积轻度肿大或实变。

显微镜观察　HCMV 感染最具诊断价值的病变是在病变组织中,感染的细胞核内发现病毒包涵体。HCMV 属于 DNA 病毒,其包涵体多见于感染细胞核内,包涵体呈圆形、椭圆形,似红细胞大小,多为嗜碱性,包涵体周围有一清晰的透明晕与核膜分开,酷似"猫头鹰眼",颇具特征性(图 155、图 156)。

本组提供的病例为巨细胞病毒性肺炎(图 157～图 161),同时并发肺、肝的曲菌病(详见第九章第四节),巨细胞病毒性肠炎和巨细胞病毒性胰腺炎也有报道(详见第九章第一节)。巨细胞病毒感染引起的其他病变包括了细胞的变性、坏死,浆细胞、淋巴细胞及单核巨噬细胞等炎细胞反应,这种反应在肺脏、肝脏、肾脏均较明显(图 162、图 163)。

(李百周　郭瑞珍)

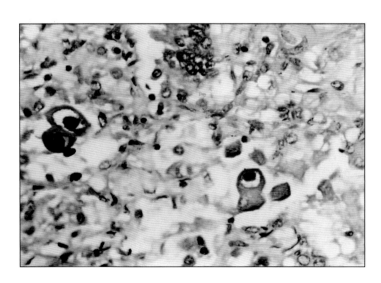

图 155　巨细胞病毒包涵体

Cytomegalovirus inclusion bodies

　　包涵体位于细胞核内,呈圆形、嗜碱性,体积较淋巴细胞大,其周围有一清晰的透明晕与核膜分开,酷似"猫头鹰眼"。

图 156　巨细胞病毒包涵体

Cytomegalovirus inclusion bodies

包涵体位于细胞核内,呈圆形、嗜碱性,体积较淋巴细胞大,其周围有一清晰的透明晕与核膜分开,酷似"猫头鹰眼"。

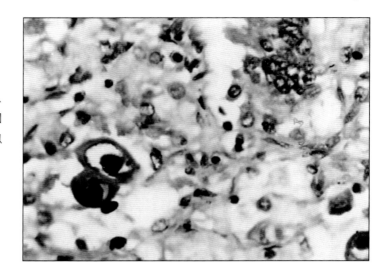

图 157　巨细胞病毒性肺炎

Cytomegalovirus pneumonia

肺间质慢性炎症细胞浸润,支气管上皮和肺泡上皮增生,细胞核内见病毒包涵体。

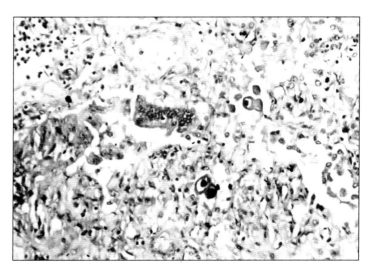

图 158　巨细胞病毒性肺炎

Cytomegalovirus pneumonia

肺间质慢性炎症细胞浸润,支气管上皮和肺泡上皮增生,细胞核内见病毒包涵体。

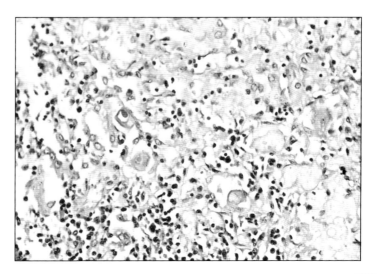

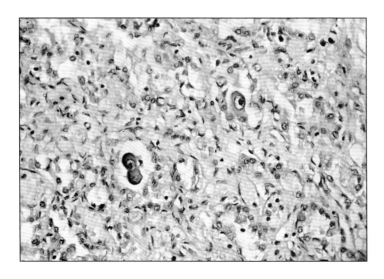

图 159　巨细胞病毒性肺炎

Cytomegalovirus pneumonia

　　肺间质慢性炎症细胞浸润,支气管上皮和肺泡上皮增生,细胞核内见病毒包涵体。

图 160　巨细胞病毒性肺炎

Cytomegalovirus pneumonia

　　显示多核巨细胞( ),增生细胞内见病毒包涵体( ),肺充血,慢性炎症细胞浸润。

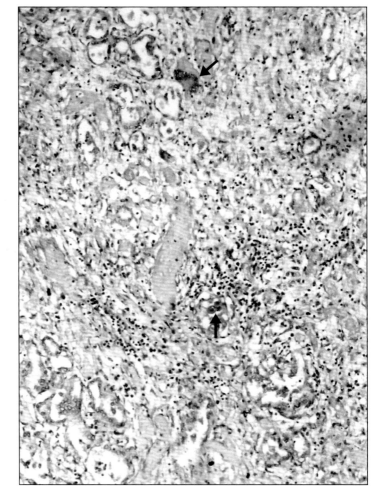

图 161 巨细胞病毒性肺炎

Cytomegalovirus pneumonia

肺间质慢性炎症细胞浸润,支气管上皮和肺泡上皮增生,细胞核内见病毒包涵体。

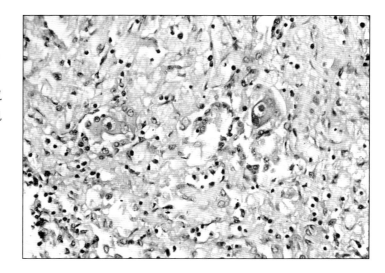

图 162 巨细胞病毒性肾炎

Cytomegalovirus kindey

肾脏反应性慢性炎症伴组织坏死。

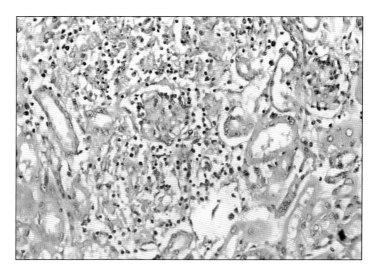

图 163 巨细胞病毒性肾炎

Cytomegalovirus kindey

肾脏反应性慢性炎症伴组织坏死。

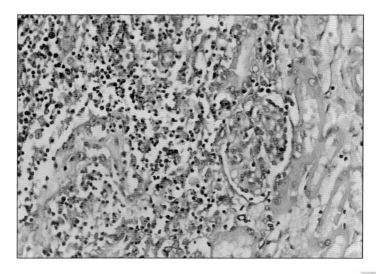

第六节　严重急性呼吸综合征

严重急性呼吸综合征(severe acute respiratory syndrome,SARS)是由 SARS 冠状病毒(SARS coronavirus,SARS-Cov)引起的急性呼吸道传染病,又有非典型肺炎(infectious atypical pneumonia)之称。

【概况】SARS 于 2002 年 11 月首先在我国广东省发现,随后波及全国 20 多个省(区、市),2003 年上半年在世界上流行,越南、加拿大、新加坡等国家有发病。2003 年 4 月 8 日,我国将该病定为法定传染病。2003 年 4 月 16 日世界卫生组织正式宣布 SARS 的病原体是一种前所未有的新型冠状病毒。

SARS-Cov 可能是一种来源于动物(果子狸、狸猫)的病毒,可能是一种跨越种系屏障而传染给人,并实现了人与人之间传播的病毒。目前认为患者是主要的传染源,传播途径有三条:①呼吸道传播,病人打喷嚏、咳嗽,飞沫经呼吸道近距离传播是本病的主要传播途径;②消化道传播,病人粪便中含有病毒,可检出病毒 RNA,消化道传播可能是另一传播途径;③直接传播,经直接接触病人的粪便、尿液和血液,或者分泌物和排泄物而直接感染。主要是冬、春季发病,人群普遍易感,发病以青壮年为多,患者家庭成员和医务人员属高危人群,患病后可获得一定程度的免疫力。

【致病性】SARS-Cov 对肺组织和淋巴细胞有直接的侵犯作用,患者发病期间淋巴细胞,特别是 T 淋巴细胞明显下降。另外,临床上应用肾上腺皮质激素可以改善肺部炎症反应,减轻临床症状。因此认为免疫损伤可能是本病发病的主要原因。临床以发热、头痛、肌肉酸痛、乏力、干咳少痰、腹泻等为主要临床表现。严重者出现气促或呼吸窘迫。病死率约为 15%。预防措施有控制传染源、切断传播途径、保护易感人群。

【病变特点】

好发部位　SARS 主要累及肺脏和免疫器官。

肺部病变　由于充血、出血和炎症改变,双肺明显肿胀,肺组织呈斑块状实变或完全性实变,切面有暗红色液体流出(图 164)。镜下见肺组织弥漫性损害,重度充血、出血和肺水肿,肺泡腔内见肺泡上皮细胞增生、脱落(图 165、图 166),单核细胞、淋巴细胞和浆细胞渗出,肺泡腔内透明膜形成,肺泡上皮细胞内病毒包涵体形成(图 167),小血管内微血栓形成。病变进入到第三周时,肺间质广泛纤维化,造成肺泡纤维性闭塞。

免疫器官病变　脾脏萎缩,质地变软,镜下表现为白髓和边缘窦淋巴组织大片坏死,淋巴细胞稀少,脾小体高度萎缩,甚至消失,组织内血管扩张充血、出血。淋巴结内可见灶状坏死,淋巴细胞明显减少,淋巴滤泡萎缩或消失,淋巴窦内见多量单核细胞,组织内血管扩张充血、出血。

全身实质器官病变　表现为全身血管炎及中毒改变,如心、肝、肾、肾上腺等器官小血管炎及不同程度组织细胞变性、坏死。

(郭瑞珍)

图 164　严重急性呼吸综合征

Severe acute respiratory syndrome
　　肺脏明显肿胀,广泛实变,呈暗
红色。

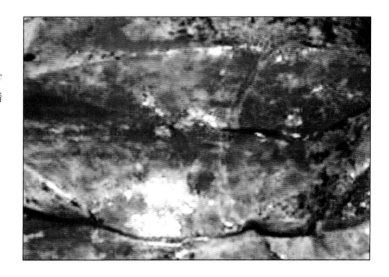

图 165　严重急性呼吸综合征

Severe acute respiratory syndrome
　　图左显示肺泡腔内大量脱落和
增生的肺泡上皮细胞及渗出的炎细
胞。图右显示脱落细胞 CK 阳性。
(IHC)

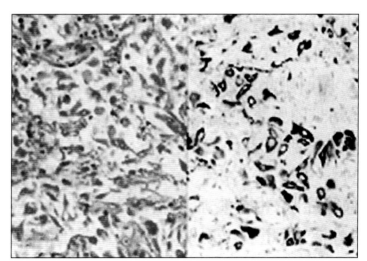

图 166　严重急性呼吸综合征

Severe acute respiratory syndrome
　　肺泡腔内脱落的上皮细胞 CK
阳性。

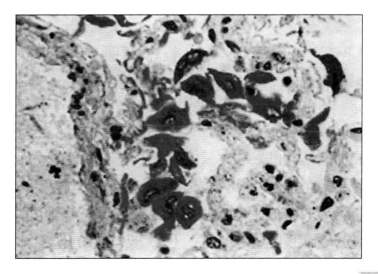

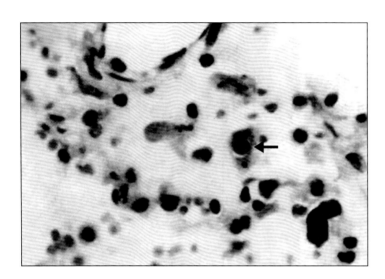

图 167 严重急性呼吸综合征

Severe acute respiratory syndrome

细胞内见病毒包涵体。

第七节 狂犬病

狂犬病(rabies)是由狂犬病毒(*Rabies virus*)引起的急性传染病,又名"恐水症"。

【概况】带狂犬病毒的动物是本病的传染源,我国狂犬病的主要传染源是病犬,其次是猫、猪、牛、马等家畜。发达国家和基本控制了犬的地区,其狂犬病的主要传染源是蝙蝠、浣熊、臭鼬、狼、狐狸等野生动物。狂犬病病人不是传染源,不形成人与人之间的传染。病毒主要通过咬伤方式传播,也可由带病毒犬的唾液,经皮肤、黏膜的各种伤口入侵。少数可在宰杀或处理病犬过程中被感染。人群普遍易感,人被犬咬伤后狂犬病的发生率为15%～20%。

【致病性】狂犬病毒自皮肤黏膜破损处入侵人体后,对神经组织有强大的亲和力,侵入中枢神经系统以前,先停留于伤口附近的肌细胞内少量繁殖,数天后就近侵入人体末梢神经,然后侵入中枢神经系统,主要累及脑干、小脑等处神经细胞。侵入中枢神经系统的病毒还可向全身各器官扩散,其中唾液腺、舌部味蕾、嗅神经上皮等处受累最重,含病毒量最多。由于迷走神经、舌咽神经及舌下脑神经核受损,致吞咽肌及呼吸肌痉挛,临床出现特有的恐水、怕风、恐惧不安,吞咽困难和呼吸困难,进行性瘫痪等,病死率达100%。

【病变特点】

好发部位　主要在大脑基底面海马回和脑干及小脑。

肉眼观察　外观局部充血、水肿、微小血管出血或病变不明显。

显微镜观察　具有诊断价值的是在神经细胞内发现嗜酸性包涵体——内基小体(Negri body),狂犬病毒为RNA病毒,所以内基小体常出现在神经细胞胞质内,呈圆形或椭圆形,体积小者直径为1～3 μm,大者直径为5～7 μm,染色呈樱桃红色(图168)。神经细胞变性、噬神经细胞现象,淋巴细胞及浆细胞血管套样浸润及小胶质细胞增生现象,在本病中也可见到。

狂犬病的病理诊断手段主要是尸体解剖,组织学检查发现神经细胞内嗜酸性包涵体——内基小体可以确诊。

(郭瑞珍)

图 168　狂犬病

Rabies

箭头所示为神经细胞胞质内的内基小体。

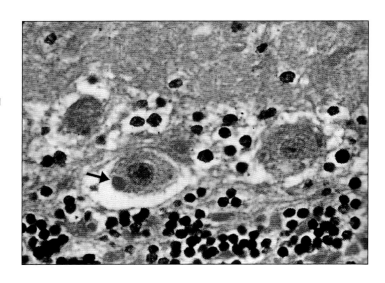

第八节　单纯疱疹病毒感染

由单纯疱疹病毒(Herpes simplex virus,HSV)感染所引起的病变,统称为单纯疱疹病毒感染,由于在感染急性期病变黏膜或皮肤发生水疱性皮疹,故将此病毒命名为疱疹病毒。

【概况】HSV 以引起多种类型感染和疾病而日益受到重视。人是疱疹病毒的自然宿主,感染较为普遍,传染源为患者及病毒携带者,传播途径为直接密切接触与两性接触。病毒经口腔、呼吸道、生殖器黏膜及破损皮肤、眼结膜侵入体内。孕妇如有生殖道感染时还可通过胎盘或于分娩过程中传给胎儿或新生儿。HSV 感染 80% 为隐性感染,显性感染只占少数。最常见的临床症状是黏膜或皮肤局部出现疱疹,偶尔可产生严重甚至致死的全身性感染。

【致病性】HSV 属于 DNA 病毒,有 Ⅰ 型(HSV-1)和 Ⅱ 型(HSV-2),HSV-1 又称之为人疱疹病毒 Ⅰ 型(HHV-1),其生物学特征是增殖快,溶解细胞,在感觉神经节中潜伏,所致主要疾病有齿龈炎、咽炎、唇疱疹、角膜结膜炎、疱疹性脑炎、脑膜炎等。HSV-2 又称之为人疱疹病毒 Ⅱ 型(HHV-2),其生物学特征是增殖快,溶解细胞,在感觉神经节中潜伏,所致主要疾病有新生儿疱疹、生殖器疱疹,与宫颈癌的发生关系密切。

【病变特点】

感染类型　HSV 的感染可表现为原发性、潜伏感染及先天性感染。每一种感染类型都可由 HSV-1 和 HSV-2 引起。

1. 原发性感染:HSV-1 引起的原发感染,多见于 6 个月～2 岁的婴幼儿,常引起龈口炎,表现为牙龈、咽颊部黏膜产生成群疱疹,疱疹破裂后形成溃疡,溃疡病灶内含大量病毒。此外,还可引起疱疹性角膜炎、皮肤疱疹性湿疹或疱疹性脑炎。HSV-2 引起的原发性感染,主要引起的是生殖器疱疹,原发性生殖器疱疹 80% 由 HSV-2 引起,少数由 HSV-1 引起,主要通过性行为传播。有认为,当一个人排出的病毒与另一个人的黏膜或皮肤直接接触时就会发生感染,几乎所有的生殖器疱疹均是通过性传播引起的。

2. 潜伏感染:感染人体的病毒长期存留于神经细胞内,在细胞内并不大量繁殖破坏细胞的情况称为潜伏感染。HSV-1 常潜伏于头面部附近的三叉神经节和颈上神经节,HSV-2 潜伏于骶神经节。潜伏感染的危险性在于当机体受到某些刺激或抵抗力低下时,潜伏的病毒可被激活,激活的病毒移行至神经末梢支配的上皮细胞内增殖,并再次产生疱疹,病变由潜伏转为复发。复发一般是在同一部位出现疱疹。HSV-2 的潜伏和由此引起的复发比 HSV-1 常见。

3. 先天性感染及新生儿感染。先天性感染:指妊娠期妇女因 HSV-1 原发感染或潜伏感染的病毒被激活,HSV 通过胎盘感染胎儿,引起胎儿畸形、智力低下、早产、流产或死胎等。新生儿感染:指分娩过程中,新生儿通过 HSV-2 感染的产道时引起的感染,感染率为 40% ~60%,感染新生儿可发生黏膜或局部皮肤集聚的疱疹,严重者出现全身症状。新生儿感染的死亡率高达 60% ~70%,幸存者中留下后遗症的可高达 95%。

病理改变　　HSV 感染的组织学特点,表现为在皮肤或黏膜出现水疱,以及病毒感染常见的病变特点,比如感染细胞的核内包涵体、多核巨细胞和细胞空泡变,核呈毛玻璃样、感染细胞的形态异常。大体观察,疱疹破裂后局部变成溃疡、表面有坏死,或呈菜花状生长,犹如癌肿。局部坏死、菜花状生长和细胞形态的异常,常常易误诊为癌。

女性生殖道单纯疱疹病毒感染,是属于 HSV-2,患者可无症状,或为外阴或阴道疼痛性疱疹,在此提供 1 例宫颈单纯疱疹病毒感染的病例,组织学改变表现为宫颈被覆上皮棘层内有水疱,水疱内含液体及退化脱落的上皮细胞(图 169、图 170);被覆的鳞状上皮和鳞状化生的上皮细胞,可见有核内包涵体、多核巨细胞、细胞空泡变,核毛玻璃样变和细胞形态异常(图 171 ~图 177)等改变,包涵体体积大,周围有一空隙;真皮水肿伴慢性炎症细胞浸润(图 178 ~图 180)。

(郭瑞珍)

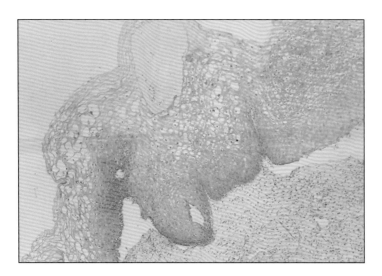

图 169　单纯疱疹病毒性宫颈炎

Herpes simplex viral cervicitis

　　表皮棘细胞层内见水疱,上皮细胞空泡变,黏膜下层炎细胞浸润。

图 170 单纯疱疹病毒性宫颈炎

Herpes simplex viral cervicitis

表皮棘细胞层内见水疱,水疱中见液体和脱落的上皮细胞。

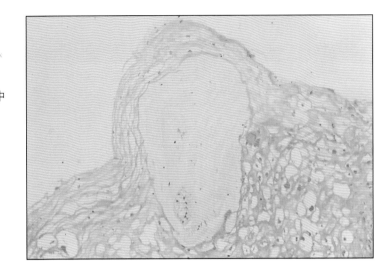

图 171 单纯疱疹病毒性宫颈炎

Herpes simplex viral cervicitis

上皮细胞内见病毒包涵体、多核巨细胞和细胞空泡变。

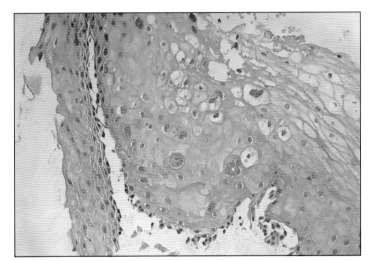

图 172 单纯疱疹病毒性宫颈炎

Herpes simplex viral cervicitis

图 171 高倍镜观察,图中清晰可见病毒包涵体、多核巨细胞和空泡变细胞,病毒包涵体周围见明显空晕（↙）。

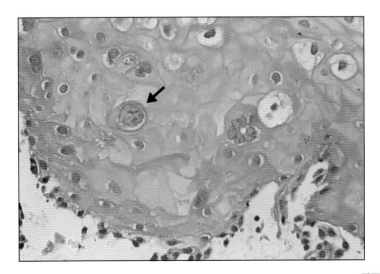

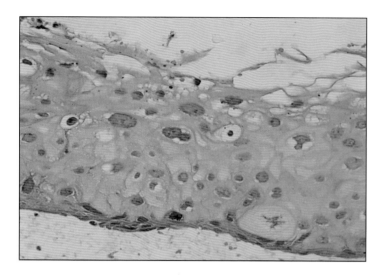

图 173　单纯疱疹病毒性宫颈炎

Herpes simplex viral cervicitis

　　宫颈被覆上皮细胞核大,形态异常,还可见核分裂象。

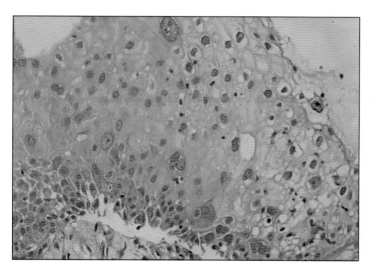

图 174　单纯疱疹病毒性宫颈炎

Herpes simplex viral cervicitis

　　宫颈被覆上皮细胞核大,形态异常。

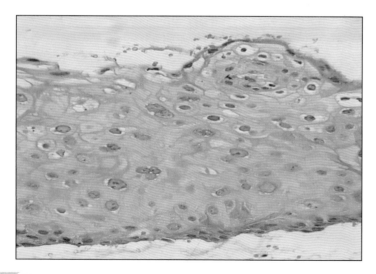

图 175　单纯疱疹病毒性宫颈炎

Herpes simplex viral cervicitis

　　宫颈被覆上皮细胞核大,形态异常。

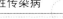

图 176　单纯疱疹病毒性宫颈炎

Herpes simplex viral cervicitis
　　感染细胞空泡变,细胞核呈毛玻璃样。

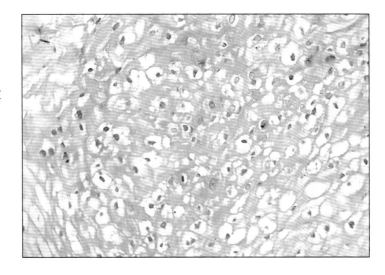

图 177　单纯疱疹病毒性宫颈炎

Herpes simplex viral cervicitis
　　宫颈腺上皮鳞状化生,化生的细胞有空泡变。

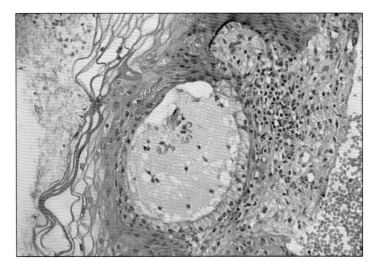

图 178　单纯疱疹病毒性宫颈炎

Herpes simplex viral cervicitis
　　黏膜下有水肿、出血和慢性炎症细胞浸润。

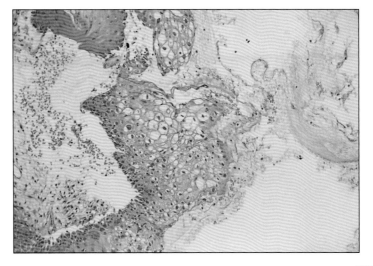

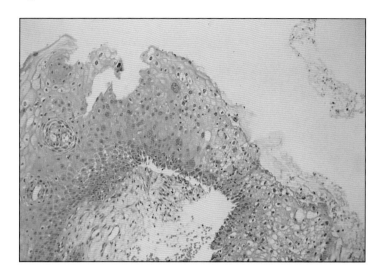

图 179　单纯疱疹病毒性宫颈炎

Herpes simplex viral cervicitis

　　黏膜下有水肿、出血和慢性炎症细胞浸润。

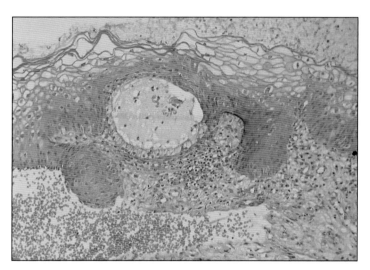

图 180　单纯疱疹病毒性宫颈炎

Herpes simplex viral cervicitis

　　黏膜下有水肿、出血和慢性炎症细胞浸润。

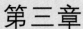

第三章

真菌性传染病

真菌（fungus）又名霉菌，所引起的疾病称为真菌病（fungus disease）或霉菌病（mycosis）。真菌是自然界中数量最多，分布最广的微生物种群，根据其形态结构可分为放线菌、酵母菌和霉菌等三大类，但能对人体致病的仅有其中少数菌属。包括放线菌类的放线菌、诺卡菌，酵母菌类的白色念珠菌、新型隐球菌，霉菌类的曲菌、毛霉菌和组织胞质菌等。

真菌与人类疾病和健康关系的问题在现代医学中越来越受到重视，主要原因除了近年来真菌病发病率有明显上升趋势外，更重要的是现代临床感染规律的变迁中，机会性感染（opportunistic infection）占有重要比例，而真菌在机会性感染中占有重要地位。在艾滋病、恶性肿瘤、严重烧伤及其他慢性消耗性疾病等患者中，机体抵抗力低下的情况下，往往合并机会性真菌感染，这犹如雪上加霜，对患者带来严重危害，甚至危及患者生命。机会性感染中，常见的真菌有念珠菌、隐球菌、曲菌等感染，有时也可见毛霉菌、放线菌、组织胞质菌感染。一位患者可合并一种真菌感染，也可同时合并几种真菌感染（详见第九章第一节）。

真菌的特点 真菌的形态结构较细菌大，生长繁殖过程较细菌复杂，不同类型的真菌其形态特点各不相同，但是其基本形态可归纳为细长的菌丝和呈圆形小体的孢子两部分。在人体组织中，仅见菌丝的真菌有放线菌及诺卡菌；仅见孢子的真菌有新型隐球菌及组织胞质菌；具有菌丝及孢子的真菌有白色念珠菌、曲菌及毛霉菌等。按其在人体的致病部位，真菌分为两类：一类是仅在人体浅部组织致病，如各种皮肤癣、指（趾）甲癣、足癣、头癣等浅部真菌病。另一类是通过皮肤、呼吸道或消化道进入人体深部组织或器官而致病的深部真菌病。

真菌病的基本病变 尽管引起真菌病的真菌有多种类型，但是深部真菌病往往具有某些共同的病理变化，病理诊断时认识这些基本病理变化，对真菌病的诊断和分类具有较大的帮助。①慢性脓肿形成：脓肿可在感染的早期就形成，脓肿灶可大可小,显微镜下所见到脓肿称之为微脓肿,脓肿灶内常常可查见真菌菌丝或孢子,或一些特殊的真菌结构,如放线菌所形成的"硫黄颗粒"。在病变组织中能引起脓肿的真菌有放线菌、曲菌、毛霉菌和念珠菌等。晚期慢性脓肿灶内可见肉芽组织增生及慢性炎症细胞浸润。②肉芽肿形成:组成肉芽肿的细胞成分包括组织细胞及其演变而成的上皮样细胞、多核巨细胞,肉芽肿或集中于脓肿灶的周边,或弥漫分布于病变组织之间。有的肉芽肿中央可发生坏死,在肉芽肿病灶或多核巨细胞内可见真菌菌丝或孢子。③慢性炎症细胞浸润或纤维组织的增生:由于各种真菌病往往表现为慢性经过,因此,在病变组织中常常有弥漫性慢性炎症细胞浸润,主要是淋巴细胞和浆细胞,也可见少量组织细胞和嗜酸性粒细胞,也有形成嗜酸性脓肿的情况。纤维组织的增生常常是病变晚期或慢性病变时出现的现象,可以是肉芽组织增生机化的脓肿灶或肉芽肿病灶的结果。

真菌病的诊断及特殊染色　真菌病的诊断,必须是在病变组织中发现真菌。确定病灶内有无真菌,鉴别是哪一种类型的真菌,除了必须识别各种真菌的形态特点外,还需借助特殊染色加以鉴别,真菌的特殊染色方法较多,但常用的有银染色和 PAS 染色。比如用 GMS 染色,真菌均被着色,菌丝和孢子呈黑褐色。PAS 染色,真菌呈紫红色。

(郭瑞珍)

第一节　念珠菌病

念珠菌病(candidiasis)是各种致病性念珠菌(Candida)引起的局部或全身感染性疾病。

【概况】念珠菌是一种条件致病菌,好感染有严重基础疾病及免疫功能低下者,近年来,随着糖尿病、肿瘤、艾滋病发病的增多,念珠菌感染的发病率呈明显上升趋势,为目前临床上发病率最高的深部真菌病。传染源为念珠菌病患者、带菌者以及被念珠菌污染的食物、水。传播途径:内源性感染,是指存在于人体体内的正常菌群,在一定条件下大量繁殖、感染,多感染消化道或肺部。外源性感染,是指通过直接接触传播(性传播、母婴垂直传播、亲水作业传播),还可通过饮水、食物等方式传播和医疗途径间接传播。念珠菌病是目前最常见的真菌病。

【念珠菌特点】念珠菌是具有菌丝及孢子的真菌,孢子呈圆形或卵圆形,直径为 $2\sim5\ \mu m$,壁薄,发芽繁殖,故又称为芽生孢子,可形成细长的假菌丝。在组织中可以芽孢、芽管或菌丝的形态出现。PAS 染色或 GMS 染色可清楚显示孢子。

【病变特点】

好感染部位　可侵犯皮肤、黏膜,引起皮肤念珠菌病或呼吸道、消化道黏膜的念珠菌病。少数情况下可在人体各器官播散,引起播散性念珠菌病,如肺、肾、脑及脑膜、心肌及心内膜、淋巴结等念珠菌病。

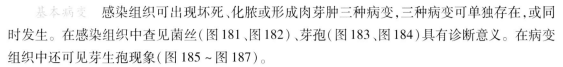

基本病变　感染组织可出现坏死、化脓或形成肉芽肿三种病变,三种病变可单独存在,或同时发生。在感染组织中查见菌丝(图181、图182)、芽孢(图183、图184)具有诊断意义。在病变组织中还可见芽生孢现象(图185～图187)。

【病变类型】

浅表性念珠菌病　多为黏膜或皮肤的浅表感染,黏膜感染可见于口腔、食道、胃肠道和支气管等部位的黏膜,表现为黏膜念珠菌病,口腔的黏膜念珠菌病又称鹅口疮(图188)。皮肤病变表现为表皮乳头状瘤样增生、角化过度,或假上皮瘤样增生,严重者上皮细胞破坏,形成浅表溃疡。

播散性念珠菌病　全身播散性念珠菌病很少见,多为结核、恶性肿瘤等慢性消耗性疾病的继发感染,或念珠菌从原发病变处进入血液播散引起。通过血行播散的念珠菌病常表现为体内多器官病变,故又称为念珠菌性败血病。最常侵犯的器官是肺、脑、肾、心脏及淋巴结。

肺的念珠菌病经口腔直接蔓延或经血行播散引起,表现为支气管或肺的炎症,病人出现咳嗽、咳痰甚至咯血,病变区可查见念珠菌。

念珠菌性脑膜炎比较少见,主要为血行播散所致,表现为脑膜炎及脑炎症状,病人表现为头痛、失明、谵妄及脑膜刺激征。病变组织内,特别是病灶邻近处的血管内可见念珠菌。

肾的念珠菌病可经血行播散、肾移植,或导尿管留置后上行性感染引起。患者表现为尿频、尿急、排尿困难,甚至血尿等症状。病变组织中可见念珠菌。

心肌及心内膜念珠菌病。心肌念珠菌病时其菌丝可累及心肌纤维,心内膜炎时心瓣膜上的赘生物中可见多量菌丝。

(李德昌　郭瑞珍)

图181　肺念珠菌病

Lung candidiasis

病人痰涂片中见念珠菌菌丝及孢子。

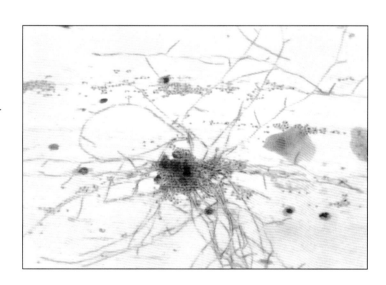

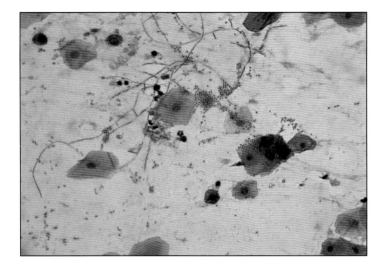

图 182　肺念珠菌病

Lung candidiasis

　　病人痰涂片中见念珠菌菌丝及孢子。

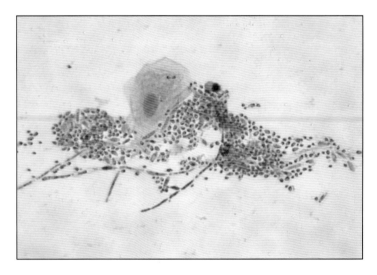

图 183　肺念珠菌病

Lung candidiasis

　　显示芽管和孢子 (肺咳出物涂片)。

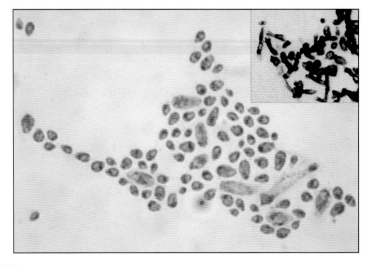

图 184　肺念珠菌病

Lung candidiasis

　　肺咳出物涂片,显示念珠菌孢子。右上角显示银染色阳性的孢子。

图 185 念珠菌病

Candidiasis

菌丝细长,其顶端见芽生孢现象,即顶端芽孢。

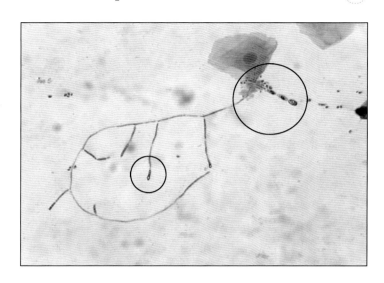

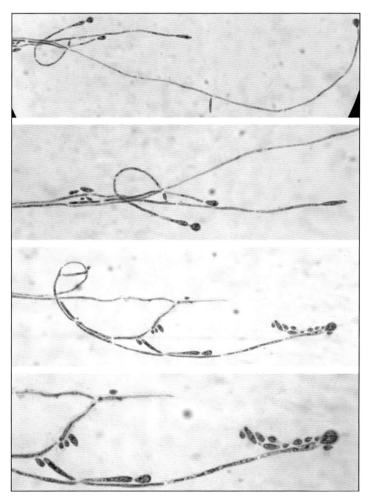

图 186 念珠菌病

Candidiasis

菌丝顶端芽生孢现象。

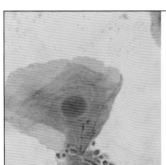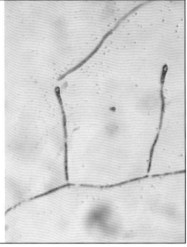

图187　念珠菌病

Candidiasis

　　菌丝细长，其顶端见芽生孢现象，即顶端芽孢。

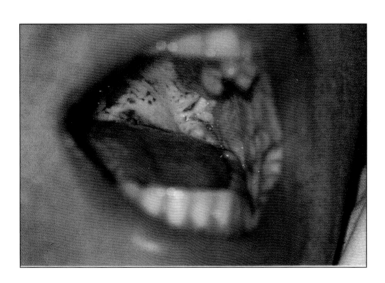

图188　口腔念珠菌感染

Oral candidiasis

　　口腔上腭形成大范围的灰白色假膜，故称鹅口疮。

第二节　隐球菌病

　　隐球菌病（cryptococcosis）是由新型隐球菌（*Cryptococcus neoformans*）引起的一种深部真菌病，是可累及全身多个器官和部位的全身性真菌病。

　　【概况】隐球菌病呈世界性分布，呈高度散发性，青壮年男性多见。隐球菌病属机会性感染，多继发于机体免疫功能低下或慢性消耗性疾病的病人。在艾滋病病人中，其感染率为5%～30%不等，已成为艾滋病患者死亡的首要原因。隐球菌是一种腐物寄生性酵母菌，广泛存在于自然界，病菌主要通过呼吸道或皮肤、消化道进入人体引起感染。人体通常是通过吸入隐球菌孢子而首先发生肺隐球菌感染，其后可经血行播散至皮肤、中枢神经系统及其他内脏。

【隐球菌特点】隐球菌是仅见孢子的霉菌,菌体为圆形或卵圆形,一般为单芽,厚壁,其大小悬殊,多为 4 ~ 7 μm,有的可达 20 μm。菌体周围有宽阔的、具有折光性的 3 ~ 5 μm 厚的胶样荚膜。

【病变特点】

好感染部位　肺和中枢神经系统的病变最为常见,也可累及身体其他器官和组织。

肉眼观察　隐球菌可长期生活在组织中,轻者引起轻度炎症反应,重者引起出血性坏死性炎症。由于隐球菌可产生极多的荚膜物质,故病变区常呈胶质样。

显微镜下观察　在病灶内或巨噬细胞内查见隐球菌具有诊断意义。隐球菌在 HE 染色中不易被发现。在阿辛蓝特殊染色时菌体呈圆形,着浅蓝色或不着色,而菌体周围胶样荚膜呈深蓝色,其结构不甚完整(图189)。在此提供 1 例肺隐球菌病患者的痰涂片(图190、图191),显示隐球菌体积较大,呈镶嵌状排列,菌体周围有宽阔的、具有折光性的胶样荚膜。另提供 1 例脑膜隐球菌病患者石蜡包埋组织切片(图192),所见菌体散在分布于蛛网膜下腔内,不为镶嵌状。提示在涂片和石蜡切片中,菌体形态略有差异,需要注意判断和识别。

【病变类型】

肺隐球菌病　①隐球菌性肺炎为隐球菌感染后肺的亚急性反应过程,表现为肺泡腔内充满炎性渗出物,包括嗜中性粒细胞、巨噬细胞和浆液,重者可伴有组织的坏死和出血,炎性渗出物和坏死组织中是隐球菌生存繁殖的地方,尸体解剖获取的组织或通过咳嗽排出体外的坏死物或痰液中,可查见隐球菌。②肺隐球菌肉芽肿为肺隐球菌病的慢性过程,以形成结节为主要表现,多通过手术切除确诊。结节多位于肺膜下,直径为1.5 cm,肉芽肿由组织细胞、多核巨细胞及淋巴细胞、嗜酸性粒细胞和纤维组织构成。在组织细胞及多核巨细胞的胞质内或细胞外组织间隙中可见隐球菌。

脑及脑膜隐球菌病　隐球菌性脑膜炎比较多见,多发生在脑底部或小脑背部,表现为脑膜增厚,浑浊,蛛网膜下腔内见呈肥皂泡状的胶样物。镜下胶样物中有较多散在或成团的隐球菌。脑实质的隐球菌性肉芽肿比较少见,可单独发生,也可与隐球菌性脑膜炎并存,以形成肉芽肿结节为主要表现,结节多位于脑实质(灰质),由组织细胞和多核巨细胞组成,在细胞内或细胞外可查见隐球菌。

皮肤隐球菌病　感染部位同样有两种类型:一是胶样病变,病灶位于表皮下真皮层,局部呈黏液样变性,其间见大量隐球菌;二是形成肉芽肿性病变,组成肉芽肿的组织细胞和多核巨细胞的细胞内外均可查见隐球菌。

(李德昌　郭瑞珍)

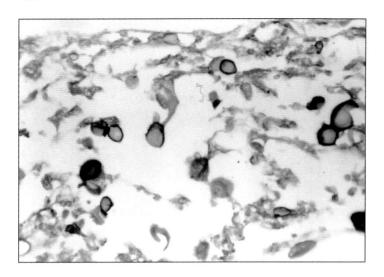

图 189　新型隐球菌

Cryptococcus neoformans

　　阿辛蓝染色菌体胶样荚膜呈蓝色。

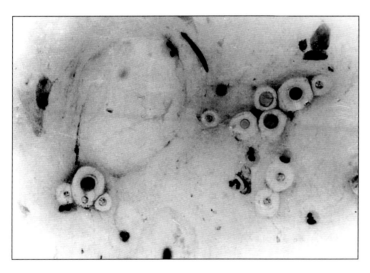

图 190　肺隐球菌病

Lung cryptococcosis

　　菌体为圆形或卵圆形,有宽阔的胶样荚膜(痰涂片)。

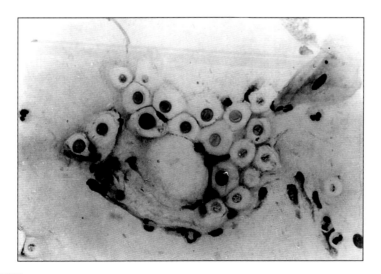

图 191　肺隐球菌病

Lung cryptococcosis

　　菌体呈镶嵌状排列(痰涂片)。

图 192　隐球菌性脑膜炎

Cryptococcal meningitis

蛛网膜下腔内见隐球菌。(阿辛蓝染色)

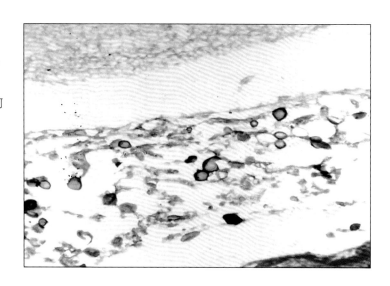

第三节　放线菌病

放线菌病(actinomycosis)是由放线菌(*Actinomyces*)感染引起的慢性化脓性炎症。放线菌种类很多,广泛分布于自然界,对人类有致病性的主要是以色列放线菌(*Actinomyces israelii*)。

【概况】放线菌是人体口腔正常菌群中的腐物寄生菌,即寄生于人体口腔内,在拔牙、外伤或其他原因引起的口腔黏膜损伤时,病菌可由伤口侵入感染口腔,也可随吞咽或吸入带菌物质而感染胃、肠或肺,因此,本病主要发生在颈面部或胸、腹腔器官。少数可经皮肤伤口而感染,也可经血行播散至脑或其他器官。发病以男性居多,20~45 岁年龄段多见。

【放线菌特点】放线菌是仅见菌丝的真菌。镜下观察,菌丝细长无隔,有分支,一般直径不超过 1 μm,菌丝末端有时可见胶样物质组成的鞘包围而膨大呈棒状,菌丝染色呈伊红色。放线菌在病变组织中常聚集呈颗粒状,1~2 mm 大小,黄色,称之为"硫黄颗粒",该颗粒常在脓性分泌物中出现。

【病变特点】

好感染部位　常见于颈面部,胸腔、腹腔内器官。

肉眼观察　放线菌的基本病理变化是慢性化脓性炎症,感染局部形成化脓灶,并向四周组织直接蔓延形成多发性窦道,排泄脓性分泌物,分泌物中见"硫黄颗粒"。

镜下观察　查见"硫黄颗粒"具有诊断价值。在 HE 染色的切片上,"硫黄颗粒"是由大量菌丝聚集交织而成,颗粒中央部分染成蓝紫色,周围菌丝排列成放射状(图 193、图 194)。

本组提供了三个病人的病变组织照片,例 1(图 195~图 197)为肺内脓性分泌物,石蜡包埋的组织切片,菌丝排列成放射状,细长而结构不清晰,菌丝交集的中央部结构消失,我们认为该例的菌丝有变性坏死之可能。例2(图198、图199)为肺内脓性分泌物石蜡包埋组织切片,菌丝较清晰,细长而不柔软,排列呈放射状,菌丝交集的中央部分呈淡蓝紫色。例3(图200)为病人痰涂片,HE染色,显示菌丝很清晰,细长而柔软,排列呈放射状,菌丝交集的中央部分呈蓝紫色。以上三例,提示不同状态下的菌丝其形态特点略有差异,需要注意判断和识别。

【病变类型】

　　颈面型放线菌病　　此型最多见,约占50%以上,多发生在颌骨附近。表现为下颌角软组织肿胀,变硬,形成脓肿,脓肿向皮肤或黏膜面穿破,形成排脓的管道——窦道,排出含有"硫黄颗粒"的脓液。此型也可累及颌骨引起骨膜炎和骨髓炎,严重者可扩展到颅骨、脑膜及脑。

　　腹型放线菌病　　此型约占25%,主要见于阑尾或大肠,累及肠黏膜,在黏膜下形成小脓肿,脓肿穿破肠壁,可引起局限性腹膜炎。阑尾脓肿可经门静脉播散至肝,引起放线菌肝脓肿。也可从肠道播散至腹膜后软组织,形成脓肿并穿破皮肤形成窦道,向体表排出含有"硫黄颗粒"的脓液。感染也可引起膈下脓肿并破入胸腔引起胸腔内感染,也可沿腰肌蔓延到肾周围组织和腰椎。

　　胸型放线菌病　　此型约占15%,可从腹腔病变蔓延而来,也可从口腔将放线菌吸入到肺,引起肺放线菌病,或胸膜放线菌病,病灶逐渐扩散形成肺-胸膜瘘或脓胸,进一步可侵犯胸壁和肋骨,引起胸壁瘘管,排出含"硫黄颗粒"的脓液。此型可蔓延至心包引起心包病变。累及到肺的病例,病人痰涂片中可见放线菌。

　　播散性放线菌病　　放线菌也可侵入血管,血行播散至脑及其他内脏器官,如肾、卵巢等。

(揭　伟　郭瑞珍)

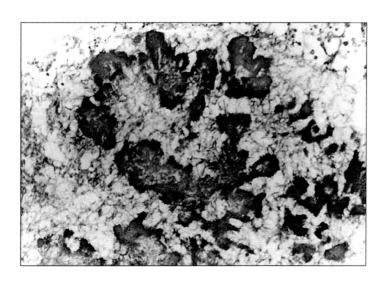

图193　放线菌病

Actinomycosis

　　显微镜下观察"硫黄颗粒"形态。

图 194　放线菌病

Actinomycosis

　　痰涂片显示,菌丝细长而柔软,无分隔,颗粒中央部分呈蓝紫色。

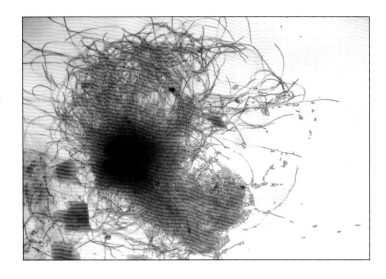

图 195　肺放线菌病

Lung actinomycosis

　　脓性坏死物中所见"硫黄颗粒"。

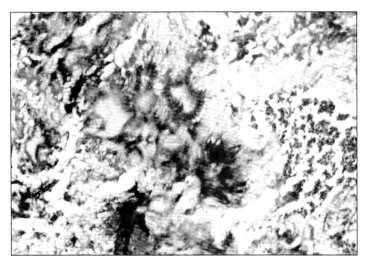

图 196　肺放线菌病

Lung actinomycosis

　　脓性坏死物中所见"硫黄颗粒"。

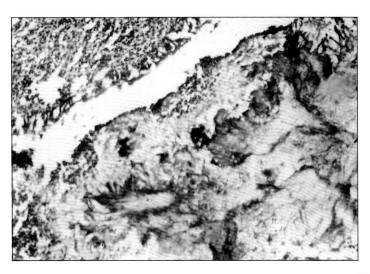

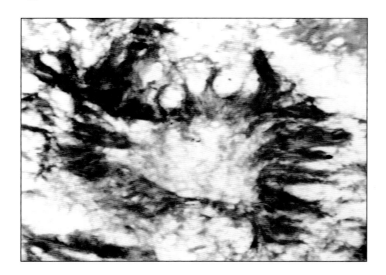

图 197　肺放线菌病

Lung actinomycosis

　　肺脓肿灶内放线菌菌丝。

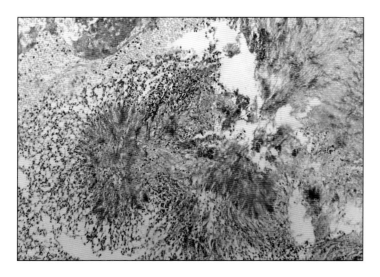

图 198　肺放线菌病

Lung actinomycosis

　　肺脓肿灶内放线菌菌丝。

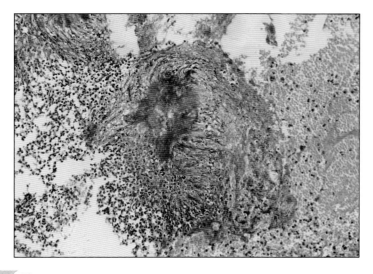

图 199　肺放线菌病

Lung actinomycosis

　　肺脓肿灶内放线菌菌丝。

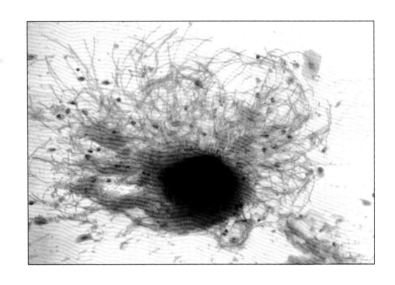

图200 肺放线菌病

Lung actinomycosis

痰涂片显示放线菌菌丝。

第四节 曲菌病

曲菌病(aspergillosis)是由曲菌(*Aspergillus*)感染引起的传染病。曲菌是最常见的污染杂菌,种类很多,人类曲菌病中最常见的致病菌为烟曲菌(*Aspergillus fumigatus*)。

【概况】曲菌在潮湿霉烂的谷物、稻草或腐烂的枯树叶中繁殖很快,曲菌孢子广泛存在于谷仓、尘埃、土壤及空气中。常通过呼吸道或接触发霉的谷物,带有曲菌的家禽、鸟类获得感染。人因吸入曲菌孢子而感染引起曲菌病。曲菌是一种条件致病菌,只有在机体抵抗力降低时致病。致病性与其毒力有关,曲菌表面的唾液酸可与细胞外基质中的层粘连蛋白和纤维蛋白原结合,导致组织损伤。曲菌还分泌毒素,如黄曲霉毒素、核糖毒素、丝裂霉素等,引起局部组织的损伤,甚至癌变。

【曲菌特点】曲菌是具有菌丝及孢子的霉菌,曲菌菌丝粗细均匀,直径为 2～7 μm,有隔,分支状,常呈45°的锐角分支(图201、图202)。大量增殖的菌丝可聚集形成曲菌球,可产生孢子,分生孢子柄在病变组织中很难见到。曲菌菌丝在 HE 染色的切片上即可显示,PAS 染色和 GMS 染色更为清晰。

【病变特点】

好感染部位 主要侵及支气管和肺,也可累及皮肤、外耳道、副鼻窦、眼眶、心内膜、肾、消化道、神经系统、骨骼及其他器官组织。

【病变类型】

在病变组织中发现曲菌菌丝或孢子具有诊断意义。病变组织表现为急性炎症或慢性肉芽肿性炎症,前者表现为组织坏死或化脓性病灶;慢性病变表现为慢性炎症伴肉芽肿性病变。菌丝可侵入血管引起血栓性血管炎,进而导致组织梗死。

支气管和肺曲菌病　曲菌累及支气管,表现为支气管炎或支气管肺炎,小支气管是曲菌繁殖的场所,支气管黏膜表现为轻度炎症,黏膜上皮可坏死脱落或增生。肺曲菌病是多见的一种感染,主要病变是肺组织的化脓及组织坏死。一种表现为急性肺脓肿形成,脓肿内有散在的曲菌菌丝及孢子。另一种表现为急性坏死性肺炎或急性出血坏死性肺炎,表现为肺组织实变、出血,肺泡腔内有炎性渗出物,肺组织的坏死,以及坏死区内查见菌丝及孢子(图203、图204)。

支气管和肺的曲菌病,多发生于肺结核、支气管扩张、陈旧性肺梗死、肺脓肿和肺癌等疾病伴有陈旧性空洞病变的基础上。病菌可在空洞内繁殖,增殖堆叠的菌丝常在空洞壁形成棕色的菌丝团块,称为曲菌球。

播散性曲菌病　在极少数严重的免疫系统受到抑制以及身体严重虚弱的患者中,常引起播散性曲菌病。原发病灶多在肺,肺曲菌病时,曲菌菌落和孢子侵入血管可引起广泛播散,最常播散到脑、肾、心肌和胃肠道(图205、图206),也有播散到肝(图207、图208)、尿道、椎管、心内膜引起相应部位曲菌病的报道。播散部位病变区组织表现为急性化脓性炎症,同时病灶内可查见大量曲菌。

特殊染色　PAS染色菌丝、孢子均显示紫红色(图209),GMS染色菌丝、孢子均显示黑色(图210)。

(揭　伟　郭瑞珍)

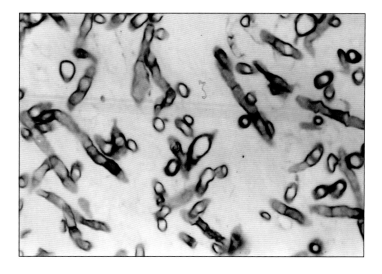

图201　曲菌菌丝

Aspergillus hyphae

菌丝粗细较一致,有隔,呈45°的锐角分支。

图 202 曲菌菌丝

Aspergillus hyphae

　　菌丝粗细较一致,有隔,呈 45°
的锐角分支。

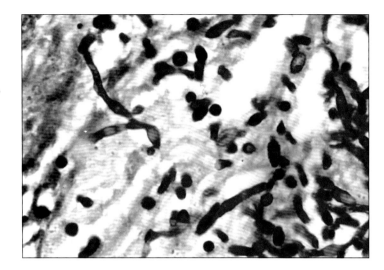

图 203 肺曲菌病

Lung aspergillosis

　　化脓性坏死灶内见曲菌菌丝。
(PAS 染色)

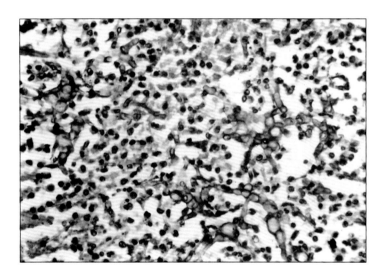

图 204 肺曲菌病

Lung aspergillosis

　　化脓性坏死灶内见曲菌菌丝。

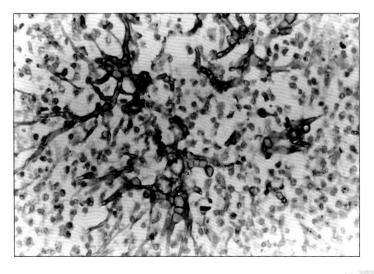

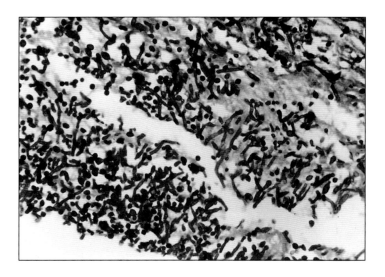

图 205　胃曲菌病

Stomach aspergillosis

　　胃溃疡表层活检组织,见曲菌菌丝及孢子。(PAS 染色)

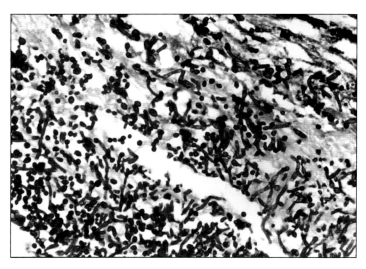

图 206　胃曲菌病

Stomach aspergillosis

　　胃溃疡表层活检组织,见曲菌菌丝及孢子。(PAS 染色)

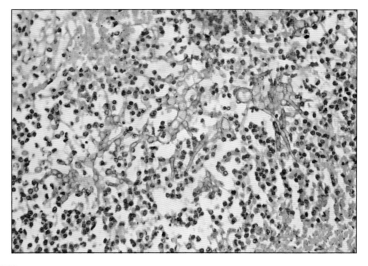

图 207　肝曲菌病

Liver aspergillosis

　　化脓性坏死灶内见曲菌菌丝。(HE 染色)

图 208　肝曲菌病

Liver aspergillosis

化脓性坏死灶内见曲菌菌丝。
（HE 染色）

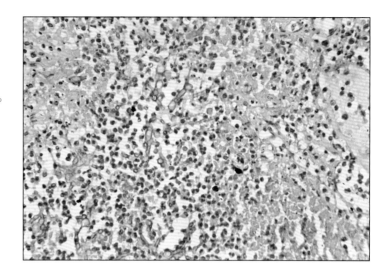

图 209　曲菌特殊染色

Special staining of aspergillus

PAS 染色菌丝、孢子均呈紫
红色。

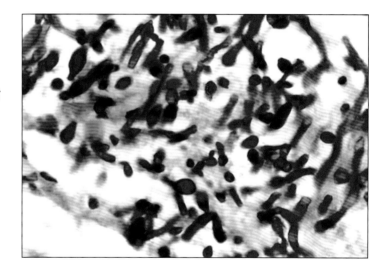

图 210　曲菌特殊染色

Special staining of aspergillus

GMS 染色菌丝、孢子均呈黑色。

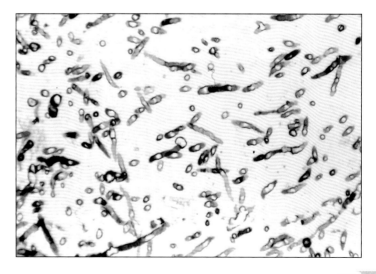

第五节　组织胞质菌病

组织胞质菌病(histoplasmosis)是由组织胞质菌(*Histoplasma capsulatum*)引起的一种网状内皮系统的真菌病。

【概况】组织胞质菌病广泛分布于美国、非洲和南亚各地,1955 年,我国从疫区归国的华侨中发现首例病例。近年江苏、广东与广西均有发病和报道。流行区土壤中可分离出该菌,带菌的灰尘经空气传播被认为是本病病原菌的来源。感染途径多由吸入组织胞质菌孢子而感染。首先引起原发性肺部感染,如果吸入的孢子量大,机体抵抗力低下时,可引起肺以外的全身性感染,所以临床有肺组织胞质菌病和播散性胞质菌病之分。儿童还可经消化道感染,甚至可经皮肤感染。本病国内少有报道,但发病呈上升趋势。

【组织胞质菌特点】组织胞质菌是仅见孢子的真菌,偶见菌丝。菌体呈圆形或卵圆形,直径为 1~5 μm,菌体中央有一小核,核周有细胞壁。PAS 染色和 GMS 染色清晰可见。特殊染色有利于与黑热病的利什曼原虫和弓形虫等鉴别,利什曼原虫和弓形虫对各种霉菌染色均不着色,有利于鉴别。

【病变特点】

好感染部位　侵犯全身网状内皮系统,累及器官包括淋巴组织、肺、肝、脾、肾上腺、皮肤,也可累及中枢神经系统及其他内脏器官。

基本病变　组织胞质菌进入机体后,最常累及富于网状内皮细胞的肝、脾、淋巴结、胃肠道黏膜和骨髓等器官和组织,并在网状内皮细胞内繁殖、增生,破坏局部组织的结构和功能。在HE 染色的切片上,最具特征性的病变是单核巨噬细胞明显增生,细胞体积增大,增生细胞内可见若干组织胞质菌(图 211~图 214)。此外,病变组织中可有多核巨细胞形成,可有干酪样坏死、溶解性坏死或化脓性坏死病灶(图 215、图 216)和钙化灶,也可有肉芽肿形成(图 217、图 218)。

特殊染色　PAS 染色菌体呈阳性反应,呈红色颗粒状(图 219);GMS 染色菌体呈阳性反应,呈黑褐色颗粒状(图 220)。油镜观察,组织胞质菌菌体呈圆形或卵圆形,直径为 1~5 μm,菌体中央仅有一小核,如用苏木素复染则细胞核显示蓝色,核周细胞壁清晰可见。PAS 染色的细胞质、细胞壁均呈浅紫红色(图 221),GMS 染色的细胞质、细胞壁均呈黑褐色(图 222)。

【病变类型】

肺组织胞质菌病　此型少见,发病率占 5%~25%。如上所述,由于吸入带菌的尘埃而感染,轻者,随着机体免疫力的产生,病变可钙化,不治自愈。严重病例,可出现咳嗽、咯血、发热、畏寒、消瘦、无力、盗汗等颇似结核的症状。常伴有头痛、肌肉痛、关节痛等症状。肺部有散在病灶,肺门淋巴结肿大,网状内皮细胞增生,局部坏死、出血等急性感染表现。之后逐渐转为慢性,有肉芽组织、空洞形成,很像结核。此型可发生播散。

　　播散性组织胞质菌病　　播散性组织胞质菌病多见,多因艾滋病终末期免疫力低下时发生,或由肺或肠的原发病灶播散致全身各脏器,病变可呈进行性、播散性或暴发性,在成人表现为进行性或播散性,在儿童表现为暴发性。播散性病变可涉及网状内皮系统,临床上病人有持续高热,肝、脾、淋巴结肿大及血细胞成分减少和体重减轻等症状体征,少数病人有咳嗽,呼吸困难,部分病人还可侵犯消化道,出现腹泻、上消化道出血,也可侵犯皮肤和中枢神经系统。胸部 X 线检查可见两肺弥漫性结节状阴影或局灶性结节状阴影、胸腔积液和肺门淋巴结肿大。该型病变发展快,预后差,常为致死性。

(何妙侠　郭瑞珍)

图 211　组织胞质菌病

Histoplasmosis

　　淋巴窦内单核巨噬细胞增生,细胞体积增大,增生细胞内密布组织胞质菌。

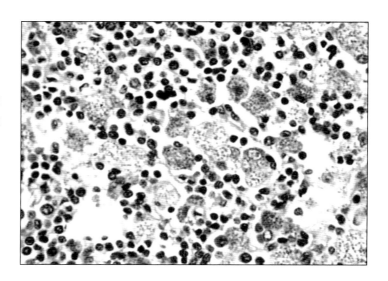

图 212　组织胞质菌病

Histoplasmosis

　　淋巴窦内单核巨噬细胞增生,细胞体积增大,增生细胞内密布组织胞质菌。

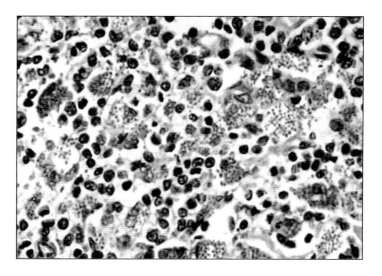

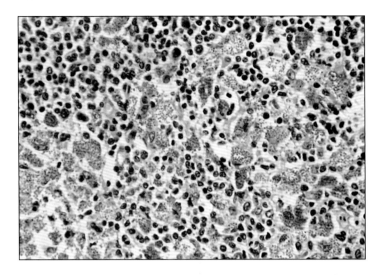

图 213　组织胞质菌病

Histoplasmosis

　　淋巴窦内单核巨噬细胞增生,细胞体积增大,增生细胞内密布组织胞质菌。

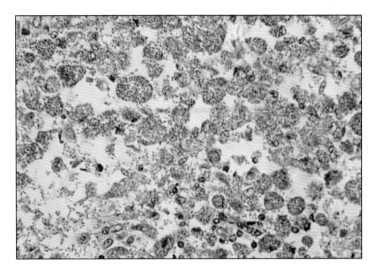

图 214　组织胞质菌病

Histoplasmosis

　　在增生的组织细胞内和细胞外均可见密布的组织胞质菌。

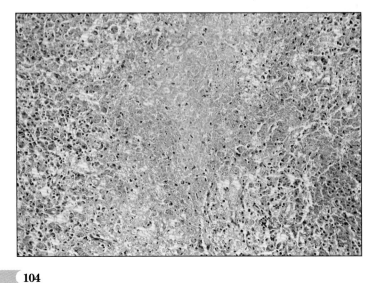

图 215　组织胞质菌病

Histoplasmosis

　　病变组织中灶状坏死区,似干酪样坏死。

图 216 组织胞质菌病

Histoplasmosis

病变组织中见灶状坏死区,呈溶解性坏死。

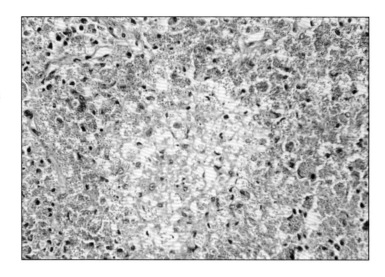

图 217 组织胞质菌病

Histoplasmosis

病变组织中见肉芽肿性病灶。

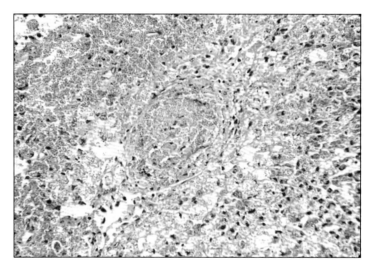

图 218 组织胞质菌病

Histoplasmosis

病变组织中见肉芽肿性病灶。

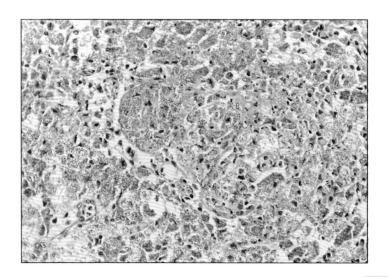

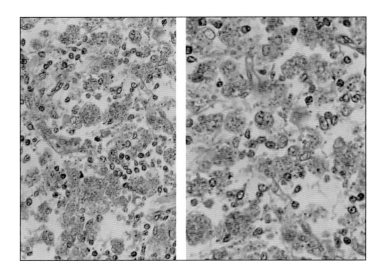

图 219　组织胞质菌病

Histoplasmosis

　　PAS 染色组织胞质菌阳性,呈红色颗粒状。

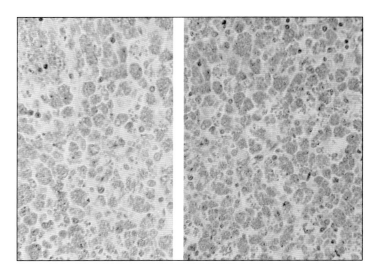

图 220　组织胞质菌病

Histoplasmosis

　　GMS 染色组织胞质菌阳性,呈黑褐色颗粒状。

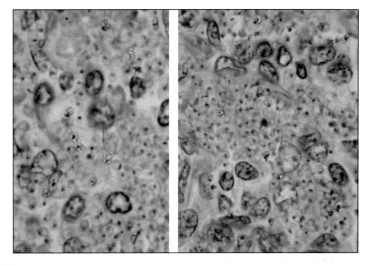

图 221　组织胞质菌病

Histoplasmosis

　　菌体中央有一小核,核周有细胞壁。(PAS 染色)

图222　组织胞质菌病

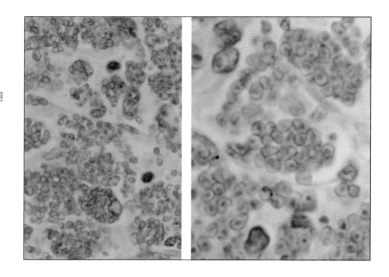

Histoplasmosis

菌体中央有一小核,核周有细胞壁。(GMS染色)

第六节　毛霉菌病

毛霉菌病(mucormycosis)是由毛霉菌(*Mucor*)引起的一种严重感染的,以急性过程为主的真菌病。

【概况】毛霉菌广泛存在于自然界,常在霉烂的水果、干果、肥料,甚至土壤中大量繁殖。在空气中飞扬的孢子主要通过呼吸道进入鼻腔和肺部,也可随食物进入消化道,随破损的皮肤或黏膜、手术插管等进入机体。一般情况下毛霉菌并不致病,只有当机体免疫功能低下时致病,因此本病几乎全为继发性感染,且病程进展迅速。

【毛霉菌特点】毛霉菌是具有菌丝及孢子的真菌,菌丝粗大,壁厚,直径为 $10 \sim 15\ \mu m$,不分隔或极少分隔,分支较少而不规则,常呈钝角或直角分支,病变组织内一般无孢子(图223、图224)。毛霉菌菌丝具有很强的侵袭血管的能力,能引起霉菌性血栓。菌丝可被苏木素深染,故 HE 染色着色清晰,其效果比 PAS 染色和 GMS 染色更佳。

【病变特点】

好感染部位　原发感染常见的三个部位是鼻窦、肺、胃肠道,经血管进入血流可引起播散性毛霉菌病,常见于大脑、皮肤、眼眶等组织或器官。

基本病变　被感染组织严重坏死和急性化脓性炎症改变是其主要的病变,少数病例具有慢性炎症反应,并有肉芽肿形成。病变组织中查见毛霉菌菌丝,这是诊断毛霉菌病的主要依据。另外,毛霉菌菌丝侵袭血管的能力很强,侵入血管后随血流运行引起播散,常在血管内可查见菌丝。

【病变类型】

肺毛霉菌病　毛霉菌肺部感染者比较多见,主要病变为肺内以嗜中性粒细胞为主的肺炎改变和坏死改变,坏死改变相对比较轻,病变区内可见散在分布的毛霉菌菌丝。毛霉菌侵犯肺血管严重者,可堵塞血管腔,导致肺梗死。

  胃毛霉菌病 胃毛霉菌病常继发于慢性消耗性胃溃疡、巨大溃疡或合并胃穿孔者,特征性的病变是在溃疡病变的基础上,溃疡底部肉芽组织中见有毛霉菌。

  头面部毛霉菌病 病菌由鼻黏膜侵入,依次蔓延到鼻窦、眼眶和脑组织引起鼻脑型毛霉菌病,形成鼻-眼-脑综合征。该部位毛霉菌病病情凶险,发展迅速,累及大脑时,短期内可致病人死亡。

  播散性毛霉菌病 毛霉菌菌丝具有很强的侵袭血管的能力,侵入血管的菌丝可随血流向全身各器官播散,致播散性毛霉菌病。受累组织或器官表现为化脓性炎症的特点,如脑、眼球内、皮下的毛霉菌病。病变组织中查见毛霉菌有助于诊断。

(郭瑞珍)

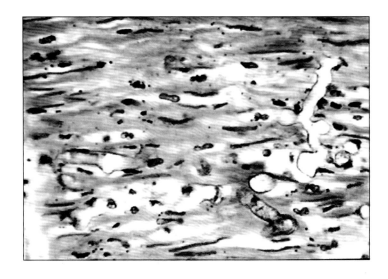

图 223 毛霉菌病

Mucormycosis

  感染组织中见毛霉菌菌丝,菌丝粗大,无隔,分支少而不规则。

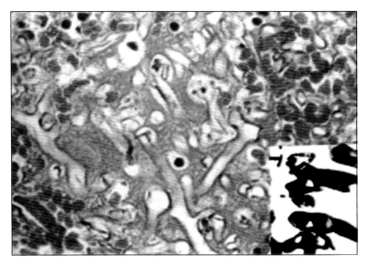

图 224 毛霉菌病

Mucormycosis

  感染组织中见毛霉菌菌丝,菌丝粗大,无隔,分支少而不规则。右下角为 GMS 染色,菌丝染成黑色。

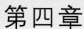

第四章

性传播传染病

性传播疾病（sexually transmitted disease，STD）是一组主要通过性接触而传染的疾病，简称性病。过去民间称之为"花柳病"。以往性病只包括梅毒、淋病、软下疳、性病性淋巴肉芽肿及腹股沟肉芽肿，即"经典性病"。20世纪70年代后，性病的概念逐渐被"性传播性疾病"所代替。世界卫生组织把非淋菌性尿道炎、尖锐湿疣、生殖器疱疹、生殖器念珠病、滴虫病、细菌性阴道病、阴虱病、疥疮等病也列入其中，STD已近30种。

STD在世界范围内广为流行，近30多年来由于婚外性行为、同性恋、性犯罪的增加，我国梅毒、淋病等性病死灰复燃，而且发病率呈上升趋势。2005年我国统计资料显示，艾滋病（AIDS）仅次于肺结核病和狂犬病跃居传染病死亡数的第三位，淋病、梅毒等性病的发病率呈上升趋势。为此，STD对人类健康的危害越来越引起社会的重视。性病除在性器官的皮肤、黏膜出现病变外，尚可侵犯附属淋巴结及全身器官、组织，对人类的危害极大，如淋病、非淋菌性尿道炎可导致男性不育，或女性不孕及婴儿失明；梅毒不仅可导致心血管及神经系统损害，造成残废和死亡，还可传染给胎儿，导致流产、死胎及新生儿梅毒等；艾滋病则可导致各种机会性感染及恶性肿瘤，病死率极高。

目前，由于尸体解剖减少，通过正常渠道治疗的性病患者有限，所以，实际工作中性病的组织活检和组织学检查的机会比较少。致使一些比较古老的性病的病理素材收集比较困难，有的已逐渐从病理人的视线中减少甚至消失，如曾经见过的梅毒树胶样肿、梅毒性心脏病等，如今几乎见不到，这对年轻病理人的学习无疑是一个缺陷。

从病因学的角度，引起性病的病原体种类繁多，除有病毒、细菌、衣原体、支原体及原虫外，还有真菌和螺旋体。按照本书根据病原体种类分类的编写原则，这些疾病应分述到各个章节，但是考虑到性病有其特殊性，对人类健康的危害越来越大,为此决定把它作为一个独立的章节。这一章的内容由临床皮肤性病专家、对艾滋病卓有研究的专家和病理学的专家共同编写完成,尽量做到临床和病理改变(大体和镜下)的完美结合。本章介绍几种常见性传播疾病。

(郭瑞珍)

第一节　艾滋病

艾滋病是获得性免疫缺陷综合征(acquired immunodeficiency syndrome,AIDS)的简称,是由人类免疫缺陷病毒(human immunodeficiency virus,HIV)感染引起的以全身性严重免疫缺陷为主要特征的慢性致命性传染病。其主要病变为全身淋巴细胞减少,导致免疫缺陷,并在此基础上继发某些机会性感染和肿瘤,故称为获得性免疫缺陷综合征,具有传播迅速、发病缓慢、病死率高的特点。

【概况】自 1981 年在美国发现第一例 AIDS,截至 2009 年 10 月底,全球累计 HIV 感染者和 AIDS 病人为3 340万例。我国自 1985 年发现第一例 AIDS 病人以来,截至 2009 年 10 月底,累计报告 HIV 感染者和 AIDS 病人319 877例,其中 AIDS 病人102 323例;报告死亡49 845例。据我国卫生部与联合国艾滋病规划署和世界卫生组织的联合评估,截至 2009 年底,估计中国目前存活 HIV 感染者和 AIDS 病人约为 74 万人,其中,AIDS 病人为 10.5 万人。

HIV 是 AIDS 的致病因子,HIV 感染者和 AIDS 患者是本病唯一的传染源(图225、图226)。HIV 是一种逆转录病毒,分为 HIV-1 和 HIV-2 两种类型。两型 HIV 所引起的病变相似,但 HIV-2致病作用较弱,病程较长。在我国主要是 HIV-1 感染。AIDS 的传播源是 AIDS 患者及 HIV 携带者。HIV 存在于人体单核巨噬细胞、血浆、精液、唾液、尿液、泪液、乳汁、脑脊液和宫颈阴道分物中,通过三个途径进行传播。

1.性传播　流行病学资料提示,在世界范围内,约 70% 的 HIV 感染者是通过性交途径传播,包括同性性传播和异性性传播,男同性恋和嫖娼卖淫是重要的危险因素。我国的 HIV 感染早年以血液传播为主,现已转变为性传播为主,并呈上升趋势。

2.通过输血或血液制品传播　输入 HIV 感染者的血液或使用被 HIV 污染的血液制品感染 HIV 的危险性最大,一次输血即可能被感染。不规范输血是我国早年 HIV 感染流行的主要因素,现已得到控制。也可通过共用注射器静脉吸毒传播。

3.母婴垂直传播　儿童 AIDS 中约 70% 是经垂直传播感染。母婴垂直传播可能因母体内感染 HIV 的淋巴细胞或单核细胞经胎盘传给胎儿,也可发生于分娩时或产后哺乳过程中。感染 HIV 的孕妇中约 1/3 可将 HIV 传播给后代。

【致病性】HIV 进入人体血液后,与 $CD4^+T$ 细胞表面的 CD4 分子及辅助受体(CXCR4)结合,病毒的外壳蛋白留在 $CD4^+T$ 细胞膜上,核心部分进入细胞。进入细胞后,在逆转录酶的作用下,HIV 的 RNA 逆转录成前病毒 DNA,然后整合到宿主的基因组中,产生新的病毒颗粒

（图 227）。新的病毒颗粒以出芽方式逸出 CD4$^+$T 细胞,同时造成 CD4$^+$T 细胞的溶解和死亡。逸出的病毒再感染其他 CD4$^+$T 细胞,重复上述过程,使大量 CD4$^+$T 细胞受到破坏（图 228、图 229）。因为 CD4$^+$T 细胞在免疫系统中具有负责细胞免疫和调节体液免疫的重要作用,CD4$^+$T 细胞被破坏后,免疫平衡遭到破坏而发生免疫缺陷。单核巨噬细胞具有抗原呈递作用和吞噬作用,因其表面也携带 CD4 分子和辅助受体（CCR5）,也可受到 HIV 的侵袭。HIV 侵入单核巨噬细胞并在其中复制,随之游走,导致 HIV 的扩散,同时也造成单核巨噬细胞的功能缺陷,使感染者的免疫防御功能进一步削弱,因而容易发生机会性感染和某些肿瘤。AIDS 的潜伏期较长,从感染 HIV 到出现 AIDS 症状需 5 年或更长的时间,而发病后的生存期只有 1～2 年。AIDS 的总死亡率几乎是 100%。

【病变特点】HIV 感染主要损伤人体的免疫系统,造成淋巴组织的破坏。在免疫功能损伤达到一定程度后,便可发生机会性感染和某些肿瘤。因此 AIDS 的基本病变可分为三个方面。

1. 免疫功能损害的形态学表现　淋巴结病变早期表现为淋巴滤泡明显增生,生发中心扩大（图 230～图 234）,窦内皮细胞增生（图 235）,致使淋巴结肿大,显著者形成持续性全身性淋巴结病。中期淋巴结滤泡外套层淋巴细胞减少或消失,小血管增生,生发中心被零落分割。副皮质区 CD4$^+$T 细胞减少,代之以浆细胞浸润。以后随着 HIV 的大量复制,CD4$^+$淋巴细胞减少,淋巴结结构逐渐被破坏。晚期的淋巴结呈现一片荒芜,T 细胞和 B 细胞明显减少,而以巨噬细胞替代,最后淋巴结结构完全消失,主要的细胞成分是巨噬细胞和浆细胞（图 236～图 243）。其他免疫器官,如脾脏也会出现相同病变（图 244）。此时患者外周血中的 CD4$^+$T 淋巴细胞也明显减少,常低于 0.2×10^9/L,CD4/CD8 阳性细胞比例倒置,表明病人已进入发病阶段。

2. 机会性感染　所谓机会感染,是指一些侵袭力较低、致病力较弱的病原体在人体免疫功能正常时一般不致病,或只引起自限性疾病。但当人体免疫功能减低时则乘机侵袭人体引起疾病,故称作机会性感染（opportunistic infection）。尸检结果表明,90% 的 AIDS 患者死于机会感染。能引起 AIDS 机会性感染的病原体多达几十种,主要包括原虫、病毒、真菌及细菌等感染。

3. 肿瘤　在 AIDS 患者,非霍奇金淋巴瘤（NHL）和卡波西肉瘤（Kaposi sarcoma,KS）发病率明显增高,其他肿瘤如肺癌、子宫颈浸润性癌发病率也有所上升,以上肿瘤已被定义为 AIDS 的诊断指征。

AIDS 患者并发机会性感染和肿瘤性病变详见第九章第一节、第二节。

（刘德纯）

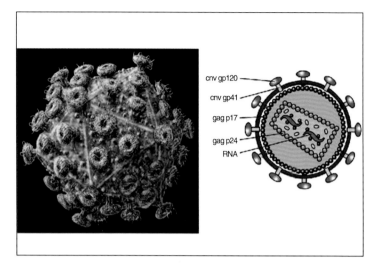

图 225　HIV 模式图

HIV model figure

　　HIV 模式图。

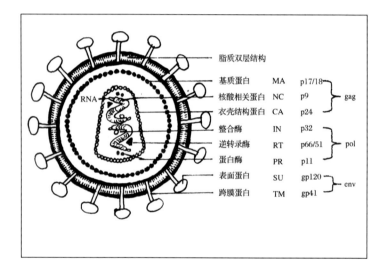

图 226　HIV 的形态和结构模式图

HIV-diagram form and structural model

　　HIV 的形态和结构模式图。

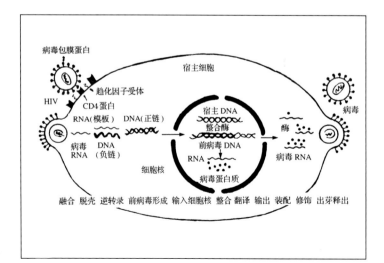

图 227　HIV 感染模式图

HIV-infected model figure

　　HIV 感染 CD4$^+$ T 细胞过程模式图。

图228 HIV 出芽模式图。

HIV budding pattern diagram

图左为 HIV 和 HIV 出芽模式图,图右为 HIV 扫描电镜图,蓝色的球形颗粒从受累的淋巴细胞表面以出芽方式逸出。

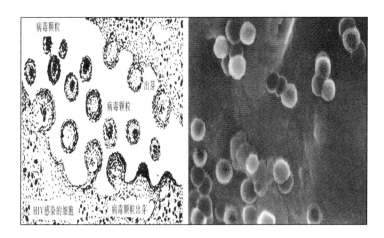

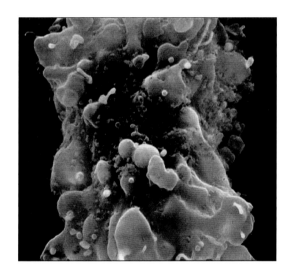

图229 HIV 扫描电镜图

Scanning electron micrographs of HIV

蓝色的球形颗粒从受累的淋巴细胞表面以出芽方式逸出,然后侵犯其他细胞。最终破坏免疫系统功能。

图230 HIV 感染早期

Early HIV infection

淋巴结内淋巴滤泡反应性增生,生发中心扩大。

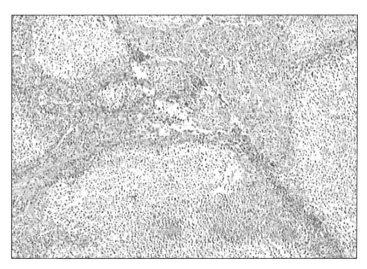

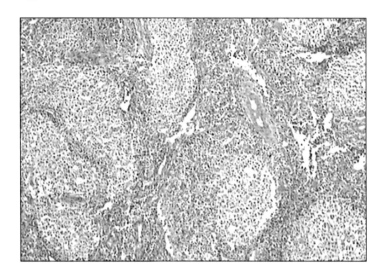

图 231　HIV 感染早期

Early HIV infection

　　淋巴结内淋巴滤泡反应性增生。

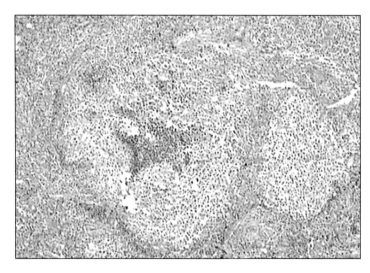

图 232　HIV 感染早期

Early HIV infection

　　淋巴结内淋巴滤泡反应性增生。

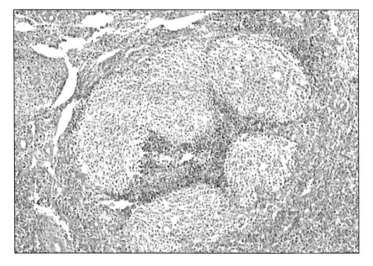

图 233　HIV 感染早期

Early HIV infection

　　淋巴结内淋巴滤泡反应性增生，生发中心扩大，形状不规则，其中有残留的小淋巴细胞。

图 234　HIV 感染早期

Early HIV infection

　　淋巴结内淋巴滤泡反应性增生，生发中心扩大。

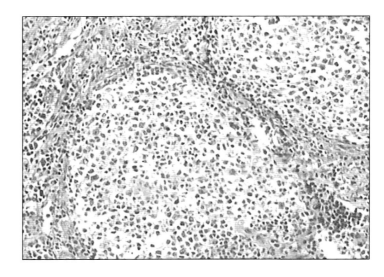

图 235　HIV 感染早期

Early HIV infection

　　淋巴窦内组织细胞反应性增生。

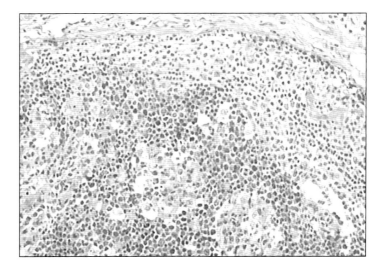

图 236　HIV 感染晚期

Advanced HIV infection

　　淋巴结缩小，正常结构消失，淋巴细胞明显减少。

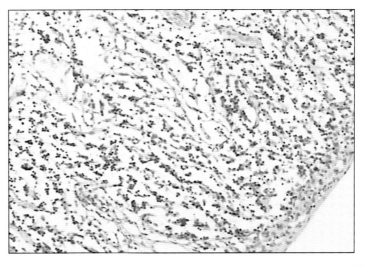

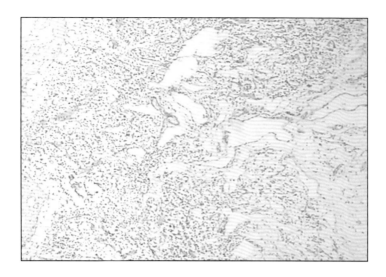

图 237　HIV 感染晚期

Advanced HIV infection

　　淋巴结缩小,正常结构消失,淋巴细胞明显减少。

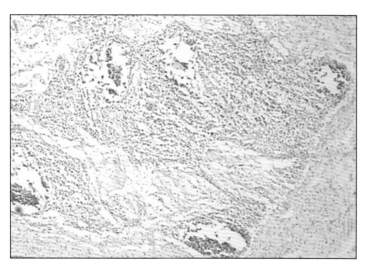

图 238　HIV 感染晚期

Advanced HIV infection

　　淋巴结缩小,正常结构消失,淋巴细胞明显减少。

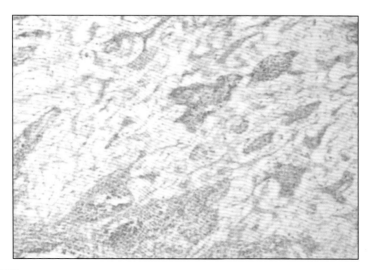

图 239　HIV 感染晚期

Advanced HIV infection

　　淋巴结结构模糊,淋巴窦扩张,淋巴细胞减少。

图 240　HIV 感染晚期

Advanced HIV infection

　　淋巴结缩小,淋巴细胞减少,血管增生并扩张,局部可呈血管瘤样表现。

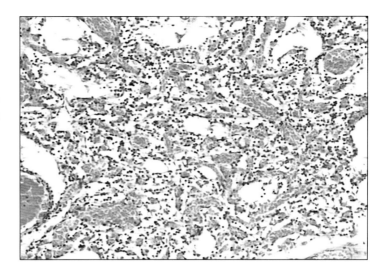

图 241　HIV 感染晚期

Advanced HIV infection

　　淋巴结缩小,淋巴细胞减少,血管增生并扩张,局部可呈血管瘤样表现。

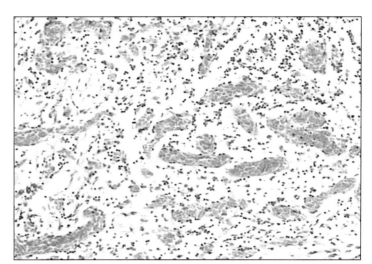

图 242　HIV 感染晚期

Advanced HIV infection

　　淋巴结缩小,淋巴细胞减少,血管增生并扩张,局部可呈血管瘤样表现。

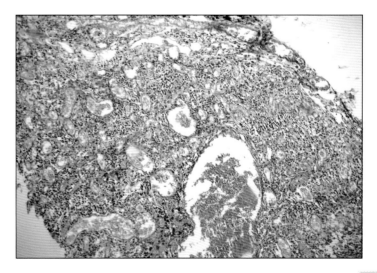

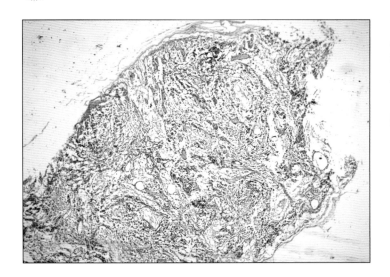

图 243　HIV 感染晚期

Advanced HIV infection

　　淋巴结缩小,结构模糊,淋巴细胞减少,淋巴窦扩张。

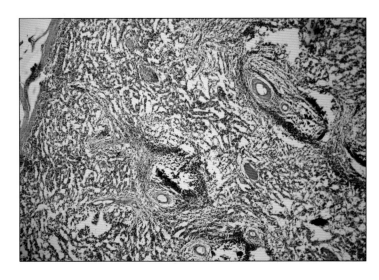

图 244　HIV 感染晚期

Advanced HIV infection

　　脾脏正常结构模糊,淋巴小体减少或缩小,淋巴细胞减少,脾窦扩张。

第二节　梅　毒

　　梅毒(syphilis)是由梅毒螺旋体(*Treponema pallidum*)引起的一种慢性全身性传染病。梅毒螺旋体又称苍白螺旋体。

　　【概况】梅毒是性传播疾病中危害性较严重的一种,20 世纪 70 年代后,我国梅毒死灰复燃,发病率有所抬头,而且呈上升趋势,2005 年我国统计报告,梅毒的发病率已跻身于全国传染病的第五位。梅毒病程具有长期性和隐匿性,早期诊断及早期治疗对防治起着关键的作用。梅毒螺旋体只感染人,人是梅毒唯一的传染源,梅毒主要通过性交传染,该病几乎可侵犯全身各器官而造成多器官、多系统损害,早期以侵犯皮肤黏膜、淋巴系统为主,晚期侵犯心血管及中枢神经系统,并可通过胎盘传染给下一代,危害极大。本病潜伏期为 10～90 天,通常为 3 周左右。

【致病性】梅毒螺旋体有很强的侵袭力,其致病性一是借其菌体表面的假膜样物质,对机体产生免疫抑制,有利于自身在宿主体内存活和扩散;二是借其产生的透明质酸酶的溶解作用,吸附于宿主细胞或组织上,也有利于自身的扩散。

【病变类型及分期】根据传播方式不一样,梅毒可分为先天性梅毒和后天性梅毒。

先天性梅毒　它是指患梅毒妇女妊娠过程中,体内梅毒螺旋体通过胎盘进入胎儿血液并扩散至胎儿肝、脾、肾上腺等内脏器官中大量繁殖,引起胎儿的全身性感染的一种梅毒。临床上导致孕妇流产、早产或娩出死胎,或出生后的梅毒儿。

早发性先天性梅毒是指发病在 2 岁以内的胎儿或婴幼儿期梅毒,病变特征为皮肤黏膜广泛大疱和大片剥脱(图245),内脏病变处淋巴细胞和浆细胞浸润,动脉内膜炎,间质弥漫性纤维组织增生和发育不良。还可出现骨软骨炎(恒定的病变)、马鞍鼻、硬腭穿孔、马刀胫、眼脉络膜炎和脑膜炎等病变。

晚发性先天性梅毒是指发病在 2 岁以上的幼儿梅毒,患儿发育不良,智力低下。表现有马刀胫、马鞍鼻、锯齿形牙、间质性角膜炎、先天性耳聋等症状。后三种表现构成本型梅毒的三联征。皮肤病变和内脏病变与后天性梅毒改变相似。

后天性梅毒　95% 通过性接触传染,少数可因输血、接吻、医务人员不慎受染等直接接触传播。后天性梅毒分为一、二、三期:一、二期梅毒又称早期梅毒,感染时间在两年以内,传染性大;三期梅毒又称晚期梅毒,感染时间在两年以上,传染性小。

一期梅毒　在梅毒螺旋体侵入人体后 3 周左右,侵入部位发生炎症反应,并形成下疳。下疳常为一个,直径约为 1 cm,表面形成糜烂或溃疡,质地很硬故名硬性下疳。多见于阴茎冠状沟、龟头(图246)、子宫颈、阴唇、口唇、舌(图247)、肛周等处,组织学特点为闭塞性动脉内膜炎及血管周围炎。溃疡表面的渗出物中含有大量梅毒螺旋体,传染性极强。病变约 1 个月时,下疳常自然愈合,而进入血液中的梅毒螺旋体潜伏于体内,经 2 ~ 3 个月无症状的潜伏后进入第二期。

二期梅毒　下疳发生后 7 ~ 8 周,体内螺旋体大量繁殖,引起全身皮肤黏膜广泛的梅毒疹、皮肤脓疱疹或玫瑰疹(图248、图249),常见于掌心、足心、躯干及口腔黏膜。在阴茎、外阴和肛周还可形成疣状损害(图250)。还可表现为全身性非特异性淋巴结肿大,此时在梅毒疹和淋巴结中有大量梅毒螺旋体。此期梅毒的体征可在 3 周 ~ 3 个月后消退,梅毒疹消退后的 1 年里仍属于二期梅毒阶段,此期传染性强,但破坏性小。组织学特点为闭塞性动脉内膜炎及血管周围炎。病灶内可找到螺旋体。

三期梅毒　常发生于感染后 4 ~ 5 年,病变累及内脏,特别是心血管系统和中枢神经系统,此外肝、骨骼和睾丸等器官也常受累。病变侵犯主动脉,引起梅毒性主动脉炎、主动脉瓣关闭不全等;累及中枢神经系统,导致麻痹性痴呆和脊髓痨;累及肝脏时,肝脏呈结节状改变并发生纤维化;累及骨组织,造成骨关节畸形,破坏鼻骨形成马鞍鼻。此期病灶中不易找到梅毒螺旋体,传染性小,病程长,但破坏性大,可危及生命。组织学形成特征性的树胶样肿病变,树胶样肿纤维化并形成瘢痕。

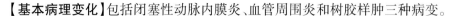

【基本病理变化】包括闭塞性动脉内膜炎、血管周围炎和树胶样肿三种病变。

闭塞性动脉内膜炎及血管周围炎 动脉内膜炎是指小动脉内皮细胞和纤维细胞增生,使血管壁增厚,管腔狭窄或闭塞(图251、图252)。血管周围炎是指血管周围浆细胞、单核细胞、淋巴细胞浸润(图253 ～ 图255),浆细胞的恒定出现具有诊断意义。

树胶样肿 又称梅毒瘤,是第三期梅毒的特征性病变。病灶呈灰白色,大小不一,质韧而有弹性,似树胶状,故名树胶样肿(图256)。镜下结构似结核结节,结节中央有凝固性坏死(非干酪样坏死),但上皮样细胞和朗格汉斯细胞较少,而浆细胞和淋巴细胞浸润较多(图257)。后期,树胶样肿可被吸收、纤维化,而形成瘢痕。病变常见于皮肤、黏膜、肝、骨和睾丸。

特殊染色 用 Fontana 镀银染色法梅毒螺旋体染成棕褐色,用 Warthin-Starry 银染色法梅毒螺旋体染成黑色,呈细长螺旋状(图258)。

【器官梅毒】

梅毒性皮肤病 梅毒早期以侵犯皮肤或黏膜为主要改变,形成梅毒性皮肤病。在先天性梅毒,皮肤病变常发生在 2 岁以内的胎儿或婴幼儿,病变特征为皮肤黏膜广泛大疱和大片剥脱,称之为早发性先天性梅毒性皮肤病。在后天性梅毒,皮肤病损见于梅毒第二期,由于体内梅毒螺旋体大量繁殖,引起全身皮肤黏膜广泛的梅毒疹、皮肤脓疱疹或玫瑰疹,常见的部位是手掌心、足心、躯干等部位。显微镜观察:病变皮肤出现闭塞性血管内膜炎、血管周围炎和浆细胞浸润是梅毒性皮肤病相对特征性的病理组织学改变(图259 ～ 图261)。

梅毒性淋巴结病 梅毒性淋巴结病常常在早期梅毒即一期梅毒时出现,主要表现为外阴硬下疳和局部淋巴结肿大。局部淋巴结肿大主要为腹股沟淋巴结肿大,也可为颈部淋巴结及扁桃体肿大。作者所见的 5 例确诊为梅毒性淋巴结病的病例,病变均见于腹股沟淋巴结,年龄从 34 ～ 62 岁不等,平均年龄 48 岁,均为男性。均以腹股沟淋巴结肿大为首发症状。肿大淋巴结大体为椭圆形或圆形结节,最大者直径为 0.8 ～ 3 cm,切面呈灰白色,质地中等,包膜完整,局部增厚(图262)。镜下淋巴结结构存在,皮髓质界限清楚。主要表现为:①淋巴结被膜明显增厚,被膜外纤维组织增生,被膜及被膜外组织细胞、淋巴细胞、浆细胞等慢性炎症细胞浸润(图263);②淋巴滤泡显著增生,滤泡大小不一,弥漫分布于淋巴结皮质及髓质,可见巨滤泡形成(图264);③小血管增生显著,主要见于滤泡间区,副皮质区及被膜外组织中,血管壁及血管周围淋巴细胞、浆细胞浸润形成具有诊断意义的闭塞性血管内膜炎及血管周围炎(图265 ～ 图267);④其他改变:包括滤泡间区及副皮质区出现淋巴细胞、浆细胞、免疫母细胞和组织细胞等多种炎细胞浸润,尤以浆细胞为甚(图268、图269);部分病例可见上皮样细胞肉芽肿和小灶性凝固性坏死;部分病例见较多嗜酸性粒细胞浸润(图270)及少量单核细胞样 B 细胞及 R-S 样细胞等。

梅毒性淋巴结病需与淋巴结反应性增生、滤泡性淋巴瘤、巨大淋巴结增生症(Castleman 病)、上皮样细胞肉芽肿等病变相鉴别。

总之,淋巴结被膜显著增厚、闭塞性血管内膜炎及血管周围炎和浆细胞浸润是梅毒性淋巴结病相对特征性的病理学改变。病理医师在实际临床病理诊断过程中,发现淋巴结被膜显著增

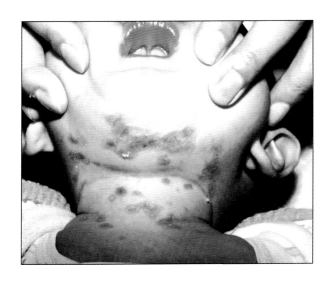

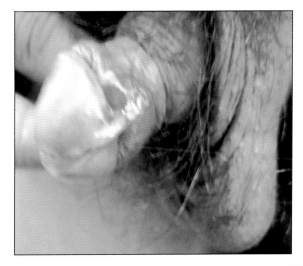

厚,排除了淋巴瘤和其他特异性或非特异性淋巴结反应性增生以外,要将梅毒性淋巴结病考虑在鉴别诊断以内。

　　梅毒性脑炎　　近年,以梅毒性脑炎为首发症状的梅毒偶有见到,在2010年国内全军病理读片会上提供讨论的病例中,有2例确诊为梅毒性脑炎。

　　考虑到诊断梅毒的社会敏感性,病理医生在诊断梅毒时,应尽量做到病理形态、血清学检查和相关病史三结合原则。特殊染色发现梅毒螺旋体对诊断梅毒更有价值。

(何妙侠　张信江　郭瑞珍)

图 245　先天性梅毒

Congenital syphilis

　　患儿颈前皮肤见大片大疱和剥脱性炎改变。

图 246　一期梅毒

Primary syphilis

　　显示阴茎硬下疳。

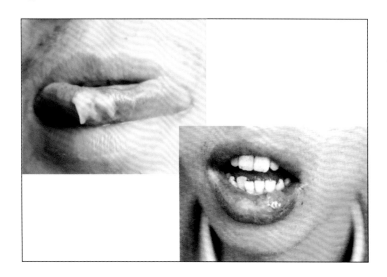

图 247　一期梅毒

Primary syphilis

图左显示舌硬下疳,图右显示下唇硬下疳。

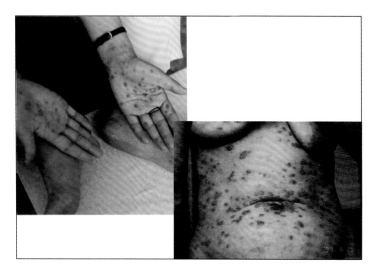

图 248　二期梅毒

Secondary syphilis

图左显示手、足掌部梅毒疹,图右显示躯干皮肤梅毒疹。

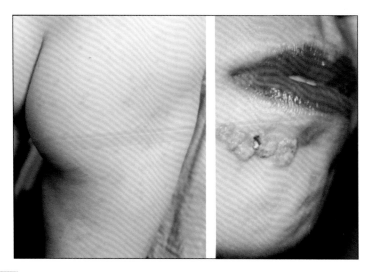

图 249　二期梅毒

Secondary syphilis

图左显示躯干皮肤玫瑰疹。图右显示皮肤脓疱疹。

图 250　二期梅毒

Secondary syphilis

　　显示外阴皮肤丘疹融合扩大而形成的疣状损害——扁平湿疣。

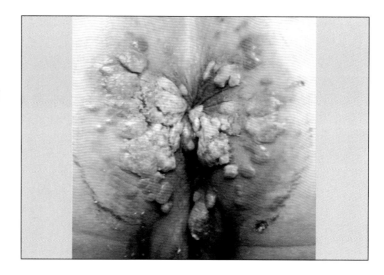

图 251　梅毒基本病变

Basic lesion of syphilis

　　动脉内膜炎,小动脉内皮细胞增生,血管壁增厚,管腔狭窄。

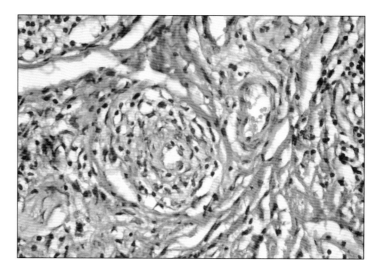

图 252　梅毒基本病变

Basic lesion of syphilis

　　动脉内膜炎,小动脉内皮细胞增生,血管腔闭塞。

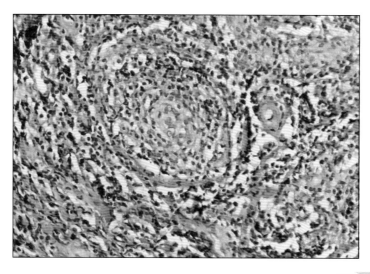

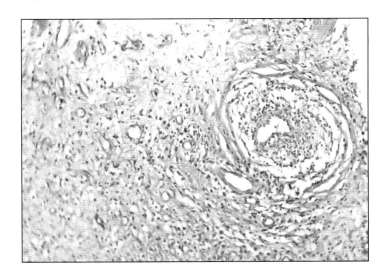

图 253　梅毒基本病变

Basic lesion of syphilis

血管周围炎,血管周围慢性炎症细胞浸润。

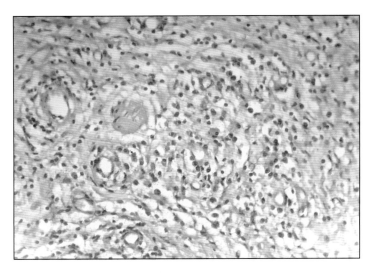

图 254　梅毒基本病变

Basic lesion of syphilis

血管周围炎,血管周围浆细胞、淋巴细胞浸润。

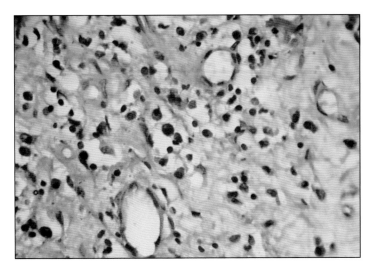

图 255　梅毒基本病变

Basic lesion of syphilis

血管周围炎,血管周围和组织之间浆细胞、淋巴细胞浸润。

图 256　三期梅毒

Tertiary syphilis

小腿皮肤梅毒树胶样肿。

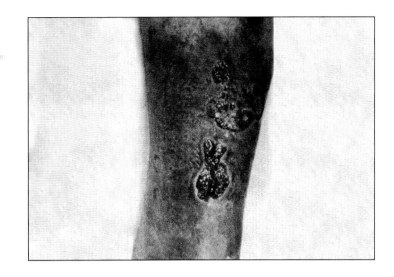

图 257　梅毒树胶样肿

Syphilis gumma

病灶中央为凝固性坏死,类似干酪样坏死。坏死灶周围主要为淋巴细胞和浆细胞,而类上皮细胞和朗格汉斯巨细胞少见。

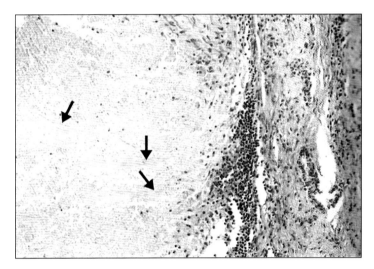

图 258　梅毒性淋巴结病

Syphilis lymphadenopathy

箭头所示,病变组织中梅毒螺旋体呈黑色,呈螺旋状。(Warthen-Starry 银染色)

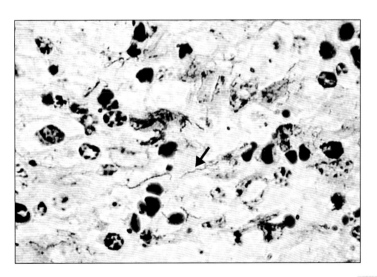

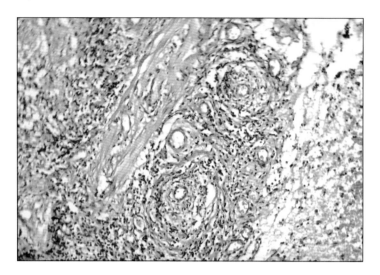

图 259　梅毒性皮肤病

Syphilis skin disease

　　病变皮肤皮下组织中动脉内膜炎,小动脉内皮细胞增生,血管壁增厚,管腔狭窄。

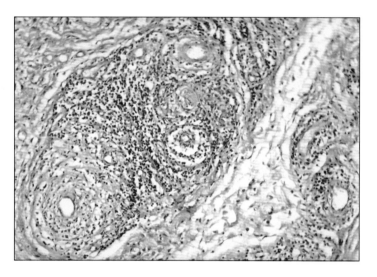

图 260　梅毒性皮肤病

Syphilis skin disease

　　血管周围炎,血管周围淋巴细胞、单核细胞、浆细胞浸润。

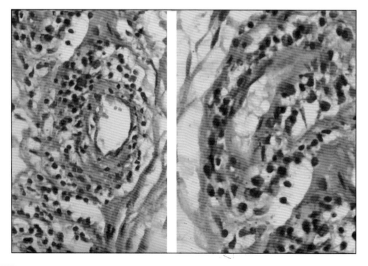

图 261　梅毒性皮肤病

Syphilis skin disease

　　血管周围浆细胞、淋巴细胞浸润。

图 262 梅毒性淋巴结病

Syphilis lymphadenopathy

淋巴结肿大呈结节状,切面灰白色,质地中等,包膜完整,局部增厚。

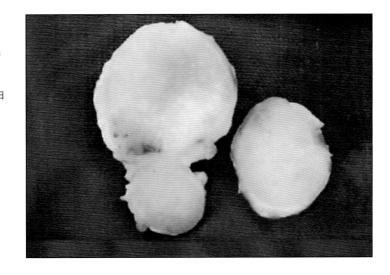

图 263 梅毒性淋巴结病

Syphilis lymphadenopathy

淋巴结被膜明显增厚,被膜外纤维组织显著增生。

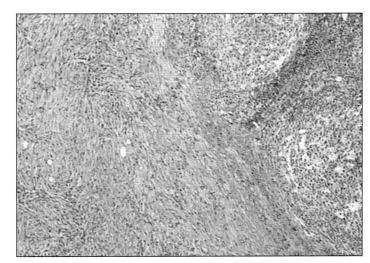

图 264 梅毒性淋巴结病

Syphilis lymphadenopathy

淋巴滤泡增生,生发中心扩大。

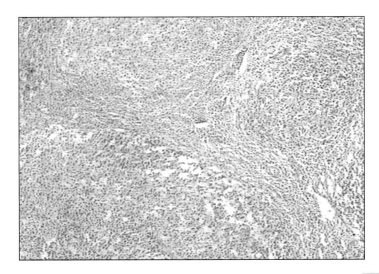

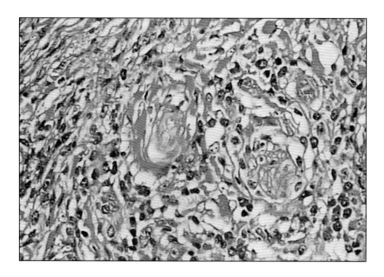

图 265　梅毒性淋巴结病

Syphilis lymphadenopathy

　　副皮质区、滤泡间区及包膜外小血管增生。

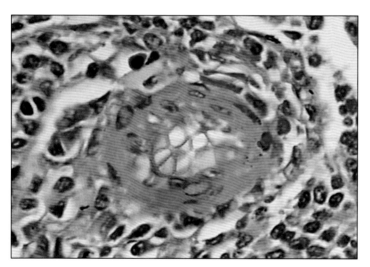

图 266　梅毒性淋巴结病

Syphilis lymphadenopathy

　　血管腔闭塞，周围浆细胞、淋巴细胞浸润。

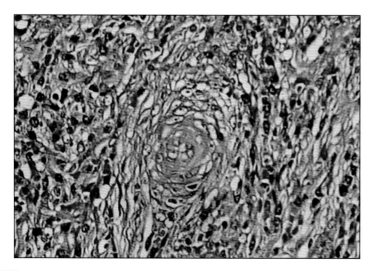

图 267　梅毒性淋巴结病

Syphilis lymphadenopathy

　　血管壁增厚，管腔狭窄，血管周围较多浆细胞浸润。

图 268 梅毒性淋巴结病

Syphilis lymphadenopathy

血管周围浆细胞 CD38 阳性。
（IHC）

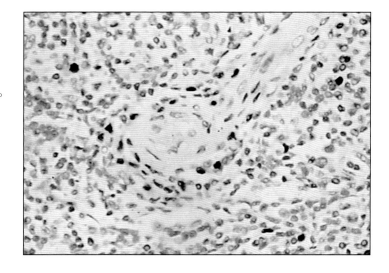

图 269 梅毒性淋巴结病

Syphilis lymphadenopathy

血管周围浆细胞 MUM1 阳性。
（IHC）

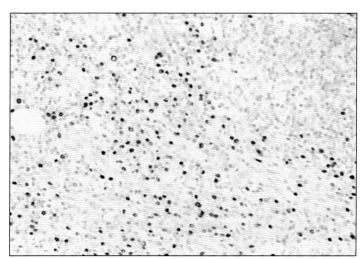

图 270 梅毒性淋巴结病

Syphilis lymphadenopathy

病变组织中见较多嗜酸性粒细
胞浸润。

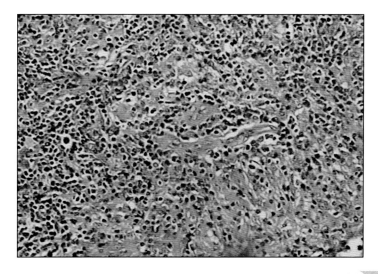

第三节　淋　病

淋病(gonorrhea)是由淋病奈瑟菌(*Neisseria gonorrhoeae*,简称淋球菌)感染所引起的泌尿生殖系统黏膜的急性化脓性炎症。

【概况】淋病是最常见的STD,20世纪70年代后,我国淋病发病率有所抬头,而且呈上升趋势,据2005年统计报告,我国淋病的发病率已跻身于全国传染病的第四位。淋病多发生于15~30岁年龄段,以20~24岁最常见。人类是淋球菌的唯一宿主,淋球菌有极强的传染性,患者及无症状的带菌者是本病的主要传染源,传播途径主要通过性交直接传染,也可通过接触患者用过的衣物等间接传染,通过母婴垂直传播,少数可经血行播散传播。潜伏期为2~5天。

【致病性】淋球菌对柱状上皮和移形上皮具有特别的亲和力,对鳞状上皮不敏感,因而主要侵犯泌尿生殖系统。淋球菌的致病物质有菌毛、外膜蛋白、脂多糖等,这些物质使细菌具有极强的黏附于柱状上皮细胞、侵入细胞内增殖和抗吞噬的能力,还具有破坏黏膜结构,导致黏膜损伤的作用。

【病变特点】

好发部位　男性的病变从前尿道开始,可逆行蔓延到后尿道,波及前列腺、精囊和附睾,临床上表现为尿道炎、前列腺炎、精囊炎、附睾炎等。女性的病变累及外阴和阴道腺体、子宫内膜、输卵管和尿道,临床上表现为宫颈炎、输卵管炎、子宫内膜炎、盆腔腹膜炎等。1%~3%的病例可经血行播散引起身体其他部位的病变,称非生殖器淋病,这种淋病以女性多见,引起淋菌性眼炎、淋菌性咽炎、淋菌性直肠炎。播散性淋病可发生淋菌性关节炎、脑膜炎、心内膜炎和心包炎等。

肉眼观察　尿道炎:急性期表现为尿道口红肿、分泌物增多,分泌物为稀薄透明黏液状或为脓性、脓血性。尿道黏膜肿胀,外翻,在男性引起包皮肿胀,包皮口狭窄及龟头炎(图271),同时伴有腹股沟淋巴结肿大。淋菌性睾丸炎:表现为阴囊皮肤发红,睾丸肿胀(图272)。淋菌性宫颈炎:表现为子宫颈红肿、糜烂,脓性白带,伴有前庭大腺炎时,腺体开口处红肿、剧痛、溢脓,重者可形成脓肿(图273)。新生儿眼淋菌感染:表现为眼睑皮肤红肿,有脓性分泌物(图274)。

显微镜观察　淋病的病变本质是一种化脓性炎症,但在化脓性炎症的基础上伴有浆细胞浸润。早期,在皮肤的表皮及真皮或黏膜的黏膜层,病变组织中以中性粒细胞和浆细胞浸润为主的病变十分突出,中性粒细胞可呈灶状浸润形成小脓肿,或以小血管为中心性浸润,或停留在扩张的血管壁上,血管周围组织之间可见较多浆细胞浸润(图275~图278)。表皮细胞有坏死脱落,组织间有水肿、出血,小血管腔内可有血栓形成,管壁有坏死。脓性分泌物涂片显示大量脓细胞,不等量的红细胞及脱落变性坏死的黏膜上皮细胞(图279、图280)。晚期,病变局部纤维化。

(郭瑞珍　张信江)

图 271　淋菌性尿道炎

Gonococcal urethritis

尿道口黏膜红肿,有脓性分泌物。

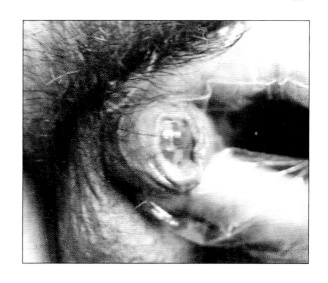

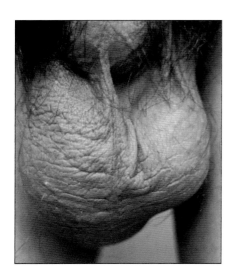

图 272　淋菌性睾丸炎

Gonococcal orchitis

阴囊皮肤发红,睾丸肿大。

图 273　淋病

Gonorrhea

大阴唇淋菌性前庭大腺脓肿

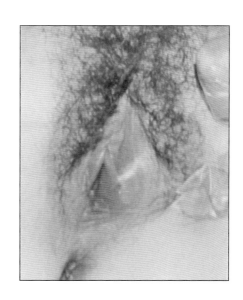

图 274　淋菌性眼炎

Gonococcal ophthalmia

　　患儿双眼紧闭,眼睑皮肤红肿,有脓性分泌物。

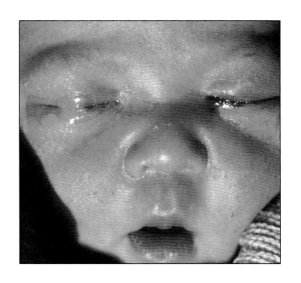

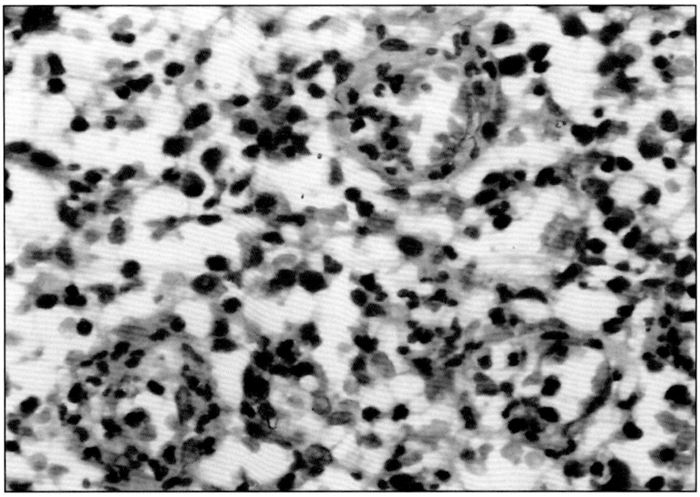

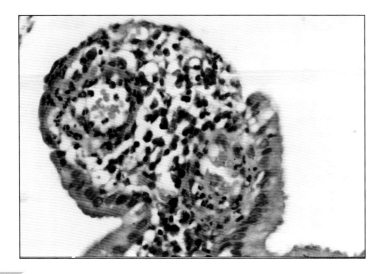

图 275　淋菌性宫颈炎

Gonococcal cervicitis

　　宫颈黏膜血管扩张,呈现以嗜中性粒细胞和浆细胞浸润为主的急性炎症反应。

图 276　淋菌性宫颈炎

Gonococcal cervicitis

　　嗜中性粒细胞围绕血管呈中心性浸润,或停留于扩张的小血管壁上。血管周围大量浆细胞浸润。

图 277　淋菌性宫颈炎

Gonococcal cervicitis

　　病变组织呈现以嗜中性粒细胞和浆细胞浸润为主的急性炎症反应。

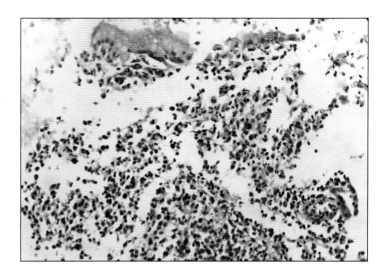

图 278　淋菌性宫颈炎

Gonococcal cervicitis

　　病变组织呈现以嗜中性粒细胞和浆细胞浸润为主的急性炎症反应。

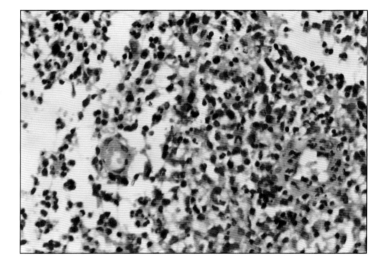

图 279　淋菌性宫颈炎

Gonococcal cervicitis

　　脓性分泌物涂片,显示大量脓细胞、不等量的红细胞及脱落变性坏死的黏膜上皮细胞。

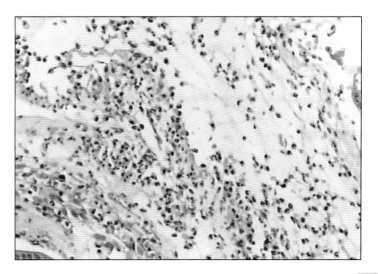

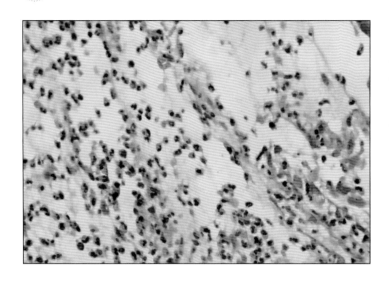

图 280　淋菌性宫颈炎

Gonococcal cervicitis

脓性分泌物涂片,显示大量脓细胞、不等量的红细胞及脱落变性坏死的黏膜上皮细胞。

第四节　软下疳

软下疳(chancroid)是由杜克雷嗜血杆菌(*hemophilus ducreyi*)感染所引起的一种性传播疾病。杜克雷嗜血杆菌在培养基上生长,需要加入人或兔的新鲜血液,故名嗜血杆菌。该病是1852 年法国医学家 Brassean 从一期梅毒(硬下疳)中分出来的另一种性病,因病灶触诊柔软称为软下疳。

【概况】本病在热带、亚热带地区发病率较高,为直接性接触传染。近年来一些西方发达国家如美国、加拿大等发现有软下疳的暴发。新中国成立前我国的发病率较高,新中国成立后经大力防治几乎绝迹,20 世纪 80 年代起,本病在我国一些地区又有发现,但仍属少见。本病男性发病多于女性,男女之比约为9:1。感染后潜伏期多在 1 周以内,一般 2 ~ 3 天后发病,少数病例潜伏期可达数周。

【致病性】最近研究发现,软下疳是促进人类免疫缺陷病毒(HIV-1)在异性间传播的重要辅助因子,认为控制和消灭软下疳是减少 HIV-1 在异性间传播的有效措施之一。

【病变特点】

好发部位　主要表现为生殖器部位的疼痛性溃疡,常并发腹股沟淋巴结炎。男性以阴茎冠状沟、包皮、龟头、肛门多见。女性以阴唇(大、小阴唇)、阴蒂、子宫颈、肛门多见。偶见于手指、眼睑、口唇、大腿、乳房等部位。

大体观察　病变处皮肤损害是本病的主要特征,发病初病损为一个或数个小的淡红色丘疹,1 ~ 2 天后丘疹变成脓疱,3 ~ 5 天后脓疱破溃形成圆形或不规则形溃疡,溃疡基底软而不平,边缘不整齐呈潜行性,表面覆盖脓性分泌物,溃疡易出血,故溃疡面常有出血的痕迹呈血色(图281),疼痛明显。病灶初为 1 ~ 2 个,相继在溃疡附近又可出现新的病灶(自家接种),损伤多在一侧,左侧比右侧多见。淋巴结病变:病损处所属淋巴结肿大,多为左侧腹股沟淋巴结,肿大淋巴结局部常有红、肿、热、痛表现,称此为横痃。横痃为急性化脓性腹股沟淋巴结炎,横痃溃破后呈鱼嘴样外翻,俗称"鱼口"。对皮肤病变早期合理治疗,控制局部感染,可降低横痃的发生率。

　　显微镜观察　软下疳较具特征性的组织学改变是局部皮肤黏膜破损形成溃疡,溃疡病变从表层到深层可分为三层或三个带(图282、图283)。表层为渗出坏死带或渗出坏死层,即溃疡表面被覆以嗜中性粒细胞为主,混有较多红细胞、纤维素、坏死组织及细菌的渗出坏死物(图284、图285)。中层为小血管增生带,表现为小血管增生,血管腔较大,血管内皮细胞增生、肿胀,血管腔内可有血栓形成,管壁可有纤维素样坏死,管周组织水肿并见急慢性炎症细胞浸润(图286、图287)。深层为慢性炎症带,表现为纤维组织轻度增生,厚壁小血管形成,但血管数量减少,淋巴细胞、浆细胞弥漫性浸润(图288、图289)。用 Giemsa 染色及 Gram 染色,病灶中有时可查见杜克雷嗜血杆菌。

(郭瑞珍　张信江)

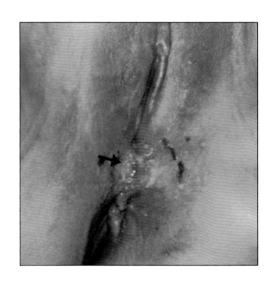

图281　软下疳

Chancroid

　　箭头所示外阴皮肤不规则形浅溃疡,溃疡基底不平,边缘不整齐,表面有出血。

图282　软下疳

Chancroid

　　低倍镜观察溃疡组织从表层到深层分成明显的三个带:①渗出坏死带;②血管增生带;③慢性炎症带。

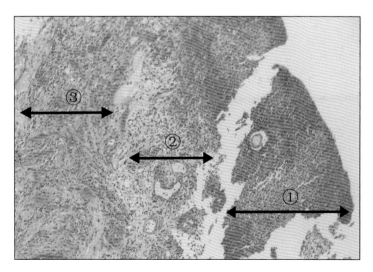

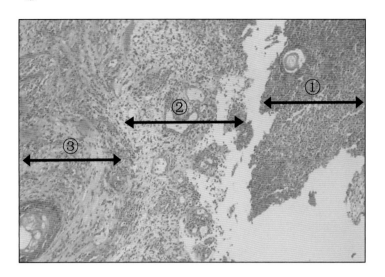

图 283　软下疳

Chancroid

　　低倍镜观察溃疡组织从表层到深层分成明显的三个带：①渗出坏死带；②血管增生带；③慢性炎症带。

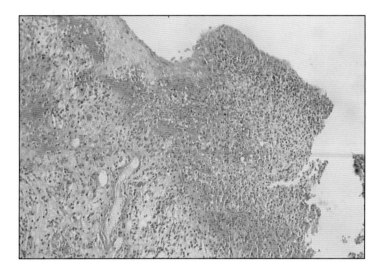

图 284　软下疳渗出坏死带

Chancroid necrosis with exudation

　　炎性坏死物被覆于溃疡表面，出血明显。

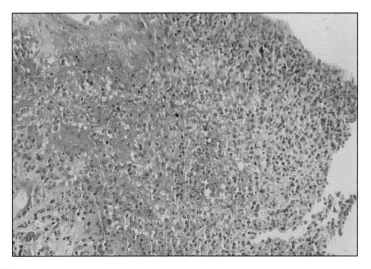

图 285　软下疳渗出坏死带

Chancroid necrosis with exudation

　　坏死物由嗜中性粒细胞、纤维素、较多红细胞及坏死组织构成。

图 286　软下疳血管增生带

Chancroid with vascular proliferation

　　血管丰富,组织水肿,急慢性炎症细胞浸润。

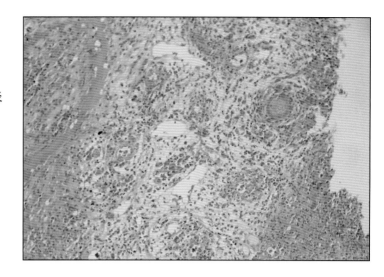

图 287　软下疳血管增生带

Chancroid with vascular proliferation

　　组织水肿,血管腔大,内皮细胞增生,血管周围急慢性炎症细胞浸润。

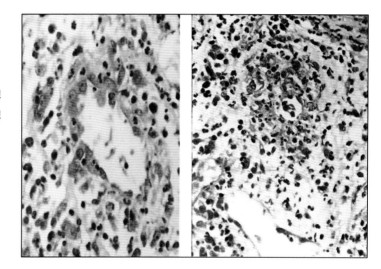

图 288　软下疳慢性炎症带

Chancroid with chronic inflammation

　　图左侧区域为慢性炎症带。

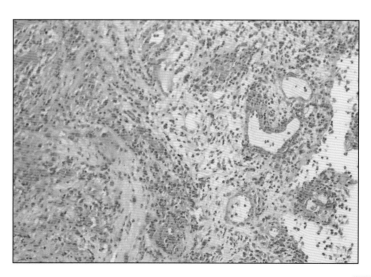

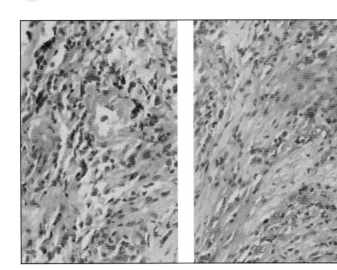

图289　软下疳慢性炎症带

Chancroid with chronic inflammation

组织较致密,血管成分减少,慢性炎症细胞浸润和纤维组织增生。

第五节　尖锐湿疣

尖锐湿疣(condyloma acuminatum)是由人乳头瘤病毒(*human papilloma virus*,HPV)感染引起的一种性传播疾病,主要是HPV6型和HPV11型的感染。

【**概况**】20世纪70年代后,世界卫生组织把尖锐湿疣列入了性传播性疾病的范畴,在性病中该病发病率仅次于淋病而居第二位。患者及其无症状带菌者是本病的主要传染源,患病期3个月内传染性最强。HPV的传播主要通过直接接触感染者的病损部位或间接接触被病毒污染的物品,生殖器感染主要由性接触直接传播,也有通过非性接触的间接感染传播,母婴之间的垂直传播及自身接种传播。最常发生在20~40岁年龄组,本病潜伏期一般为3个月,30%可消退,有癌变可能。

【**致病性**】HPV具有宿主和组织特异性,只能感染人的皮肤和黏膜上皮细胞,所以人类是HPV唯一的自然宿主。HPV有多种类型,不同类型的HPV引起的病变并不相同,HPV6型和HPV11型感染只引起尖锐湿疣。由于病毒感染只停留于局部皮肤和黏膜中,不产生毒血症,所以该病多持续存在或反复发作,局部有瘙痒、烧灼感,而无全身中毒症状。

【**病变特点**】

好发部位　病变好发于潮湿温暖的黏膜和皮肤交界部位。男性常见于阴茎冠状沟、龟头、系带、尿道口或肛门附近。女性多见于阴蒂、阴唇、会阴部及肛周。偶见于腋窝、趾间、脐窝、乳房,罕见于口腔内。

肉眼观察　病变初起疣体为细小淡红色小丘疹、针头帽至绿豆大小,后逐渐增多变大呈疣状颗粒状,或融合成较大的菜花状。病灶柔软湿润,表面粗糙,凹凸不平,表面易发生糜烂、渗液,触之易出血(图290~图294)。

　　显微镜观察　早期丘疹样病变时,表皮乳头状增生并不明显,但是被覆上皮棘层肥厚,可见角质层细胞角化不全,其间有数量不等的凹空细胞,表皮钉突有增生延长,真皮层血管扩张、充血(图 295)。病变进一步发展,病变处表皮组织呈乳头状增生突起(图 296~图 299),乳头钝圆或尖细似山峰状(图 300、图 301),乳头表面被覆上皮棘层肥厚,角质层细胞角化不全,其间有数量不等的凹空细胞,凹空细胞体积大而胞质空,细胞边缘常残存带状胞质,核大居中,呈圆形、椭圆形或不规则形,染色较深,可见双核或多核(图 302、图 303)。表皮钉突增粗延长。真皮层毛细血管及淋巴管不同程度扩张、充血,大量慢性炎症细胞浸润(图 304、图 305)。

　　典型的尖锐湿疣依靠组织学检查可以诊断,特别是表皮浅层凹空细胞的出现具有诊断意义。病变不典型时,检测 HPV 抗原或 HPV DNA 有助于诊断(图 306、图 307)。

(张信江　郭瑞珍)

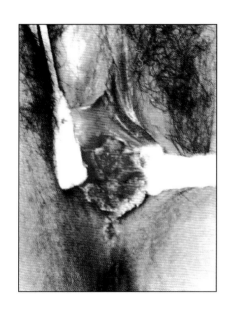

图 290　尖锐湿疣

Condyloma acuminatum
　　外阴尖锐湿疣。

图 291　尖锐湿疣

Condyloma acuminatum
　　外阴巨大尖锐湿疣。

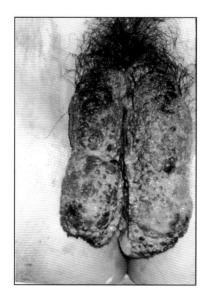

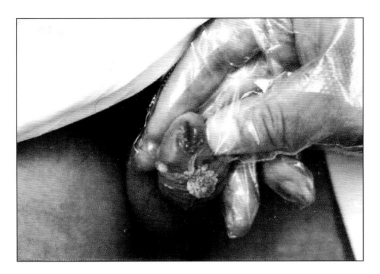

图 292　尖锐湿疣

Condyloma acuminatum

　阴茎系带、尿道口尖锐湿疣。

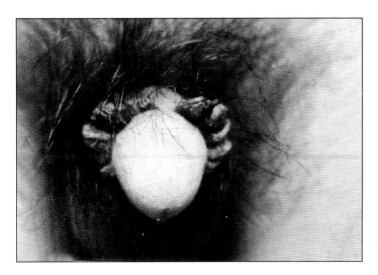

图 293　尖锐湿疣

Condyloma acuminatum

　阴茎冠状沟尖锐湿疣。

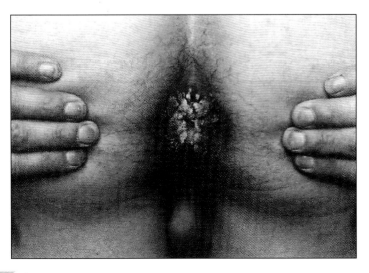

图 294　尖锐湿疣

Condyloma acuminatum

　肛周尖锐湿疣。

图 295 皮肤尖锐湿疣

Skin condyloma acuminatum

丘疹样病变时,表皮乳头样增生尚不明显,但棘层增厚,在棘细胞层、角质层中可见明显的凹空细胞,钉突增生延长,真皮层血管扩张充血。

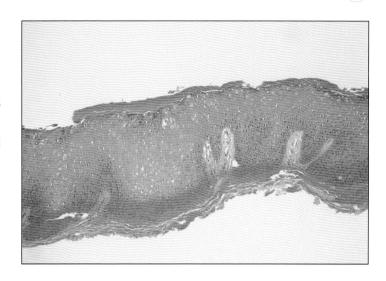

图 296 皮肤尖锐湿疣

Skin condyloma acuminatum

尖锐湿疣组织切片,肉眼观察疣体形状。

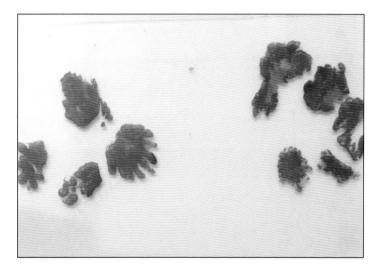

图 297 皮肤尖锐湿疣

Skin condyloma acuminatum

表皮呈乳头状增生并向表面突起,表层细胞角化不全,棘层肥厚,其间有数量不等的凹空细胞。

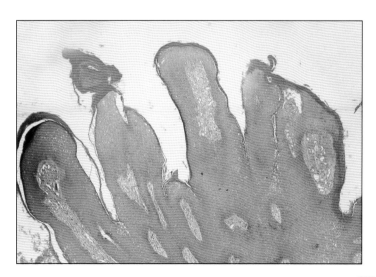

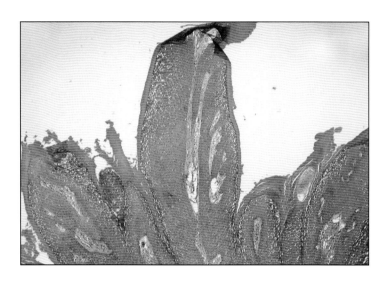

图 298　皮肤尖锐湿疣

Skin condyloma acuminatum

　　表皮呈乳头状增生并向表面突起,表层细胞角化不全,棘层肥厚,其间有数量不等的凹空细胞。

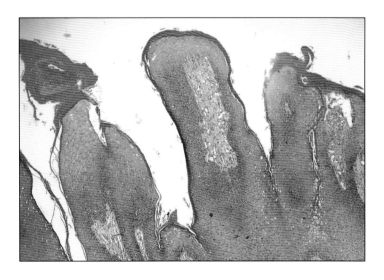

299　皮肤尖锐湿疣

Skin condyloma acuminatum

　　表皮呈乳头状增生并向表面突起,表层细胞角化不全,棘层肥厚,其间有数量不等的凹空细胞。

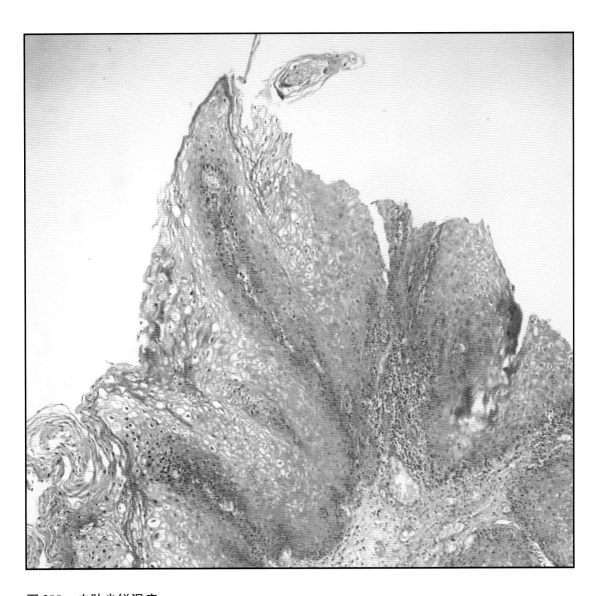

图 300　皮肤尖锐湿疣

Skin condyloma acuminatum

表皮呈乳头状增生、突起,乳头尖细似山峰状,表层细胞角化不全,棘层肥厚,其间有数量不等的凹空细胞。表皮钉突增粗延长。真皮层毛细血管及淋巴管扩张,大量慢性炎症细胞浸润。

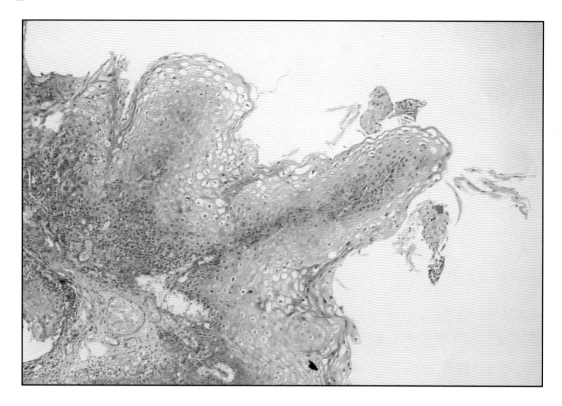

图 301   皮肤尖锐湿疣

Skin condyloma acuminatum

　　表皮呈乳头状增生、突起,乳头钝圆,表层细胞角化不全,棘层肥厚,其间有数量不等的凹空细胞。真皮层毛细血管及淋巴管扩张,大量慢性炎症细胞浸润。

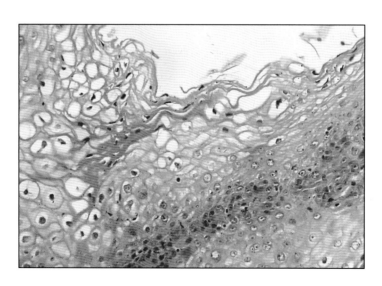

图 302   皮肤尖锐湿疣

Skin condyloma acuminatum

　　凹空细胞体积大而胞质空,核大居中。

图 303 皮肤尖锐湿疣

Skin condyloma acuminatum

凹空细胞体积大而胞质空,核大居中,箭头所示细胞为双核细胞。

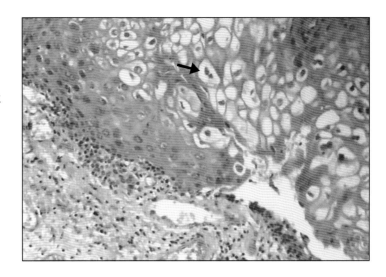

图 304 皮肤尖锐湿疣

Skin condyloma acuminatum

真皮层毛细血管及淋巴管高度扩张。

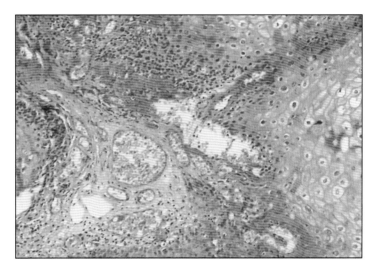

图 305 皮肤尖锐湿疣

Skin condyloma acuminatum

真皮层毛细血管扩张,大量慢性炎症细胞浸润。

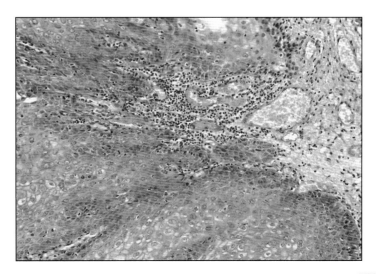

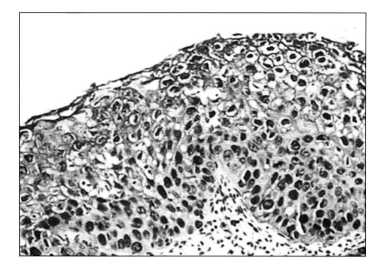

图 306　皮肤尖锐湿疣

Skin condyloma acuminatum

病变组织表皮细胞 HPV DNA
阳性,阳性信号位于细胞核。(ISH)

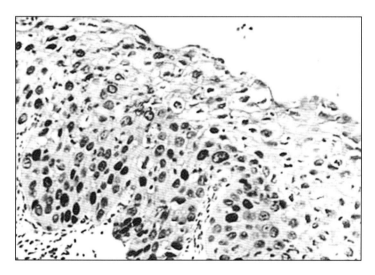

图 307　皮肤尖锐湿疣

Skin condyloma acuminatum

病变组织表皮细胞 HPV DNA
阳性,阳性信号位于细胞核。(ISH)

第六节　传染性软疣

　　传染性软疣(molluscum)是由传染性软疣病毒(*Molluscum contagiosum virus*)感染所引起的
传染病。该病毒是一种只传染给人类的 DNA 病毒,有报道认为它在人体的感染至少有两个亚
型,自生殖器分离的病毒为Ⅱ型,自身体其他部位分离的病毒为Ⅰ型。

　　【概况】传染性软疣为世界流行性疾病,在巴布亚新几内亚、斐济等国家和地区儿童中发病
率最高。在西方,本病发病率上升并与生殖器疱疹、梅毒和淋病的发病增多成正比。我国上海
华山医院皮肤科报道,本病主要见于儿童。

本病可通过性接触传染,性接触传染主要见于性活跃的青年人,常与性交有关,故认为是一种性病。通过性接触传染者软疣皮损多发生于生殖器或邻近部位,同性恋者皮损好发于肛周;性伴之间软疣发病率较高,常伴发其他性病,有见于 AIDS 患者的报道。本病很少发生于老年人。此外也可通过公共浴池、游泳池感染和自体接种感染,儿童及青少年感染机会较多,且具有传染性。病毒感染后 14～50 天可出现传染性软疣症状。还有人认为感染与免疫抑制有关,本病属于自限性疾病,一般持续数月到数年。

【致病性】软疣病毒感染皮肤后,在局部引起两个方面的改变:①病毒在棘细胞核内复制形成显微镜下具有特征性的软疣小体。入侵的病毒定居在表皮内,并在角化细胞或棘细胞内复制,最初形成一个嗜酸性的胞核内包涵体,包涵体逐渐增大取代整个细胞核,最后占据细胞的大部分乃至全部,随着包涵体逐渐增大,其变成嗜碱性,此期的包涵体称之为"软疣小体"。②刺激局部表皮细胞增生,形成肉眼所见到的具有特征性的中央微凹如脐窝状的丘疹样病灶。受染局部表皮局限性增生,尤以棘细胞层增生明显,增生局部逐渐膨大形成球形,膨大部分一侧向表皮下真皮内内翻性生长,一侧向表面凸起成半球形丘疹,早期增生的表皮就像囊袋一样把软疣小体,即病毒集落包绕在中央,之后凸向体表一侧的被覆表皮越来越菲薄,最终破溃,在隆起的半球形的丘疹中央向下凹陷如脐窝状。

【病变特点】

好发部位　通过性接触传染者临床称之为成人型软疣,病变多发生于外生殖器、臀部、下腹部、耻骨部及大腿内侧区(图308),肛交者发生于肛门。通过皮肤直接接触或经传染媒介感染者,主要见于儿童,故临床称之为儿童型软疣,软疣见于颜面、颈部、躯干及四肢(图309)。

大体观察　病变局部皮肤以形成散在的丘疹,即疣体为其特点,疣体为米粒至豌豆大小,半球形,表面有蜡样光泽,形如珍珠或露珠,中央微凹如脐窝状,窝内可挤出干酪样物质(图310)。

显微镜观察　传染性软疣可根据组织学特点作出诊断,具有诊断价值的病变是软疣小体,软疣小体呈嗜酸性或嗜碱性,直径约为 35 μm,近似圆形或卵圆形,结构不清楚,或位于细胞内或游离在脐凹中(图311～图313)。如果以疣体脐状窝为中心垂直取材制片,可见凹口局部皮肤连续性不完整,小凹内为软疣小体聚集之处(图314)。横断面取材制片,则可在皮下层或真皮层内看到增生的表皮细胞形成界限清楚的囊袋包绕着软疣小体(图315)。

(张信江　郭瑞珍)

图 308　传染性软疣

Molluscum contagiosum

　　阴茎皮肤见多个半球形、呈蜡样光泽的皮损。

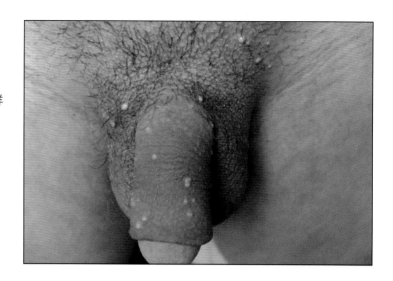

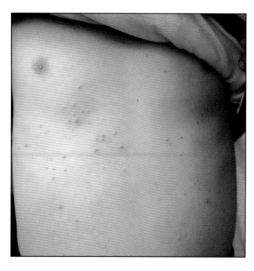

图 309　传染性软疣

Molluscum contagiosum

　　胸、腹部皮肤见多个半球形、呈蜡样光泽的皮损。

图 310　传染性软疣

Molluscum contagiosum

　　疣体为米粒至豌豆大小,半球形,表面有蜡样光泽,形如珍珠或露珠,中央微凹如脐窝状,窝内可挤出干酪样物质。图左、图中所示软疣有感染征象。

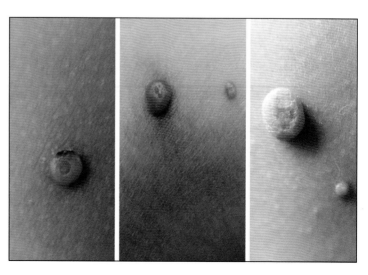

图 311   传染性软疣

Molluscum contagiosum

疣体脐状窝中央见软疣小体。

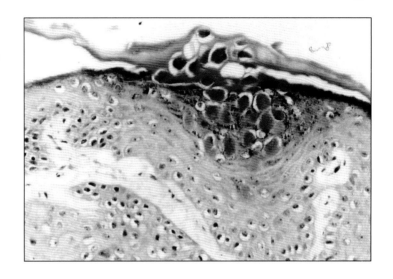

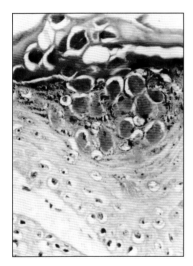

图 312   软疣小体

Molluscum bodies

软疣小体呈嗜碱性,近似圆形或卵圆形,结构不清楚,位于脐窝内。

图 313   传染性软疣

Molluscum contagiosum

软疣中见众多软疣小体。

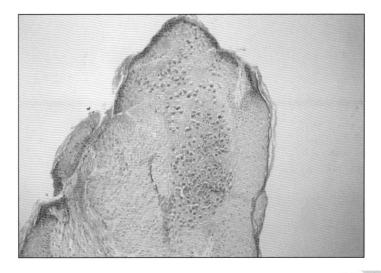

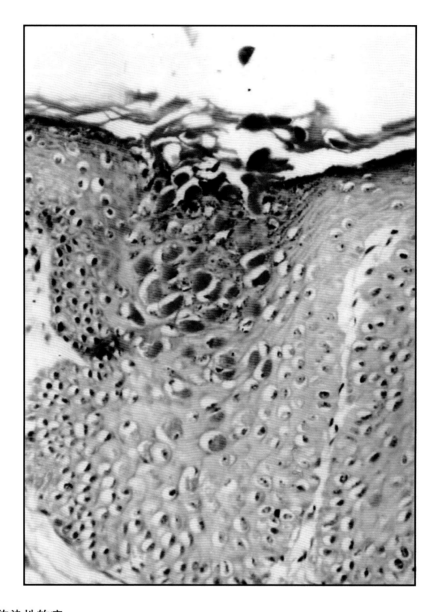

图 314　传染性软疣

Molluscum contagiosum

　　以疣体脐状窝为中心垂直取材制片观察,可见凹口局部皮肤破溃,连续性不完整,小凹内见集落的软疣小体。

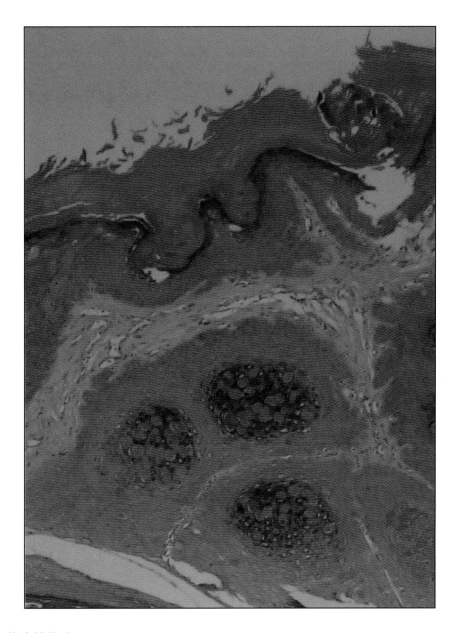

图 315 传染性软疣

Molluscum contagiosum

疣体横断面观察,增生的表皮像囊袋把软疣小体包绕在中央。

第五章

原虫类寄生虫病

寄生于人体组织中的寄生虫主要有两大类,即原虫和蠕虫。蠕虫由于虫体较大而富有肌肉能蠕动,故名蠕虫。根据蠕虫的形态特点,将蠕虫分为吸虫、绦虫和线虫三类。本书从第五章至第八章,分别介绍原虫、吸虫、绦虫和线虫类的 15 种寄生虫病。

原虫类寄生虫病常见的致病原虫有卡氏肺孢子虫、弓形虫、隐孢子虫、疟原虫、杜氏利什曼原虫和溶组织内阿米巴等。原虫对人体的致病作用,与虫种、寄生部位及宿主的免疫状态有密切关系,原虫对人体的损害主要表现在两个方面:一是侵入人体的原虫的增殖作用,当增殖的原虫数目达到一定程度后,可破坏细胞和向临近或远处组织、器官播散而致病;二是机会性致病,卡氏肺孢子虫、弓形虫、隐孢子虫三种原虫认为是机会性致病原虫,是艾滋病(AIDS)病人最常合并感染的原虫,是导致晚期 AIDS 病人死亡的直接原因。

原虫或原虫感染有别于其他寄生虫,原虫的特点表现在:①体积甚小。原虫是由一个细胞核、一团细胞质和一层细胞膜组成的单细胞动物,只能在显微镜下才能看见。②很多原虫都是细胞内寄生,如寄生于红细胞内的疟原虫、寄生于单核巨噬细胞内的杜氏利什曼原虫、寄生于有核细胞内的弓形虫、寄生于小肠黏膜上皮细胞内的隐孢子虫等,阿米巴滋养体是细胞外生长。③病变组织中不具备蠕虫结构和蠕虫感染痕迹。

以下几点有助于原虫类寄生虫病的诊断:①病理检查时如果在细胞内发现异样,特别是发现细胞内有较为密集的细小颗粒时,要警惕原虫感染的可能。或临床怀疑是原虫感染时,都要多切片,仔细观察,发现原虫的痕迹。②抓住特殊的病理改变,如阿米巴滋养体是阿米巴病的诊断依据,肺泡内血性泡沫状物质的出现是卡氏肺孢子虫病特有的组织学改变。③用诊断排除法,如在光镜下病变组织中见有虫体、虫卵,有嗜酸性粒细胞的浸润或嗜酸性脓肿形成、窦道形成、肉芽肿性病变以及慢性炎性增生等病理改变时,常常是蠕虫感染的特征。原虫感染的可能性甚小,或几乎是不存在的。④结合辅助检查如疟原虫查血涂片,杜氏利什曼原虫作骨髓穿刺液涂片,弓形虫查脑脊液、腹水、胸水,隐孢子虫作粪便检查等。

(郭瑞珍　万启惠)

第一节　卡氏肺孢子虫病

卡氏肺孢子虫病(pneumocystosis)又称卡氏肺孢子虫肺炎(pneumocystis carinii pneumonia,PCP),是由卡氏肺孢子虫(简称肺孢子虫,*pneumocystis carinii*,PC)感染人体引起的一种寄生虫性传染病。

【概况】卡氏肺孢子虫病呈世界性分布,1942 年 Vander Meer 首次报告人类的 PCP,我国1959 年始有儿童 PCP 的报告,至今发现在北京、上海、辽宁、四川、贵州、湖北、台湾等地都有病人分布。肺孢子虫携带者为本病的传染源,可能通过飞沫进入空气中经呼吸道传播,在正常人群中隐性感染率为 1% ~10%。免疫功能低下的人体吸入卡氏肺孢子虫后,经 4~6 周的潜伏期发病,起病较缓慢。在非 AIDS 患者,PCP 起病较急,但在 AIDS 患者则呈亚急性发作,症状较隐伏,常有数周至数月前驱症状,如逐渐发生的干咳、气急、全身不适等,伴体重下降。少数AIDS 急性起病。发病时患者 CD4$^+$ 细胞减少,说明 PCP 的发病与免疫功能下降有关。本病在婴幼儿集中场所易发生流行,散发病例多见于儿童或成人。PCP 是一种病死率颇高的人畜共患病,发病率为 6% ~7%,病死率约为 50%。该病的发生常提示病人有比较明显的细胞免疫缺陷。

自从发现 AIDS 以来,PCP 的发病率明显上升,成为 AIDS 患者中最常见的机会性感染和主要的死亡原因,并成为 AIDS 定义中重要的指征性疾病。在 AIDS 伴发的肺部感染中主要为 PCP,在 AIDS 尸检病例中达 54% ~85%。目前随着 AIDS 在世界各地的蔓延流行,卡氏肺孢子虫的机会致病将成为一个严重问题。卡氏肺孢子虫可长期潜伏于宿主体内成为无症状的隐性感染者,而当感染者免疫功能低下时,处于潜伏状态的卡氏肺孢子虫即进行大量繁殖,并在肺组织内扩散导致间质性肺炎。AIDS 并发 PCP 者,多因缺氧、呼吸衰竭引起死亡。

【肺孢子虫特点】

形态　卡氏肺孢子虫传统性归类于原虫,近年认为它是一种不典型的真菌,属于子囊菌纲。其生活史中主要有滋养体和包囊 2 种形态。滋养体呈多态性,长为 1~5 μm,成簇分布,数量较多,胞质为浅蓝色,胞核 1 个,呈深紫色。包囊呈圆或卵圆形,直径为 5~10 μm。厚壁,内含 8个囊内小体,均呈半月形,大小为 1 μm×(2~3)μm,对 Giemsa 染液不着色,经 GMS 染色后囊壁呈棕色或棕褐色。

生活史　卡氏肺孢子虫在动物肺泡内发育成熟,其发育过程一般分为包囊和滋养体 2 个阶段或 2 种形态,一般认为细胞内期滋养体为致病阶段,成熟包囊为感染阶段。成熟包囊经空气传播而进入肺内,滋养体从包囊逸出,附着于肺泡上皮细胞,并经二分裂、内出芽和结合生殖等方式进行繁殖,滋养体细胞膜逐渐增厚形成囊壁,进入囊前期,随后进行分裂,形成囊内小体(又称子孢子或镰刀状体),发育成熟的包囊含 8 个囊内小体,以后囊内小体脱囊而出形成滋养体。

【致病性】卡氏肺孢子虫为机会性致病原虫,对肺组织有高度亲和力,可长期潜伏于宿主体内,在机体免疫损伤的条件下致病。PCP 的发病机制尚不明确,可能与虫体附着于肺泡上皮细胞表面所造成的损伤有关。卡氏肺孢子虫寄生于肺泡腔内,黏附在 I 型肺泡上皮,可能有利于其从毛细血管中摄取营养物质。肺泡微环境也有利于卡氏肺孢子虫的增殖。也有人发现,卡氏肺孢子虫可在肺泡上皮内发育。CD4$^+$淋巴细胞可激活肺泡巨噬细胞并增强其对卡氏肺孢子虫的吞噬和杀伤功能。在免疫缺陷条件下,在 CD4$^+$细胞减少,巨噬细胞功能降低,潜伏性感染转变为活动性感染,寄生于肺泡内的卡氏肺孢子虫大量繁殖,引起炎性渗出与肺泡上皮增生,肺泡间质增厚,血气交换功能障碍。卡氏肺孢子虫一般仅累及肺部,偶可播散至淋巴结、胸腺、脑、肝、脾脏等组织。

【病变特点】

肉眼观察 肺组织往往呈实变状态,严重受累的肺肿大,重量增加,质地充实如肝脏,开胸后不萎缩,灰褐色,切割时阻力增加,置于水中即下沉(浮沉试验阳性)(图 316)。

显微镜观察 主要病变为间质性肺炎和肺泡性肺炎,特征为:①在扩张的细支气管末端及肺泡腔内充满粉红色泡沫状或蜂窝状物质(图 317 ~ 图 319),泡状渗出物为蛋白性渗出物,内含虫体的滋养体和包囊,脱落变性的肺泡上皮细胞、淋巴细胞、浆细胞、嗜酸性粒细胞、组织细胞或肺泡巨噬细胞。②肺间质充血增厚伴有巨噬细胞和淋巴细胞、浆细胞浸润(图 320、图 321),严重者肺组织发生实变。③病变由卡氏肺孢子虫在肺泡内大量增殖引起,在婴幼儿以浆细胞为主,故又称浆细胞肺炎。在儿童与成人则以淋巴细胞为主,并可见巨噬细胞、嗜酸性粒细胞浸润。不伴其他感染者极少见中性粒细胞。④肺泡上皮细胞增生、肥大,部分脱落,I 型肺泡上皮可有退行性变(图 322、图 323)。应在病灶内仔细检查有无卡氏肺孢子虫包囊。在肺组织内确认卡氏肺孢子虫包囊或滋养体,具有诊断意义。

病变严重者可有肺泡壁坏死,广泛肺水肿,灶性多核巨细胞浸润,肉芽肿形成,或肺泡壁上皮细胞增生肥大,大量淋巴细胞、浆细胞、单核细胞、嗜酸性粒细胞浸润,呈簇状分布;或有灶性出血坏死(图 324),或形成小叶性肺炎。

病程长久者可致肺组织破坏、灶性代偿性肺气肿或肺间质纤维化,有时也可见 PCP 结节中有薄壁空洞形成。这些气球样的空腔在肺尖部胸膜下比较显著,一旦破裂可导致气胸。在 PCP 的消退期,肺间质可发生广泛纤维化,肺泡腔内渗出物也可发生机化。如合并巨细胞病毒、分枝杆菌或真菌感染,病变更为复杂。

有些 PCP 表现不够典型,如肺泡腔内可有大量巨噬细胞浸润,如多核巨细胞局灶性聚集,或上皮性肉芽肿形成,又称肉芽肿性 PCP。肺泡腔内亦可能缺乏典型的泡沫状渗出物(图 325)。在早期的 PCP 常为非典型病变。随病情加剧,肺部病变转为典型,肺组织发生实变,肺泡腔内充满泡沫样渗出物,GMS 染色后见渗出物中有大量包囊,此时印片中亦能查见较多包囊和滋养体。

除了组织学切片检查外,利用患者呼吸道排出的渗出物或痰液涂片(图326),活检肺组织印片或刷片,灌洗液离心沉淀涂片等,结合特殊染色方法,查找卡氏肺孢子虫包囊或滋养体也是一种可靠的诊断方法。检出率为50%以上,有助于诊断。

特殊染色　对肺组织印片或切片、BAL 液涂片作特殊染色较易发现卡氏肺孢子虫。GMS 染色和 Giemsa 染色等方法,是分别显示卡氏肺孢子虫包囊和囊内滋养体的有效方法(图327)。GMS 染色、四胺银染色和六胺银染色下卡氏肺孢子虫包囊囊壁呈黑色,比 HE 染色容易辨认,包囊约 $4 \times 6\mu m$ 大小,卵圆形(图328、图329),放大倍数可见有的包囊呈特征性括号状结构(图330)。而 Giemsa 染色和甲苯胺蓝染色可鉴定出滋养体(图331)。PAS 染色下泡沫状渗出物呈粉红色,囊壁呈紫红色。各种检查的阳性率常受标本采取、菌体浓度、染色技术、观察经验等因素的影响。

免疫组织化学染色　卡氏肺孢子虫抗体标记阳性,渗出液被染成棕红色(图332),有助于诊断。

(刘德纯)

图316　卡氏肺孢子虫肺炎

Pneumocystis carinii pneumonia

肺切面见大范围的肺炎病灶,因肺泡腔内大量渗出物而呈实变状。

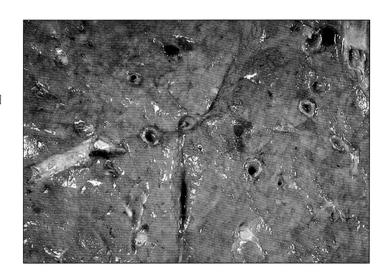

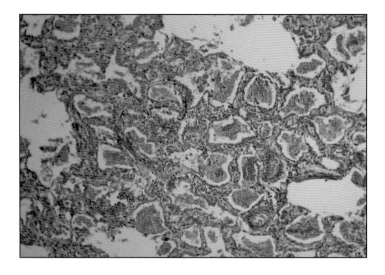

图 317　卡氏肺孢子虫肺炎

Pneumocystis carinii pneumonia

　肺泡腔内可见泡沫样渗出物。

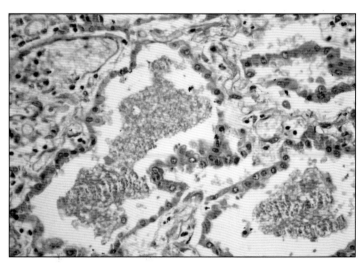

图 318　卡氏肺孢子虫肺炎

Pneumocystis carinii pneumonia

　肺泡上皮细胞增生,肺泡腔内泡沫样渗出物,肺间质水肿。

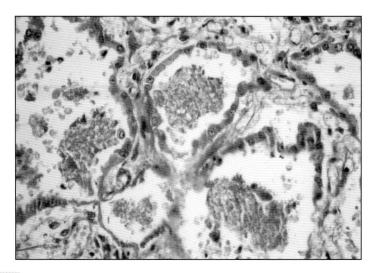

图 319　卡氏肺孢子虫肺炎

Pneumocystis carinii pneumonia

　肺泡上皮细胞增生,肺泡腔内泡沫样渗出物,肺间质水肿。

图 320　卡氏肺孢子虫肺炎

Pneumocystis carinii pneumonia

　　肺泡腔内泡沫样渗出物,肺间质血管扩张充血。

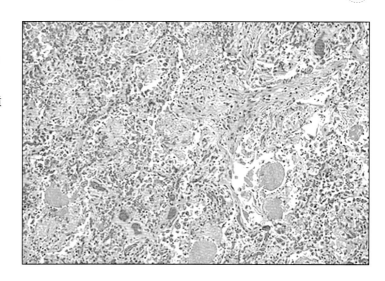

图 321　卡氏肺孢子虫肺炎

Pneumocystis carinii pneumonia

　　箭头所示为肺泡腔内泡沫状巨噬细胞。

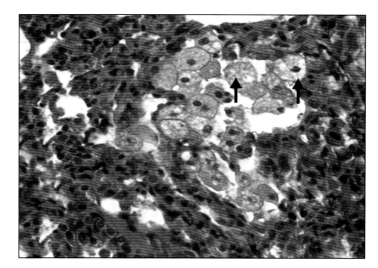

图 322　卡氏肺孢子虫肺炎

Pneumocystis carinii pneumonia

　　肺泡腔内泡沫样渗出物,间质血管扩张、充血,肺泡上皮细胞增生、肥大。

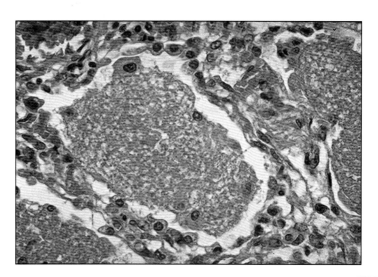

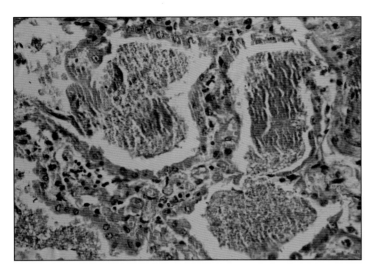

图 323　卡氏肺孢子虫肺炎

Pneumocystis carinii pneumonia

　　肺泡腔内泡沫样渗出物,间质血管扩张、充血,肺泡上皮细胞增生、肥大。

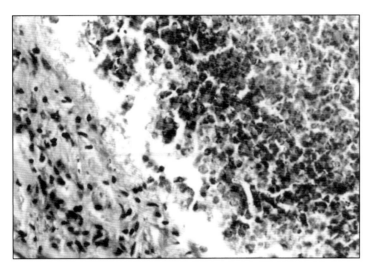

图 324　卡氏肺孢子虫肺炎

Pneumocystis carinii pneumonia

　　病变肺组织发生坏死。

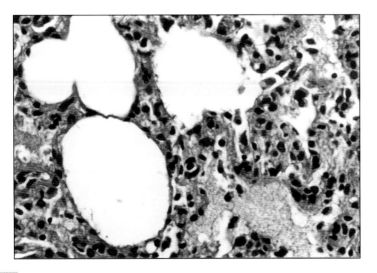

图 325　卡氏肺孢子虫肺炎

Pneumocystis carinii pneumonia

　　病变肺组织中偶见泡沫样渗出物。

图 326　卡氏肺孢子虫肺炎

Pneumocystis carinii pneumonia

　　病人痰涂片中所见的卡氏肺孢子虫滋养体。

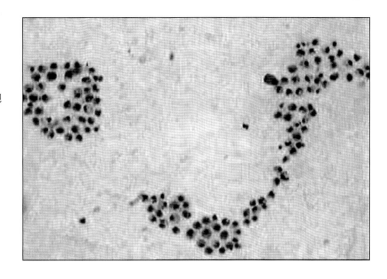

图 327　PC 特殊染色结果示意图

The diagram of special stains for pneumocystis carinii.

　　GMS 染剂只对卡氏肺孢子虫包囊染色，Giemsa 染剂只染色 8 个囊内体而不对包囊染色。

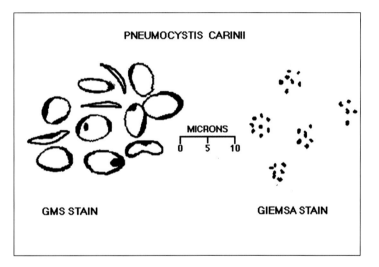

图 328　卡氏肺孢子虫肺炎

Pneumocystis carinii pneumonia

　　肺泡渗出物中卡氏肺孢子虫包囊被染为黑色。(GMS 染色)

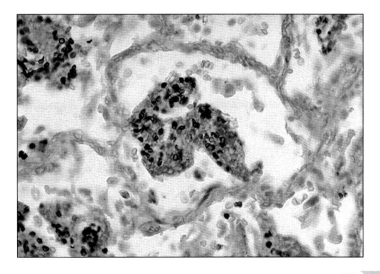

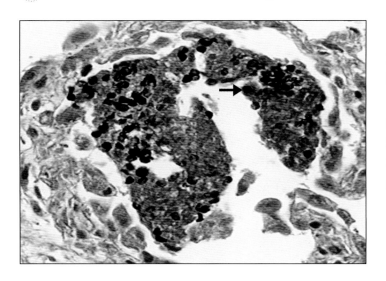

图 329　卡氏肺孢子虫肺炎

Pneumocystis carinii pneumonia

　　肺孢子虫肺炎肺泡腔可见大量的渗出物,经四胺银和 HE 染色后,肺孢子虫包囊被染成黑色(箭头示)。(引自:PDPx – CDC Parasitology Diagnostic web site)

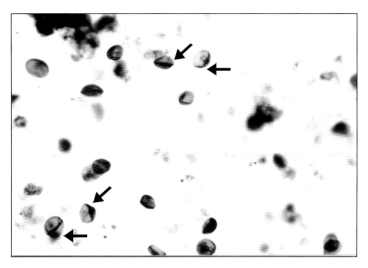

图 330　卡氏肺孢子虫肺炎

Pneumocystis carinii pneumonia

　　肺印片上可见卡氏肺孢子虫包囊呈圆形、椭圆形或不规则形,囊壁棕色或棕褐色,部分包囊可见括弧样结构如箭头所示,囊内小体不着色。(GMS 染色)

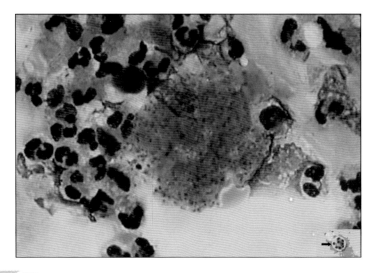

图 331　卡氏肺孢子虫肺炎

Pneumocystis carinii pneumonia

　　肺内灌洗液的细胞标本上看到呈淡蓝色点状的卡氏肺孢子虫滋养体。(甲苯胺蓝染色)右下角显示在 HE 染色上,肺孢子虫包囊囊壁不着色(箭头示),囊内滋养体被染成紫红色。

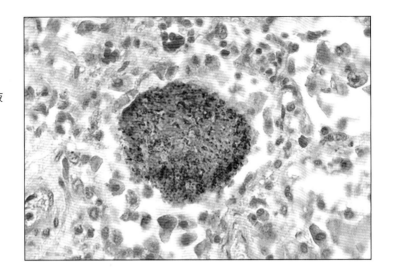

图 332　卡氏肺孢子虫肺炎

Pneumocystis carinii pneumonia

　　卡氏肺孢子虫抗体标记,渗出液被染成棕红色。(IHC)

第二节　弓形虫病

　　弓形虫病(toxoplasmosis),亦译弓形体病,是一种由原虫动物刚地弓形虫(*Toxoplasma gondii*)引起的一种人畜共患性疾病,多见于免疫缺陷的成人和先天性感染的婴幼儿,并被视为细胞免疫缺陷的指征。本病已发现百余年,我国发现和研究人体弓形虫病也有 50 余年历史。在 AIDS 病人中,弓形虫病,尤其是弓形虫性脑炎比较常见,且是 AIDS 的主要死因。世界卫生组织和美国疾病预防控制中心均将其列入 AIDS 诊断的指征性疾病。

　　【概况】弓形虫病在全世界广泛存在。在西方国家弓形虫感染率很高(在 20% ~ 70% ,美国),但发病率甚低。我国感染率在 10% 左右,少数民族地区和农村感染率更高,发病率更低。20 世纪 80 年代以来,由于 HIV/AIDS 的广泛传播,免疫损伤病人的增多,弓形虫病的发病率随之上升。HIV 感染期间,潜在弓形虫感染者中有 20% ~47% 可发展为脑弓形虫病,在 AIDS 患者最终发生脑弓形虫病者为 10% ~20% 。弓形虫以猫、猪、牛、羊等为传染源,主要经消化道传播。被卵囊污染的食物,或含有包囊的肉类等被摄入消化道后,在免疫功能健全者一般不引起明显症状,或仅引起轻度自限性疾病,但弓形虫可在体内长期潜伏。在机体免疫功能受到抑制、损伤时,尤其 AIDS 患者,潜伏的感染可以复活,在免疫缺陷者甚至可以发生播散,引起严重的脑弓形虫病等疾病。弓形虫亦可经血液途径传播,感染弓形虫的孕妇也可将弓形虫垂直传播给子代。

　　【**弓形虫特点**】

　　形态　弓形虫发育过程中主要有滋养体、包囊、裂殖体、配子体和囊合子(卵囊)5 个阶段。滋养体是速殖子和缓殖子的总称,是指在中间宿主体内进行分裂繁殖的虫体。速殖子见于急性期,可分散在血液及腹腔渗出液中,也在宿主细胞内形成数个至十余个速殖子的集合体,称假包囊（图333）。缓殖子见于慢性或隐性感染者的淋巴结、脑、心、眼、肺、肝等组织细胞内的包囊里，包囊内含数个至数千个缓殖子，囊外有一层囊壁（图334）。速殖子和缓殖子的形态相同，呈新月形或香蕉形，大小为(4~7)μm×(2~4)μm，核位于虫体中央（图335）。囊合子也称卵囊，见于终宿主猫粪中，虫体呈圆形或椭圆形，有2层囊壁，囊内含2个孢子囊，每个孢子囊含4个子孢子，子孢子形态与滋养体相同。

　　生活史　弓形虫生活史包括终宿主体内的有性生殖和中间宿主体内的无性生殖阶段。终宿主为猫科动物，主要的是家猫。中间宿主种类广泛，有哺乳类、两栖类、爬行类、鸟类、鱼类和人等，猫科动物也可作为中间宿主。有性生殖在终宿主的小肠上皮细胞内进行，称肠内期发育，无性生殖也可在其肠外的各种组织、细胞内进行，称肠外期发育。弓形虫对中间宿主的选择性极不严格，对寄生组织也无选择性，无性生殖在中间宿主体内除红细胞以外的各种有核细胞内均可进行。

　　当猫粪中的成熟囊合子或动物肉中的假包囊或包囊被中间宿主误食后，在肠内分别逸出子孢子、速殖子或缓殖子，随即侵入肠壁血管或淋巴管扩散到全身，入侵各种有核细胞内，迅速繁殖生成速殖子。在急性患者，速殖子于细胞内形成假包囊，随着宿主细胞的破裂，释出的速殖子又侵入新的细胞，不断繁殖；如果急性患者是孕妇，速殖子可以经胎盘传给胎儿。在慢性患者，由于宿主产生了一定的免疫力，速殖子侵入细胞后繁殖减慢，转变成缓殖子，形成包囊。包囊偶可破裂，释出的缓殖子又侵入附近细胞，形成新的包囊。

　　当成熟囊合子、假包囊或包囊被终宿主吞食后，逸出的子孢子、速殖子或缓殖子主要侵入小肠绒毛上皮细胞进行裂体增殖，成熟裂殖体胀破上皮细胞释出裂殖子，裂殖子又侵入新的小肠上皮细胞，反复进行裂体增殖。经过几个裂体增殖周期后，部分裂殖子发育成雌、雄配子体，再发育成雌、雄配子，雌、雄配子结合生成合子，再发育为囊合子。囊合子从肠壁脱落随粪便排出体外。部分逸出的子孢子、速殖子或缓殖子也可穿入肠壁小血管，在肠外其他组织、细胞中形成假包囊或包囊。

　　【致病性】弓形虫的致病作用与虫株毒力、宿主的免疫状态有关。弓形虫的速殖子和假包囊是其主要致病形式，速殖子可侵犯任何有核细胞，借其尖端的类锥体接触宿主细胞膜，使细胞出现凹陷，并在棒状体分泌的"穿透增强因子"的作用下以旋转运动穿入细胞膜，虫体后部随后以阿米巴运动的方式进入胞质内。速殖子在宿主细胞内迅速分裂增殖，破坏宿主细胞，是引起局部炎症反应的主要原因。另外，速殖子逸出后又可侵犯邻近的细胞，同样迅速分裂、增殖、破坏细胞，如此反复侵犯、繁殖、破坏，更为加重了局部炎症反应。包囊内缓殖子是引起慢性感染的主要形式，包囊体积增大，可挤压周围细胞，引起功能障碍。包囊破裂释放出缓殖子，其中未被宿主免疫系统所破坏的一部分缓殖子可侵入新的细胞形成假包囊或包囊继续致病。缓殖子的死亡，可引起相应组织强烈的迟发型变态反应，导致局部组织损害和功能的障碍。按弓形虫侵犯范围，可分为孤立性和播散性。后者常见于免疫功能障碍者，以脑、肺最易受累，同时受累器官可多达5个以至16个。孤立性者可见于脑、心、肺或淋巴结。

【病变特点】

病理变化　弓形虫病的病变缺乏特征性,组织学改变包括:①组织变性坏死,脑、心、肺等器官的多发性、小灶性、液化性坏死是其特点。②炎症反应,包括血管充血、各种血液成分的渗出,浆液、淋巴细胞、巨噬细胞及少量嗜酸性粒细胞。③修复或增生性反应,见于治疗后状态和病程较长者,表现为纤维母细胞、巨噬细胞或小胶质细胞增生。具有组织坏死和炎性渗出等活动性病变者,常称为弓形虫性炎症。④发现弓形虫具有确定病因诊断的作用。因此,正确辨认弓形虫更为重要。

速殖子造成宿主细胞的变性坏死,故常见于坏死灶和炎症灶内或其边缘,因切面关系,可呈香蕉形、椭圆形或圆形,其大小为长 4 ~ 7 μm,最宽处为 2 ~ 4 μm,胞浆嗜酸性或两染性,核嗜碱性。单个或小簇聚集时,常难与坏死组织碎片区别,最好附近有囊型弓形虫作参照。包囊和假囊光镜下不易区别,病理学家将其统称为囊型(cystic 或 encysted)或细胞内型(intracellular)弓形虫。囊型弓形虫为圆形、椭圆形或带状,大小不等,位于宿主细胞胞质内,或有单独的界膜(包囊),或以宿主细胞膜包裹(假囊)。囊内包含众多弓形虫,其核为蓝色颗粒状,分布均匀,大小一致,以伊红色胞质为背景。在病灶附近者一般为假囊,周围无炎性反应者一般为包囊,确认弓形虫是病理诊断的关键。

值得注意的是,在病理切片制作过程中,由于组织经固定、脱水等处理,细胞及弓形虫均发生收缩,虫体缩小,加上切面的不同,弓形虫虫体与寄生虫研究者所见之完整虫体有所不同。在组织切片中,弓形虫速殖子呈弓形或香蕉形时,核位于虫体中部或稍偏位,与虫体两侧相连接;如呈月芽形或瓜子形时,可能看不到虫体的核;如呈圆形或椭圆形,可见 3 个以上虫体成单列或双列长队形排列,均位于宿主细胞内。如多个虫体在宿主细胞内聚集成簇状、环状、花瓣状等图案时,考虑为弓形虫包囊。组织印片或体液涂片中可看到完整虫体,保存较好,亦较易辨认。在HE 染色下识别虫体有困难时,可借助于特殊染色技术和免疫组织化学或免疫荧光标记技术。

特殊染色　在涂片和印片中常用 Giemsa(吉氏)、Wright(瑞氏)、Papanicolaou(巴氏),或PAS 染色,或联合应用。上述特殊染色可使弓形虫轮廓清楚,明显易见。在病变组织中用免疫组织化学技术效果较好,抗弓形虫 P30 单克隆抗体作为第一抗体,用 ABC 法或 PAP 法进行标记,可清楚显示弓形虫所在部位、形态与数量,具有准确、快捷、敏感等优点(图336)。这种抗体已经商品化。免疫组织化学标记在大脑、肺、结肠等组织中效果较好。背景染色较重时需注意鉴别。

病变分类　弓形虫病传统上分为先天性与获得性两大类。

先天性弓形虫病可累及胎儿或婴儿的各个器官及胎盘,以脑、心、肺、眼、脾、肝、肾比较多见,亦可累及胰腺、胃肠道、淋巴结、内分泌腺、骨髓、胸腺、皮肤或肌肉等组织。

获得性或后天性弓形虫病,按机体免疫状态或发病背景,可分为三类:①免疫正常型或原发性,病人无明显免疫损伤背景,容易治愈。②免疫受损型,常继发于慢性贫血,胶原性疾病,恶性肿瘤(尤其淋巴瘤和白血病),放疗、化疗、皮质类固醇治疗,器官移植及免疫抑制治疗等,患者免疫功能削弱,但亦可治愈。③免疫缺陷型,即 HIV 感染者和 AIDS 患者,严重感染特别是脑内感染,常导致死亡;弓形虫病常为播散性,并常合并其他机会性感染。这一分类提醒临床和病理医师了解弓形虫病的易感人群,注意检查病人的免疫状态和发病基础,并有预后意义。

按弓形虫侵犯范围,可分为孤立性(即单一器官受累)和播散性(全身多个器官受累)。后者常见于免疫功能障碍者。以脑、肺最易受累,播散性病例受累器官可多达5个以至16个。孤立性者可见于脑、心、肺或淋巴结弓形虫病。

各器官病变 不同器官发生的弓形虫病,在病变形态上有所不同。

脑弓形虫病(弓形虫性脑炎)常有明显的灶性坏死,在坏死灶边缘可见炎细胞渗出和小胶质细胞增生,并可能查到游离型和囊型弓形虫(图337~图343)。

弓形虫性肺炎病变为间质性和肺泡性肺炎,严重时可见灶性坏死,在细支气管上皮和肺泡上皮、间质细胞内可查见弓形虫(图344、图345)。

心脏弓形虫病可表现为心肌炎或无反应性弓形虫寄生状态,在炎症病灶内和其边缘可能发现弓形虫(图346、图347)。

淋巴结弓形虫病可见于普通人群和免疫缺陷者,前者通常表现为三联征,即:淋巴滤泡增生,上皮样组织细胞簇,显著的滤泡旁/单核细胞样 B 细胞增生;艾滋病晚期由于淋巴结结构破坏,三联征不明显。显微镜下观察到囊型弓形虫为有力诊断证据(图348、图349)。

(刘德纯)

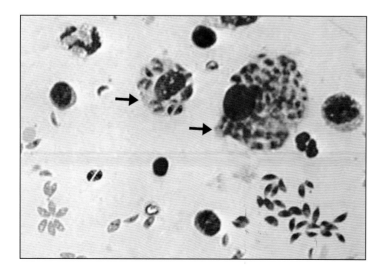

图 333　弓形虫包囊和速殖子

Sporocyst and tachyzoite

　　箭头所示图中可见两个弓形虫假包囊和囊中速殖子。(Giemsa 染色)

图 334 弓形虫包囊和缓殖子

Sporocyst and bradyzoite

左、右图中均可见弓形虫包囊及囊中缓殖子(鼠大脑)。(引自:S. J. Upton)

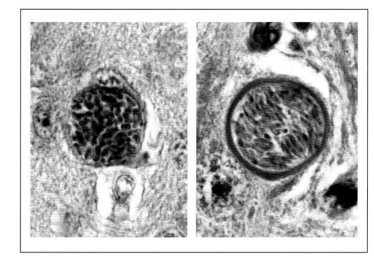

图 335 弓形虫滋养体

Trophozoites of *toxoplasma gondii*

在腹水涂片中可见数个呈新月形的滋养体。(Giemsa 染色)

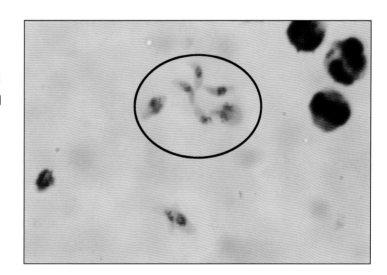

图 336 弓形虫病

Toxoplasmosis

免疫组织化学标记弓形虫单克隆抗体 P30 阳性。(IHC)

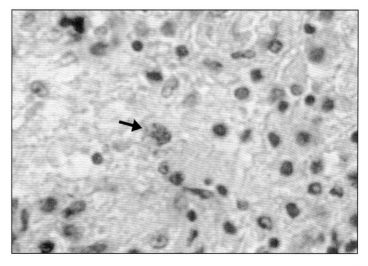

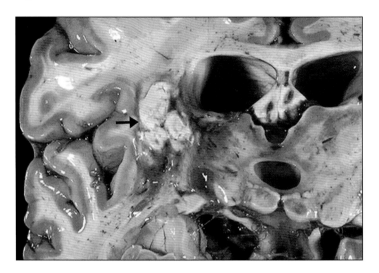

图 337　脑弓形虫病

Cerebral toxoplasmosis

　　箭头所示灰黄色病灶为弓形虫引起的脑脓肿。(引自:中山大学传染病精品课程教学图片库)

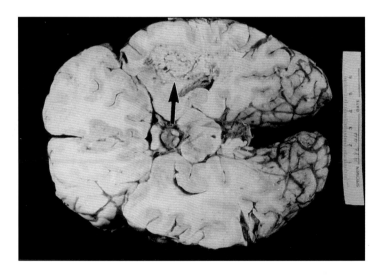

图 338　脑弓形虫病

Cerebral toxoplasmosis

　　箭头所示为弓形虫感染病灶,形成所谓脑脓肿,边界尚清楚。

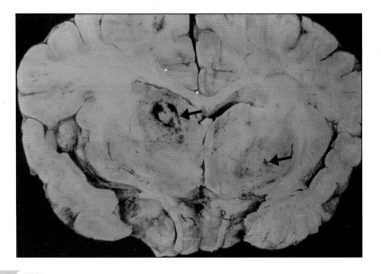

图 339　脑弓形虫病

Cerebral toxoplasmosis

　　箭头所示为两个弓形虫坏死灶。

图 340 脑弓形虫病

Cerebral toxoplasmosis

　　冠状切面见基底神经节多灶性圆形坏死性病变。

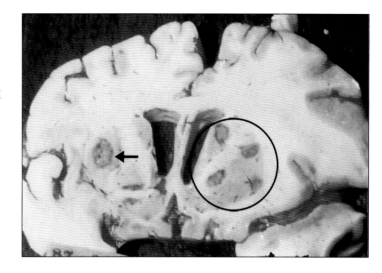

图 341 脑弓形虫病

Cerebral toxoplasmosis

　　CT 扫描图像,箭头所示为两个环形病灶。

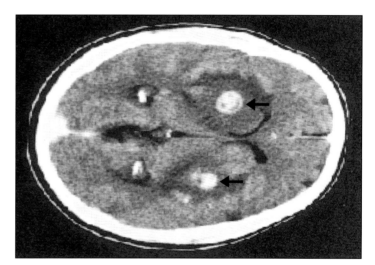

图 342 脑弓形虫病

Cerebral toxoplasmosis

　　CT 扫描图像,箭头所示为一个环形病灶。

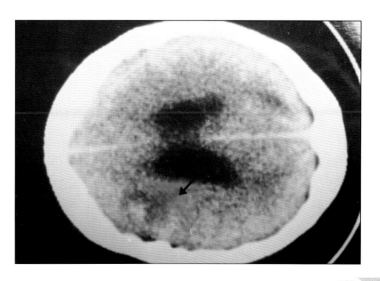

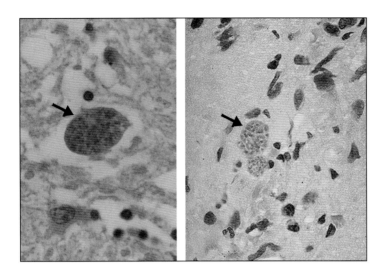

图 343　脑弓形虫病

Cerebral toxoplasmosis

脑组织中查见囊型弓形虫。

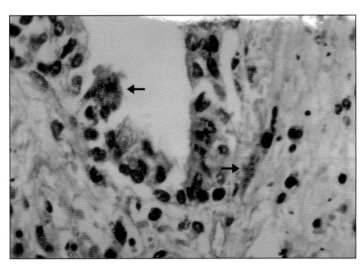

图 344　肺弓形虫病

Pulmonary toxoplasmosis

支气管黏膜上皮和管外纤维细胞中可见囊型弓形虫。

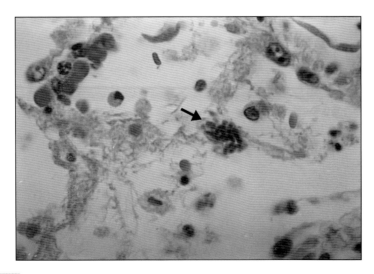

图 345　肺弓形虫病

Pulmonary toxoplasmosis

箭头所示可见一囊型弓形虫。

图346　心肌弓形虫病

Toxoplasmosis of cardiac muscle

箭头所示为心肌细胞中囊型弓形虫，间质有少量慢性炎症细胞浸润。

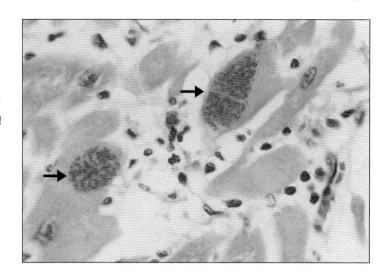

图347　心肌弓形虫病

Toxoplasmosis of cardiac muscle

箭头所示为心肌细胞中囊型弓形虫，间质有少量慢性炎症细胞浸润。

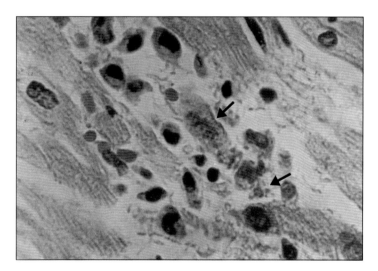

图348　淋巴结弓形虫病

Toxoplasmosis of lymph node

淋巴细胞衰减，纤维细胞增生，箭头所示可见一囊型弓形虫。

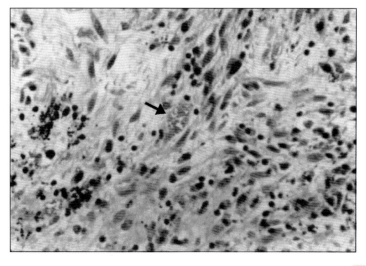

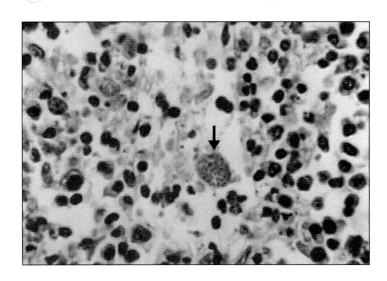

图 349　淋巴结弓形虫病

Toxoplasmosis of lymph node

箭头所示可见一囊型弓形虫。

第三节　阿米巴病

阿米巴病(amebiasis)是由溶组织内阿米巴(*Entamoeba histolytica*)感染人体所致的疾病,是可以累及许多组织和脏器的全身性疾病。

【概况】阿米巴病遍及全球,但以热带和亚热带地区多见。慢性阿米巴病患者、恢复期病人以及无症状包囊携带者粪便中持续排出包囊,是本病的主要传染源。经口感染是本病主要的传播途径,阿米巴包囊污染食物和水源,人摄入被包囊污染的食物和水源而感染。人群普遍易感,婴幼儿与儿童发病机会相对较少,免疫功能低下者发病机会较多,病情较重。病愈后可重复感染。

【阿米巴原虫特点】

形态　滋养体见于急性患者的黏液血便、稀便或组织中,直径为 12～60 μm,有透明的外质和颗粒状的内质,有一个球形的细胞核。成熟的四核包囊见于慢性阿米巴患者或包囊携带者的成形大便中,直径为 5～20 μm,内有 1～4 个核(图 350)。

生活史　溶组织内阿米巴有滋养体和包囊两个时期。成熟包囊经口感染人体后,在小肠中孵出滋养体,一部分滋养体可入侵肠黏膜,引起肠阿米巴病,一部分也可随血行播散到肝、肺、脑、皮肤等处,引起肠外阿米巴病,一部分滋养体进行二分裂增殖,移行到横结肠后逐渐形成包囊,随粪便排出体外。

【致病性】滋养体是阿米巴的致病阶段,是虫体的侵袭形式。当机体抵抗力下降,肠功能紊乱时,滋养体可入侵肠黏膜,引起肠阿米巴病,也可随血行播散到肝、肺、脑、皮肤等处,引起肠外阿米巴病。溶组织内阿米巴对宿主的损伤有接触性溶解的特点,主要通过滋养体的三种致病因子起作用:260 kD 半乳糖、乙酰氨基半乳糖凝集素介导吸附于宿主细胞;阿米巴穿孔素在宿主细胞形成孔状破坏;半胱氨酸蛋白酶溶解宿主细胞。肠阿米巴病主要见于结肠,肠外阿米巴病主要见于肝、肺、脑,也可见于皮肤、宫颈、阴道等处。

【病变特点】

基本病变　阿米巴病病变属于一种变质性炎症,以感染部位组织的溶解液化性坏死为其特点。黏膜、皮肤局部组织的坏死常形成溃疡,实质器官(如肝、肺、脑组织)的坏死常形成阿米巴脓肿,病变组织中见到阿米巴滋养体最具诊断意义。

1.肠阿米巴病　肠阿米巴病又称阿米巴痢疾、阿米巴性结肠炎,病变主要位于盲肠和升结肠,其次是乙状结肠及直肠,严重者可累及回肠下段。典型病变是在肠黏膜面形成口小底大的烧瓶样溃疡,溃疡边缘不整齐,其下方呈潜行性(图351、图352),溃疡间的黏膜正常或稍有充血水肿,这种溃疡具有诊断价值。病变严重时,多个溃疡的底部互相沟通形成隧道,其表面黏膜可大片液化性坏死、脱落,形成边缘下潜行的巨大溃疡,溃疡可深达肌层或浆膜层,严重者可穿孔引起局限性腹膜炎(图353)。镜下表现为黏膜层和黏膜下层的液化性坏死,在坏死组织中可见有淋巴细胞和浆细胞为主的少量炎细胞浸润,在溃疡边缘与正常组织交界处及小静脉腔内可见阿米巴滋养体(图354~图358)。慢性期为新、旧病变及坏死、溃疡和增生反复交错发生,肠黏膜上皮过度增生或形成息肉,肠壁纤维组织过度增生而导致肠壁变厚、变硬或肠腔狭窄,或形成肿瘤样包块(阿米巴肿)而易误诊为癌。

2.肝阿米巴病　又称阿米巴肝脓肿,是肠外阿米巴病中最常见的,与肠阿米巴病合并者占2%~10%。肠阿米巴病时,阿米巴滋养体可侵入肠壁小静脉,经肠系膜静脉、门静脉,之后入肝而引起肝阿米巴病。病灶多位于肝右叶,常为单个,大小不等,最大者几乎占据整个肝右叶。病变局部组织液化坏死伴有陈旧性出血,故坏死物呈果酱样,又称阿米巴肝脓肿。与化脓菌引起的肝脓肿不同的是,阿米巴肝脓肿中,脓肿灶内门管区纤维结缔组织、血管和胆管等液化坏死并不彻底,故肉眼观察脓肿灶形如破絮状(图359)。阿米巴肝脓肿可继续扩大并向周围组织穿破,形成膈下脓肿、脓胸、肺脓肿、腹腔阿米巴性腹膜炎等。阿米巴滋养体多存在于坏死组织与正常组织交界处,显微镜下找到阿米巴滋养体有助于诊断。

3.肺阿米巴病　又称阿米巴肺脓肿,多由阿米巴肝脓肿向胸腔扩散蔓延引起,故多位于右肺下叶,病灶多为单个,大小不一,常与肝脓肿相连。肺脓肿的果酱样坏死物可通过支气管、气管排出体外,咳出褐色脓样痰,痰中可查见阿米巴滋养体。

4.脑阿米巴病　很少见,是由于阿米巴经血道进入脑内引起的感染,往往继发于肝、肺阿米巴脓肿。

(郭瑞珍　万启惠)

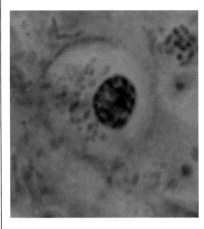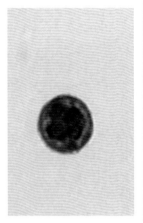

图 350　阿米巴滋养体

Trophozoite of entamoeba histolytica

　　图左显示滋养体有透明的外质和颗粒状的内质,有一个球形的细胞核(铁苏木素染色);图右显示成熟的四核包囊(碘液染色)。

图 351　肠阿米巴病

Intestinal amebiasis

　　显示肠黏膜表面散在的口小底大的烧瓶状溃疡,溃疡间黏膜正常。

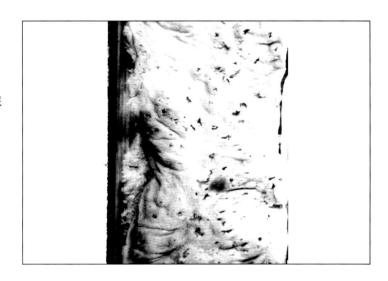

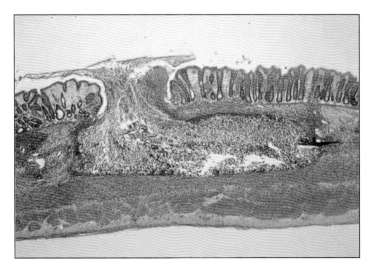

图 352　肠阿米巴病

Intestinal amebiasis

　　肠阿米巴病,其溃疡呈口小底大烧瓶样。

图 359 肝阿米巴脓肿

Amebic liver abscess

脓肿位于肝右叶,巨大,脓肿切面外观呈破絮状。

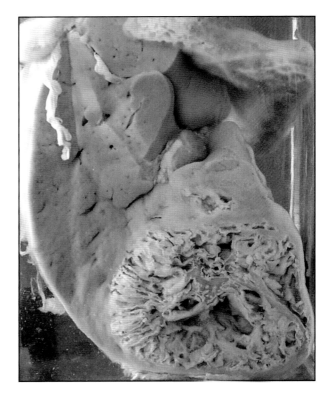

第六章

吸虫类寄生虫病

吸虫属于蠕虫的一种类型,因其有吸附于人体组织的固着器官——吸盘,故名为吸虫。寄生于人体并能致病的吸虫有血吸虫、并殖吸虫(肺吸虫)、华支睾吸虫(肝吸虫)、肝片形吸虫、姜片形吸虫等。本章介绍前面四种吸虫引起的寄生虫病。

吸虫的特点　肉眼观察,吸虫虫体较大,多呈扁平的叶状或舌状,虫体不分节;有口吸盘和腹吸盘各一个。显微镜下观察,吸虫体壁薄,有些吸虫的体壁有体棘,但无微毛;表皮下有外环肌和内纵肌;吸虫体内可见呈网状结构的排泄系统;有不完整的消化道,由口、前咽、咽、食管和肠管组成,无肛门,大多数吸虫的肠管分为左右两支沿虫体两侧向后端延伸,末端为盲管,血吸虫的两条肠支在虫体后部联合为单一的盲管;生殖器官发达,在睾丸内常可见发达的精子。

病理组织学特征　组织切片上绝大多数病例显示的多为虫卵,而虫体却很少发现,或只发现虫体某个部位的断面,所以在诊断吸虫病时发现吸虫的特殊结构、特有的病理改变和特殊的病史是重要的。其特殊的病理改变表现在:①肺吸虫病有窦道、嗜酸性粒细胞浸润或嗜酸性脓肿、夏科莱登结晶三种较为恒定的病理改变,具有诊断意义。②华支睾吸虫主要寄生在肝、胆管内,虫卵也见于肝、胆管内,并刺激胆管上皮乳头状增生或腺瘤样增生。③血吸虫成虫寄生于终宿主的门脉－肠系膜静脉系统,雌虫产出的虫卵多沉积在肝组织的汇管区或肠壁和阑尾组织中,引起以较多虫卵为中心的肉芽肿性病变。掌握这些形态特征,有利于对吸虫病的鉴别。

特殊的病史　吸虫病中的肺吸虫、华支睾吸虫和肝片形吸虫都属于食源性寄生虫病,如曾经吃过生的或半生的溪蟹、蝲蛄、沼虾,多考虑肺吸虫感染;曾经吃过生的或半生的鱼、虾者,多考虑华支睾吸虫感染;生食或半生食牛、羊内脏者,多考虑肝片形吸虫感染。

(郭瑞珍　万启惠)

第一节 血吸虫病

血吸虫病(schistosomiasis)是由血吸虫(*Schistosoma*)寄生于人体门静脉系统所致的传染病。在我国流行的是日本血吸虫(*S. japonicum*)感染,故又称为日本血吸虫病(schistosomiasis japonica)。

【概况】血吸虫病主要分布在亚洲、非洲和拉丁美洲,我国主要分布在长江流域的江苏、浙江、安徽、上海等10多个省(区、市)。日本血吸虫病是人畜共患病,传染源是病人和保虫宿主(包括牛、猪、犬、羊等)。传播途径是人体接触疫水,疫水中的尾蚴经皮肤进入人体引起感染。造成传播必须具备三个条件,即带虫卵的粪便污染水源,钉螺的存在,人、畜接触疫水。人群普遍易感,感染率随接触疫水的机会而异,以男性青壮年农民和渔民感染率最高。

【血吸虫特点】

形态　血吸虫成虫为雌雄异体,雌虫虫体呈圆柱形,前细后粗,虫体后部呈灰褐色。雄虫乳白色,背腹扁平,弯曲呈镰刀状,中间形成抱雌沟,雌虫常位于抱雌沟内,与雄虫呈雌雄合抱状态。虫卵椭圆形,成熟虫卵大小平均为 89 μm × 67 μm,内含胚胎或毛蚴(成熟虫卵)(图360)。

生活史　血吸虫的生活史包括毛蚴、母胞蚴、子胞蚴、尾蚴、童虫、成虫和虫卵七个阶段。终宿主为人和多种哺乳类动物,钉螺是唯一的中间宿主。成虫寄生于终宿主的门脉-肠系膜静脉系统,雌虫产卵,99%的虫卵沉积在肝、肠壁组织中引起肉芽肿性病变,1%的虫卵可随血液流入肺、脑等处,引起异位血吸虫病。沉积在肠壁组织中的部分虫卵可随溃破组织落入肠腔随宿主粪便排出。当带虫卵的粪便污染水源,虫卵便在水中孵出毛蚴,后者钻入钉螺繁殖,经母胞蚴、子胞蚴产生许多尾蚴,尾蚴自螺体逸出进入水中游动于水的表层,这种含有尾蚴的水称疫水。当宿主与疫水接触时,尾蚴迅速钻入皮肤引起感染,并进一步转化为童虫、成虫。日本血吸虫在人体的平均寿命为4.5年。

【致病性】血吸虫的尾蚴、童虫、成虫和虫卵均可对宿主造成损害,成虫主要寄生在门脉-肠系膜静脉系统,产卵并沉着于肝、肠、阑尾和腹腔内引起虫卵性肉芽肿性病变,还可在门脉系统以外的肺、脑等组织和器官引起异位血吸虫病。肝脏的虫卵性肉芽肿纤维化最终可致肝硬化。所以,血吸虫虫卵是引起病变的主要成分。

【病变特点】

基本病变　虫卵沉积引起的局部组织损害,形成特征性的肉芽肿结节,或弥漫沉积于组织之间,虫卵肉芽肿结节分为急性虫卵结节和慢性虫卵结节。

1. **急性虫卵结节**　由成熟虫卵(能分泌引起周围组织坏死的毒素)引起,以坏死渗出性病变为主。早期的虫卵结节中央可见 1～2 个成熟虫卵(如果没有切到,可以缺乏),其周围是一片无结构的颗粒状坏死物及大量嗜酸性粒细胞组成的嗜酸性脓肿,偶可见夏科莱登结晶(图361)。病变进一步发展,虫卵周围出现肉芽组织,并逐渐向虫卵结节中央生长,出现围绕结节呈放射状排列的类上皮细胞,结节中浸润的嗜酸性粒细胞及其他炎细胞逐渐减少,如此构成晚期急性虫卵结节,向慢性结节转化。

2. **慢性虫卵结节**　急性虫卵结节形成后的 10 余天,结节向慢性阶段转化。主要表现为结节中坏死物逐渐被清除,虫卵崩解、破裂,病灶内出现类上皮细胞和异物巨细胞,病灶周围肉芽组织增生伴以淋巴细胞浸润(图362)。最后结节纤维化、玻璃样变。

3. **虫卵弥漫沉积**　即大量虫卵弥漫性沉积于病变组织中,引起一种非虫卵结节性变化,表现为结缔组织弥漫性增生,少量炎细胞浸润,不形成结节状病灶,但是可与虫卵结节混合存在。一般而言这种病灶内的虫卵大多是变性或不成熟虫卵,这种虫卵最终不是被吞噬而消失,而是以钙化的形式保留于纤维组织之间(图363)。

各器官病变

1. **结肠病变**　可累及任何一段结肠,包括阑尾,但以直肠、乙状结肠、降结肠为严重。急性期肠黏膜充血水肿,局部形成灰黄色、粟粒至绿豆大的小结节,结节中央可发生坏死脱落,最终形成大小不一的浅溃疡。晚期可引起肠壁增厚、变硬,肠腔狭窄,黏膜粗糙不平,息肉样增生和溃疡形成,严重者致肠梗阻,甚至在腹腔内形成痞块(图364、图365)。

2. **阑尾的病变**　阑尾组织中血吸虫虫卵的沉积,多分布于阑尾各层,包括阑尾黏膜下层、肌层及浆膜层,虫卵引起的病变,以纤维化为主,嗜酸性脓肿和虫卵结节形成较少(图366、图367)。

3. **肝脏病变**　急性期肝脏轻度肿大,表面和切面均可见急性虫卵结节,晚期可见慢性虫卵结节,慢性虫卵结节逐渐纤维化(图368～图371)。由于虫卵主要沉积于汇管区,故虫卵结节也主要见于汇管区,结节纤维化后所形成的肝硬化结节细小,故肝脏表面见细小结节(图372)。肝硬化严重程度视感染严重程度不同而不同。

4. **肠系膜病变**　成虫主要寄生在门脉 - 肠系膜静脉系统,产卵并沉着于肝、肠、阑尾和腹腔内引起虫卵性肉芽肿性病变(图373)。

(郭瑞珍　万启惠)

图 360　血吸虫卵及成虫

Egg of *Schistosoma japonicum*

　　图左为雌雄合抱的血吸虫,图右为日本血吸虫卵。(图右引自:S. J. Upton)

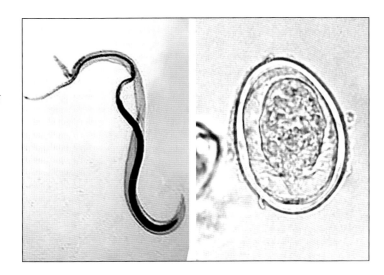

图 361　血吸虫病

Schistosomiasis

　　急性虫卵结节。

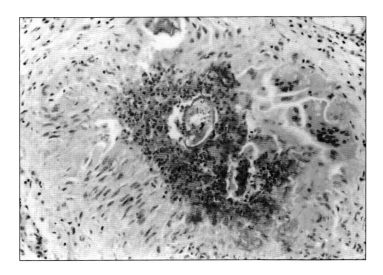

图 362　血吸虫病

Schistosomiasis

　　慢性虫卵结节。

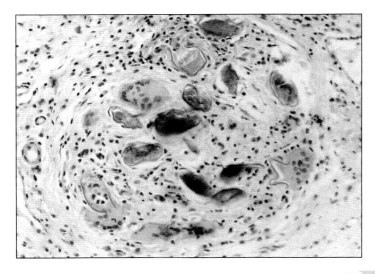

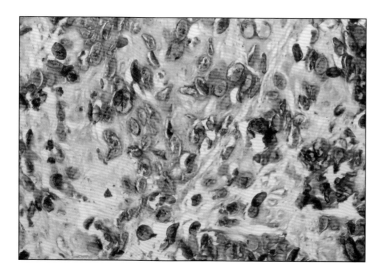

图 363　血吸虫病

Schistosomiasis

　　大量虫卵弥漫性沉积,虫卵钙化。

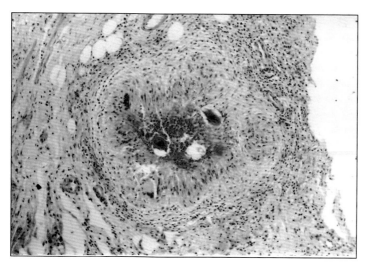

图 364　肠血吸虫病

Intestinal schistosomiasis

　　肠黏膜下见急性虫卵结节。

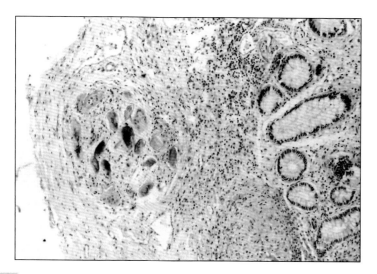

图 365　肠血吸虫病

Intestinal schistosomiasis

　　肠黏膜下见慢性虫卵结节。

图 366　阑尾血吸虫病

Appendiceal schistosomiasis

　　阑尾壁增厚并玻璃样变,其间见大量钙化虫卵沉积。

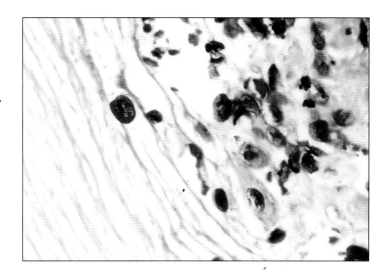

图 367　阑尾血吸虫病

Appendiceal schistosomiasis

　　阑尾壁增厚并玻璃样变,其间见大量钙化虫卵沉积。

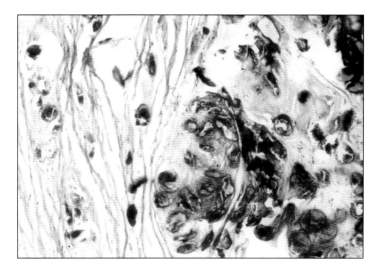

图 368　肝脏血吸虫病

Hepatic schistosomiasis

　　汇管区内见慢性虫卵结节。

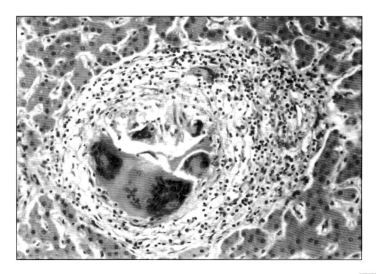

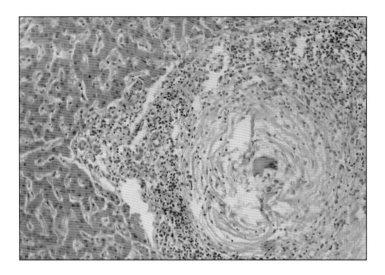

图 369　肝脏血吸虫病

Hepatic schistosomiasis

　　汇管区内见慢性虫卵结节。

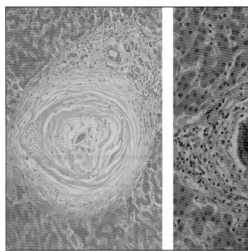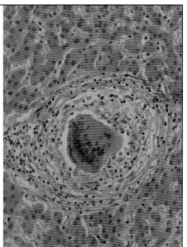

图 370　肝脏血吸虫病

Hepatic schistosomiasis

　　慢性虫卵结节。

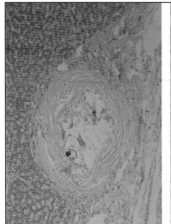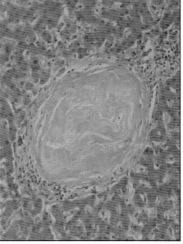

图 371　肝脏血吸虫病

Hepatic schistosomiasis

　　慢性虫卵结节。

图 372　肝血吸虫病

Hepatic schistosomiasis

　　肝脏肿大,质地变硬,表面见灰白色细小的结节。(兔血吸虫病肝脏)

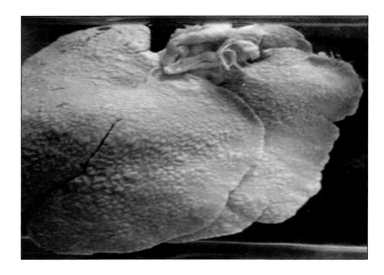

图 373　血吸虫病

Schistosomiasis

　　箭头所示血吸虫寄生于肠系膜静脉。(兔血吸虫病)

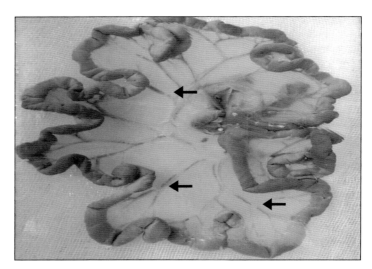

第二节　并殖吸虫病

　　并殖吸虫病(paragonimiasis)又称肺吸虫病(lung fluke disease),是由并殖吸虫感染所致的一种人畜共患的寄生虫病。

　　【概况】目前世界上报道的并殖吸虫有 50 多种,我国主要的致病吸虫是卫氏并殖吸虫(*Paragonimus westermani*)和斯氏狸殖吸虫(*Pagumogonimus skjabini*)两种,前者多见,后者仅见于我国南方。卫氏并殖吸虫病主要传染源是能排出虫卵的感染者和肉食类哺乳动物,斯氏狸殖吸虫病主要传染源是果子狸、病猫、病犬等动物。主要因生食或半生食含并殖吸虫囊蚴的溪蟹或蝲蛄而感染,饮用含囊蚴的生水也可感染。感染多发生在夏秋季。

【并殖吸虫特点】

形态　并殖吸虫为雌雄同体,都具有生殖系统的卵巢与子宫并列、2 个睾丸并列的特点。卫氏并殖吸虫成虫呈椭圆形,虫体肥厚,腹面扁平,背面隆起,虫体宽长之比约为 1∶2,体表布满小棘,虫体两侧有高度发达的卵黄腺。虫卵呈椭圆形,金黄色,卵盖大且常倾斜,卵壳厚薄不匀,内含 1 个卵细胞和 10 余个卵黄细胞。斯氏狸殖吸虫虫体窄长,虫体宽长之比为 1∶(2.4 ~ 3.2)(图 374)。在人体很少见到成虫和虫卵。

生活史　并殖吸虫的生活史大致相似。卫氏并殖吸虫成虫寄生在人和多种肉食类哺乳动物的肺部,产出的虫卵随痰液排出或吞入消化道由粪便排出,虫卵在水中孵出毛蚴,毛蚴钻入第一中间宿主川蜷螺体内繁殖,经胞蚴、母雷蚴、子雷蚴,产生许多尾蚴,尾蚴从螺体逸出,在水中侵入第二中间宿主溪蟹或蝲蛄,在其内形成囊蚴。人吃生的或半生的含囊蚴的溪蟹、蝲蛄或饮用含囊蚴的生水而感染。囊蚴在消化道内孵出童虫,童虫穿过肠壁,进入腹腔,在组织和脏器间游窜,然后穿过膈肌进入胸腔而入肺,在细支气管附近形成虫囊,并逐渐发育为成虫。囊蚴是并殖吸虫的感染期。成虫在宿主体内一般可存活 5 ~ 6 年,长者可达 20 年。斯氏狸殖吸虫的第一中间宿主是小豆螺或拟钉螺,第二中间宿主只有溪蟹,终宿主是果子狸、病猫、病犬等动物,人不是本虫的适宜宿主,绝大多数在人体不能发育为成虫,处于童虫阶段。

【致病性】并殖吸虫童虫在体内组织器官中移行、窜扰,成虫的定居及产出的虫卵均可造成机械性损伤,虫体的代谢产物等抗原物质可造成机体免疫性损伤。虫体游走至肺,引起胸肺型肺吸虫病,游窜到腹腔及各脏器引起腹型肺吸虫病,游窜到脑引起脑脊髓型肺吸虫病,在皮下游窜,形成游走性包块或结节,引起皮下包块型肺吸虫病。

【病变特点】

病变过程　病变过程分为三期,三期病变可同时存在于患者肺及其他器官。

1. 脓肿期　虫体移行过程中破坏组织,导致组织出血、坏死,同时伴有炎性渗出和嗜酸性粒细胞、嗜中性粒细胞以及单核细胞的浸润,并形成脓肿。

2. 囊肿期　脓肿周围肉芽组织增生,形成纤维性囊壁,囊内含棕色液体和虫体而形成囊肿,这种囊肿称之为虫囊。肉眼观察,虫囊边界清楚,呈紫色葡萄状。多个虫囊相互间有隧道或空穴相通。

3. 纤维瘢痕期　由于囊内虫体死亡或移行到其他部位,囊肿内容物通过支气管排出或吸收,囊内由肉芽组织填充,整个囊肿纤维化,最后形成瘢痕。

基本病变　肺吸虫病最具诊断意义的病变如下。

1. 窦道　虫体在组织中穿行引起组织出血坏死,形成迂曲的窦穴状病灶或窦道,早期窦道内充满嗜酸性坏死物(图 375、图 376),之后窦道壁肉芽组织增生,或有上皮样细胞、多核巨细胞构成的肉芽肿结构,窦道内坏死物质逐渐被吸收或被吞噬而减少甚至消失,窦道壁纤维组织增生逐渐纤维化(图 377 ~ 图 379),最终窦道消失,形成纤维瘢痕。

2. 夏科莱登结晶　为浅灰红色,竹叶、竹节或棒状,大小不一,有折光性。这种结晶早期存在于嗜酸性坏死物中(图 380),之后随着窦道的纤维化,夏科莱登结晶可见于窦道周围囊壁组

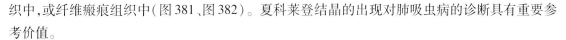

织中,或纤维瘢痕组织中(图381、图382)。夏科莱登结晶的出现对肺吸虫病的诊断具有重要参考价值。

3.嗜酸性粒细胞浸润或嗜酸性坏死物　早期大量嗜酸性粒细胞位于窦道内,与坏死组织共同形成嗜酸性脓肿或嗜酸性坏死物,同时在窦道周围组织中也有大量嗜酸性粒细胞弥漫性浸润(图383)。

未发育成熟的童虫(无子宫和虫卵)所引起的病灶,病变组织中很难见到虫体,虫卵也未必一定有。成虫引起的病灶,常可见虫卵,甚至可见虫体。

各器官病变

1.肺型肺吸虫病　进入肺的童虫,在细支气管附近形成虫囊,并逐渐发育为成虫定居于肺内,故认为肺型肺吸虫病由成虫寄生所致。成虫在寄生之处引起肺的病变过程包括脓肿期、囊肿期和纤维瘢痕期。脓肿期即局部呈窟穴或隧道状,形成嗜酸性脓肿。囊肿期即虫囊形成期,在脓肿期的基础上,窦道周围肉芽组织增生而形成薄膜状囊肿壁,成虫即寄生于囊中,这种囊肿称之为虫囊。虫囊大小不等,囊状、似葡萄状向肺表面突起(图384、图385),也与支气管相通。虫囊囊内为虫体,虫体体壁较薄,体壁下有丰富的卵黄腺和呈网状结构的排泄系统(图386~图389),虫体子宫腔内见虫卵(图390),囊壁的厚薄和浸润炎细胞的种类视病程长短而异,病灶较陈旧时,囊壁较厚,以浆细胞和淋巴细胞浸润为主。在囊内、囊壁或囊周围肺组织中可见虫卵,这些虫卵或散在分布或聚集成堆(图391、图392);每每在肺泡内或支气管腔内可见虫卵(图393~图396),这些虫卵可随痰排出体外,因此可在痰中找到虫卵,或随痰吞入消化道再随粪便排出体外。瘢痕期即随着虫体的死亡或迁移,囊内容物吸收或排出,肉芽组织增生充填囊腔,病灶纤维化,形成瘢痕。

2.脑脊髓型肺吸虫病　脑型肺吸虫病多由成虫定居引起,青年及儿童多见。病变多侵犯颞叶、枕叶及脑底,组织学检查窦道内易见虫卵,但较难发现虫体(游走性大)。提示:成虫有寄生于肺以外组织或器官的可能,如果在肺以外部位的病变中发现有肺吸虫虫卵沉积,提示病变由成虫所致。

3.皮下型肺吸虫病　由幼虫在体内游窜引起,多发生于儿童,多发性、游走性是其特点,多见于腹部、胸部、腰背部皮下,也可见四肢、腹股沟、臀部、头颈部、腋窝、阴囊等处皮肤,形成皮下结节,结节呈球形或条索状,直径多为1~3 cm,可单个或多个,皮肤表面正常。切开包块可见隧道样虫穴,有时可见到虫体。显微镜观察皮下组织中见窦道、嗜酸性坏死物及夏科莱登结晶(图397)。

4.腹型肺吸虫病　由幼虫在体内游窜引起,腹型肺吸虫病侵犯部位很广,肝、大网膜、脾、肾及肾上腺、膀胱、膈肌、腰肌等都有侵犯。肝脏肺吸虫病多位于肝右叶,呈结节状,直径为2.0 cm左右,临床易误诊为肝内占位性病变(图398、图399)。笔者曾见到一例腹腔内淋巴结肺吸虫病(图400~图402)。

(郭瑞珍　万启惠)

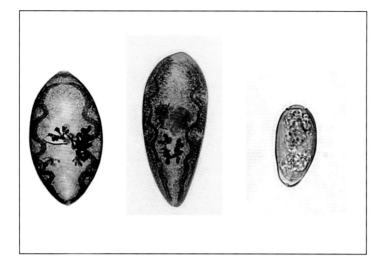

图 374 肺吸虫虫卵

Egg of paragonimus

图左为卫氏并殖吸虫成虫;图中为斯氏狸殖吸虫成虫;图右为肺吸虫虫卵。

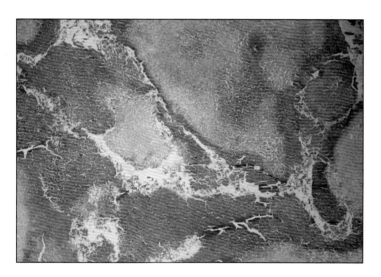

图 375 肺吸虫病的窦道

Paragonimiasis-sinus

肺吸虫虫体穿行于组织间留下迂曲的窟穴状病灶。

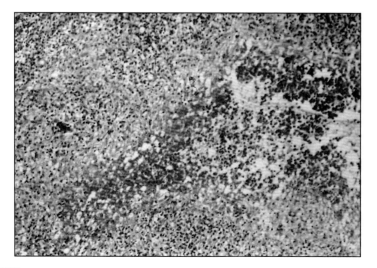

图 376 肺吸虫病的窦道

Paragonimiasis-sinus

肺吸虫虫体穿行于组织间留下的窦道,窦道内充满嗜酸性坏死物。

图 377　肺吸虫病的窦道

Paragonimiasis-sinus

修复、机化早期的窦道。

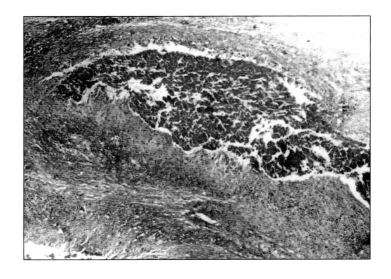

图 378　肺吸虫病的窦道

Paragonimiasis-sinus

修复、机化中的窦道。

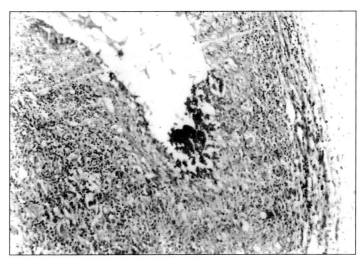

图 379　肺吸虫病的窦道

Paragonimiasis-sinus

修复、机化中的窦道。

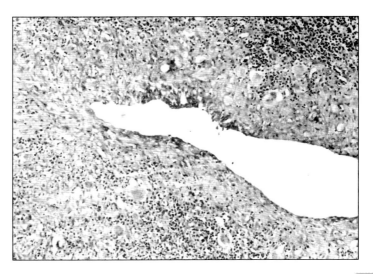

**图 380　肺吸虫病的夏科莱登
　　　　　结晶**

Paragonimiasis　Charcot-Leyden
crystal

　　嗜酸性坏死物中见夏科莱登结
晶,呈竹叶形或多边形。

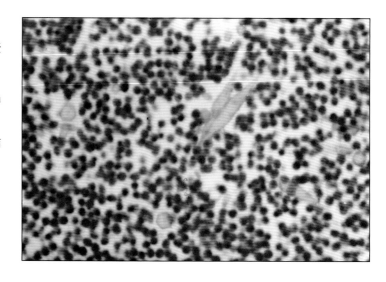

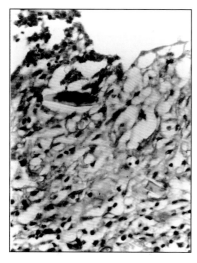

图 381　肺吸虫病的夏科莱登结晶

Paragonimiasis Charcot-Leyden crystal

　　修复、机化的窦道壁中见多量夏科莱登结晶。

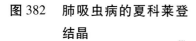

**图 382　肺吸虫病的夏科莱登
　　　　　结晶**

Paragonimiasis　　Charcot-Leyden
crystal

　　修复、机化的窦道壁中见多量夏
科莱登结晶。

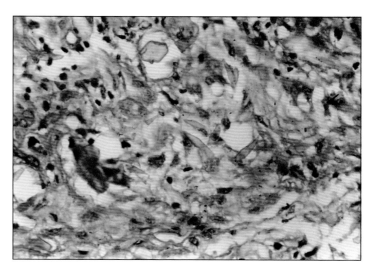

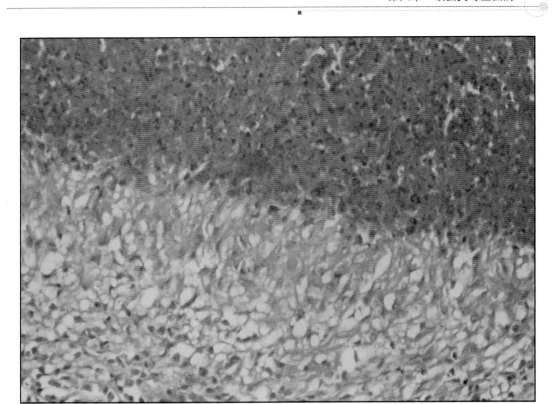

图 383 肺吸虫病的嗜酸性坏死物及嗜酸性粒细胞的浸润

Paragonimiasis-acidic necrosis and infiltrated eosinophil

图可分成上、中、下三部分,上部显示窦道内的嗜酸性坏死物;中部为反应性增生的组织细胞;下部显示窦道壁嗜酸性粒细胞浸润。

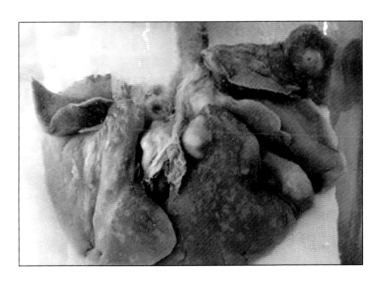

图 384 肺型肺吸虫病

Pulmonary paragonimiasis

肺组织中可见三个边界清楚的结节状虫囊,呈葡萄状。

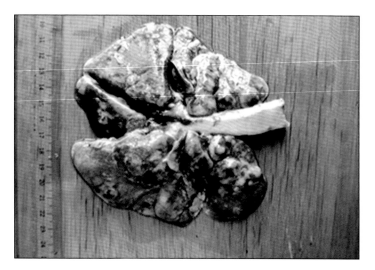

图 385　肺型肺吸虫病

Pulmonary paragonimiasis

　　犬肺中的多个肺吸虫虫囊。
（引自：Sung – Jong Hong Web Atlas of
Medical Parasitology）

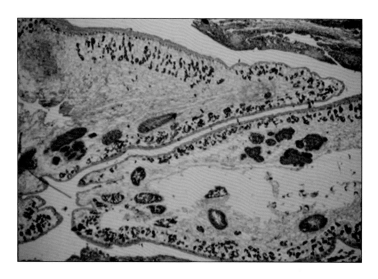

图 386　肺型肺吸虫病

Pulmonary paragonimiasis

　　犬肺中的肺吸虫虫囊常有两个
虫体。（引自：Sung – Jong Hong Web
Atlas of Medical Parasitology）

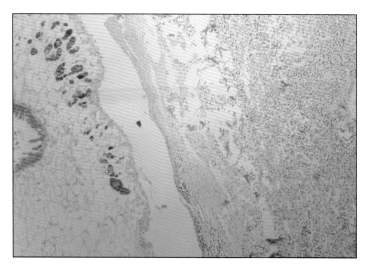

图 387　肺型肺吸虫病

Pulmonary paragonimiasis

　　虫囊内见寄生的肺吸虫，囊壁及
周围肺组织呈慢性炎症改变，见少量
虫卵沉积。

图 388　肺型肺吸虫病

Pulmonary paragonimiasis

　　虫体断面清晰可见体壁及体壁下卵黄腺，体腔内见消化道、子宫、生殖腺及呈网状结构的排泄系统。

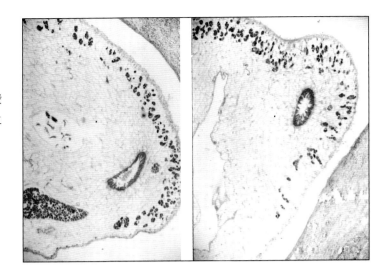

图 389　肺型肺吸虫病

Pulmonary paragonimiasis

　　虫体体壁较薄、卵黄腺丰富，呈网状结构的排泄系统清晰可见。

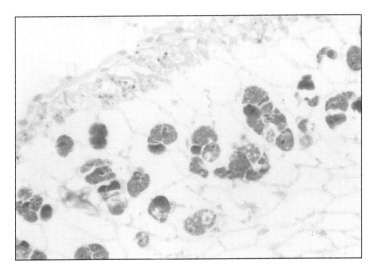

图 390　肺型肺吸虫病

Pulmonary paragonimiasis

　　虫体子宫腔内见虫卵。

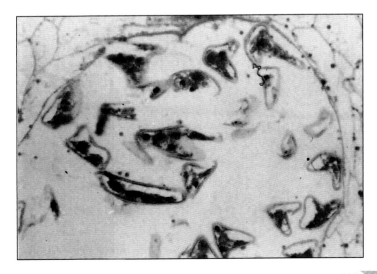

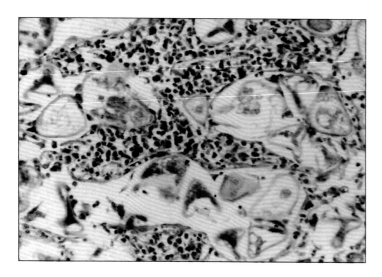

图 391　肺型肺吸虫病

Pulmonary paragonimiasis

　　虫囊囊壁局部区域见大量虫卵，虫卵之间见大量浆细胞。

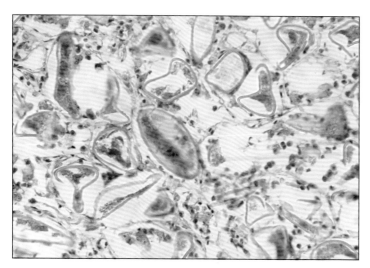

图 392　肺型肺吸虫病

Pulmonary paragonimiasis

　　虫囊囊壁局部区域见大量虫卵，虫卵之间见大量浆细胞。

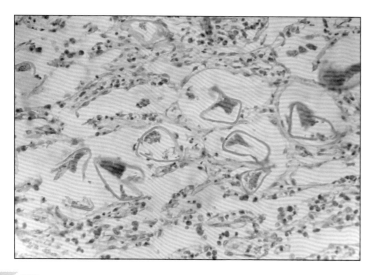

图 393　肺型肺吸虫病

Pulmonary paragonimiasis

　　肺泡腔内见虫卵。

图 394　肺型肺吸虫病

Pulmonary paragonimiasis

　　细支气管腔内见虫卵。

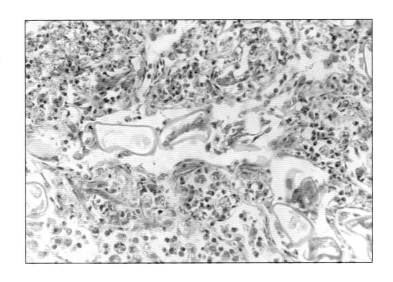

图 395　肺型肺吸虫病

Pulmonary paragonimiasis

　　细支气管腔内见虫卵。

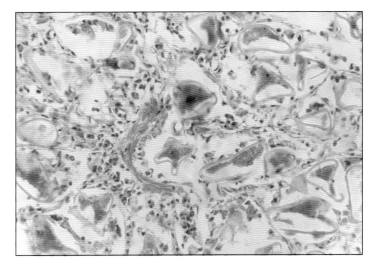

图 396　肺型肺吸虫病

Pulmonary paragonimiasis

　　细支气管腔内见虫卵。

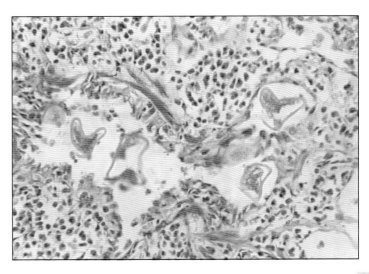

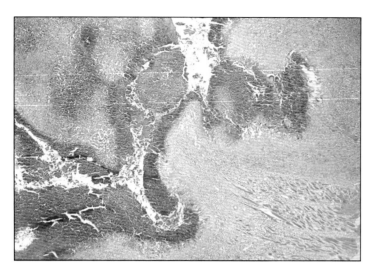

图 397　皮下型肺吸虫病

Subcutaneous paragonimiasis

　　肺吸虫虫体穿行于皮下组织留下的窦道,窦道内充满嗜酸性坏死物。

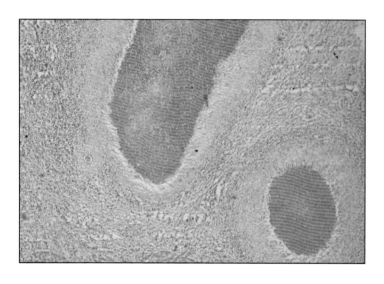

图 398　肝脏肺吸虫病

Hepatic paragonimiasis

　　肺吸虫虫体穿行于肝组织之间留下的窦道,窦道内充满嗜酸性坏死物。

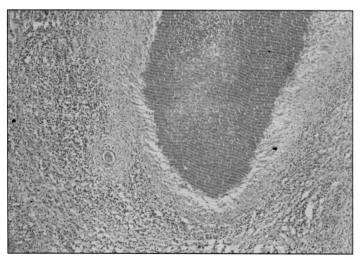

图 399　肝脏肺吸虫病

Hepatic paragonimiasis

　　肺吸虫虫体穿行于肝组织之间留下的窦道,窦道内充满嗜酸性坏死物。

图 400　淋巴结肺吸虫病

Paragonimiasis of lymph node

　　显示窦道和窦道内的嗜酸性坏死物和钙化物。

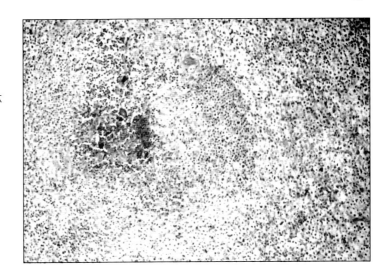

图 401　淋巴结肺吸虫病

Paragonimiasis of lymph node

　　显示窦道及窦道中的嗜酸性坏死物。

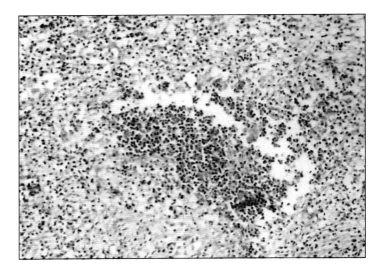

图 402　淋巴结肺吸虫病

Paragonimiasis of lymph node

　　嗜酸性坏死物中有夏科莱登晶体。

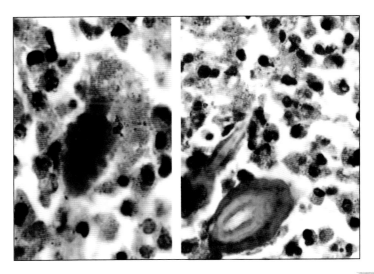

第三节　华支睾吸虫病

华支睾吸虫病(clonorchiasis)是由华支睾吸虫(*Clonorchis sinensis*)寄生在肝胆管引起的人畜共患性寄生虫病。华支睾吸虫又称肝吸虫,所引起的疾病俗称肝吸虫病。

【概况】华支睾吸虫病主要流行于亚洲,如中国、朝鲜、日本及东南亚国家等。我国除西北地区外,已有25个省(区、市)有不同程度的流行。以感染华支睾吸虫的人和哺乳动物(主要有猫、狗和猪)为传染源,传播途径为食入生的或半生的含有华支睾吸虫囊蚴的淡水鱼或虾而感染,感染方式因生活习惯、饮食嗜好而有所不同。人体对本病普遍易感。

【华支睾吸虫特点】

形态　成虫虫体窄长,扁平状,形似葵瓜籽仁,半透明,虫体大小为(10~25)mm×(3~5)mm。虫卵甚小,大小为(27.3~35.1)μm×(11.7~19.5)μm,黄褐色,形似芝麻粒,内含毛蚴,卵壳下方有一小疣(图403、图404)。

生活史　成虫寄生于人体肝胆管内,产卵后,虫卵随胆汁进入肠道并随粪便排出体外。虫卵入水中被第一中间宿主豆螺或沼螺吞食后,在螺蛳的消化道内孵出毛蚴,毛蚴在螺体经胞蚴、雷蚴的繁殖,产生许多尾蚴。尾蚴成熟后自螺体逸出,在水中侵入第二中间宿主淡水鱼或虾体内,发育为囊蚴,当人或动物食入后,囊蚴在十二指肠内孵出童虫,童虫移行至肝,继而在肝胆管内发育为成虫并产卵。从食入囊蚴到粪便中出现虫卵约需1个月时间,成虫在人体内存活可长达20~30年。

【致病性】华支睾吸虫主要寄生于人体肝脏的二级胆管内引起病变,也可在总胆管、胆囊、胰腺管甚至十二指肠内或胃内发现,引起病变。表现为刺激肝胆管上皮增生、纤维化,使得管腔变窄甚至堵塞肝胆管,引起胆汁淤积,易合并细菌感染引起胆囊炎、胆管炎,且易以虫体和虫卵为中心形成胆结石,晚期可发展为肝硬化或引起胆管上皮癌。

【病变特点】

常见器官病变

1. 肝脏病变　肝胆管病变的严重程度视感染轻重和病程长短而异,轻者吸虫数量较少,数十条或百余条,一般无明显病理改变。病变严重者,吸虫达上千条,甚至有上万条的报道。肉眼观察,在肝脏左叶被膜下可见到因成虫阻塞而扩张的胆管分支,切面见肝内大中胆管呈不同程度的扩张,管壁增厚,其内充满胆汁和成虫。在有大量成虫寄生的病例,切开并轻压胆管时,成虫由胆管内鱼贯而出。组织学检查,肝细胞受损不明显,胆管扩张,管壁纤维组织因增生而增厚,扩张、增厚的胆管内可见寄生的虫体(图405、图406),虫体体壁较薄,生殖器官发达,可见呈网状结构的排泄系统(图407~图411);虫体寄生处胆管上皮细胞呈不同程度的增生,重者呈乳头状、腺瘤样和不典型性增生(图412~图415)。胆管上皮还可发生杯状细胞化生而分泌大量黏液。管壁和门管区内有不等量淋巴细胞、浆细胞和嗜酸性粒细胞浸润。慢性病例常伴有纤维组织增生,甚至引起肝纤维化。少数病例增生的胆管上皮可发生癌变;死亡虫体、虫卵和脱落的上皮可成为胆结石的核心,促进胆结石的形成;继发细菌感染时,引起胆管炎、胆囊炎。

2.胆囊病变　当总胆管有阻塞或胆囊管扩张时,寄生于肝内胆管的成虫可随胆汁流动而进入胆囊,寄生于胆囊内引起胆囊炎。肉眼检查可见胆囊壁充血、水肿,囊壁增厚,黏膜粗糙,胆囊腔内查见成虫。显微镜观察,胆囊黏膜上皮不同程度增生,囊壁充血、水肿,同时有嗜酸性粒细胞和慢性炎症细胞浸润。

3.胰腺病变　胰腺华支睾吸虫的发生率在5%左右,也有更高的报道。成虫寄生于胰腺导管内,导致胰腺导管扩张、管壁增厚,导管上皮增生或鳞状上皮化生,管壁见嗜酸性粒细胞和慢性炎症细胞浸润。成虫进入胰腺导管内可能是成虫随胆汁进入胰管,或童虫进入胰管内发育为成虫所致。

（郭瑞珍　万启惠）

图 403　华支睾吸虫和虫卵

Adult and egg of *C. sinensis*

图左、图中为华支睾吸虫成虫,图右为华支睾吸虫虫卵。(图左引自:Thomas;图中、图右引自:S. J. Upton)

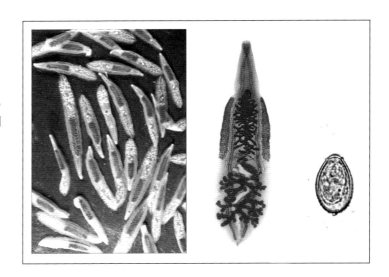

图 404　华支睾吸虫

Adult of *C. sinensis*

图左为虫体子宫内大量虫卵。图右为放大虫卵,虫卵形似芝麻粒。(嗜铬染色)

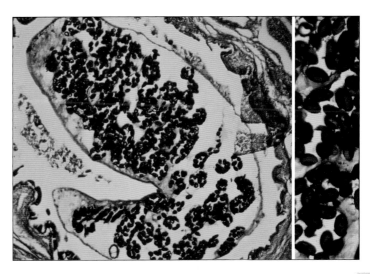

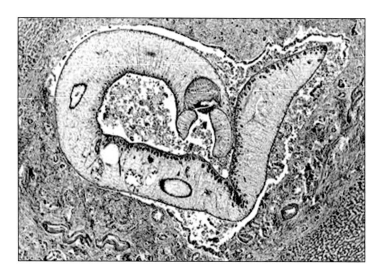

图 405　肝华支睾吸虫病

Hepatic clonorchiasis

　　肝胆管内寄生的华支睾吸虫成虫。(引自：Tropical Medicine Resource Center)

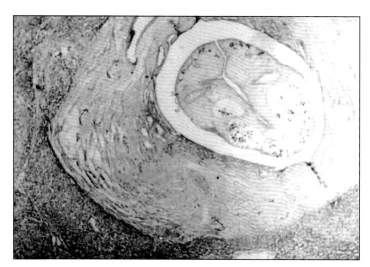

图 406　肝华支睾吸虫病

Hepatic clonorchiasis

　　肝脏内的小胆管扩张,管壁明显增厚,管腔内见一虫体断面。

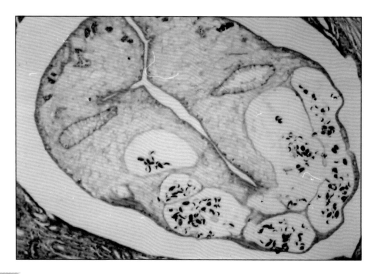

图 407　肝华支睾吸虫病

Hepatic clonorchiasis

　　肝脏内的小胆管扩张,管腔内见一虫体断面。

图 408　肝华支睾吸虫病

Hepatic clonorchiasis

　　虫体体壁薄,体内见虫卵,虫卵体积小,黄褐色,形似芝麻状。

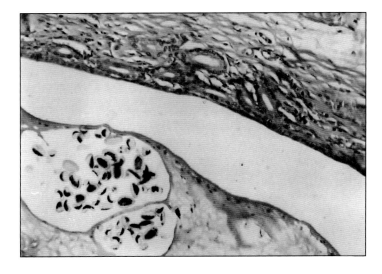

图 409　肝华支睾吸虫病

Hepatic clonorchiasis

　　虫体体壁薄,体内见虫卵,虫卵体积小,黄褐色,形似芝麻状。

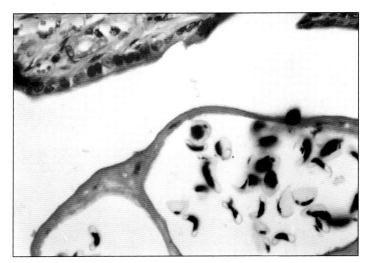

图 410　肝华支睾吸虫病

Hepatic clonorchiasis

　　吸虫体内的消化管道及管道周围呈网状结构的排泄系统。

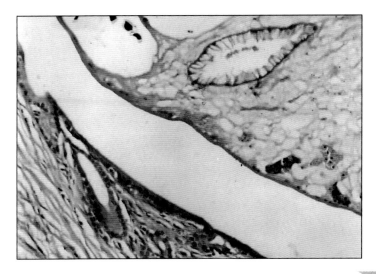

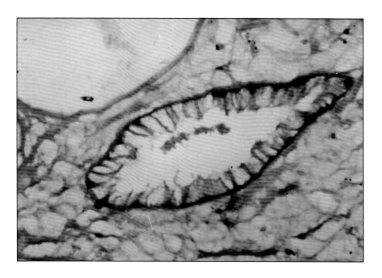

图411 肝华支睾吸虫病

Hepatic clonorchiasis

　　吸虫体内的消化管道及管道周围呈网状结构的排泄系统。

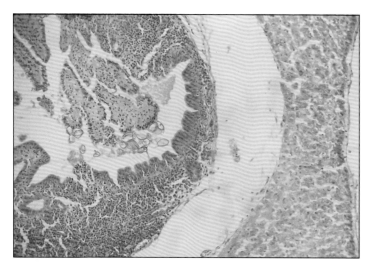

图412 肝华支睾吸虫病

Hepatic clonorchiasis

　　肝内小胆管内见虫卵,胆管上皮乳头状增生,管道周围炎症反应。

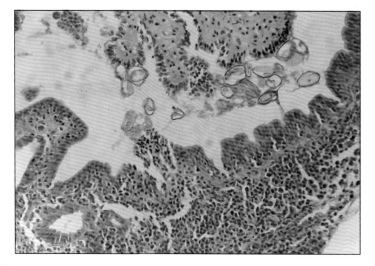

图413 肝华支睾吸虫病

Hepatic clonorchiasis

　　肝内小胆管内见虫卵,胆管上皮乳头状增生,管道周围炎症反应。

图414　肝华支睾吸虫病

Hepatic clonorchiasis

　小胆管上皮腺瘤样增生。

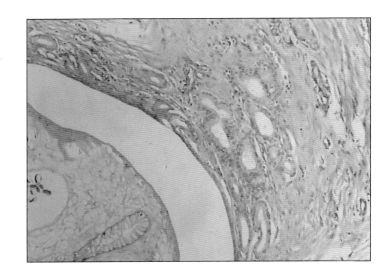

图415　肝华支睾吸虫病

Hepatic clonorchiasis

　肝内小胆管上皮腺瘤样及乳头状增生。

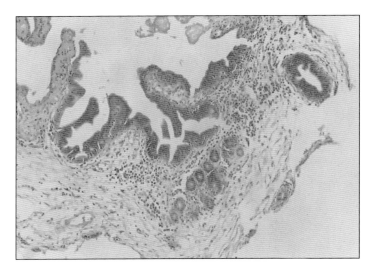

第四节　肝片形吸虫病

　　肝片形吸虫病(fascioliasis)是由肝片形吸虫(*Fasciola hepatica Linn.*)感染引起的人畜共患性寄生虫病。

　　【概况】该病呈散发性,流行于世界各地,牛、羊肝片形吸虫感染率多在20%～60%之间,我国人群感染率为0.002%～0.171%,约12万人。法国、葡萄牙和西班牙是人体感染肝片形吸虫的主要流行区,我国15个省(区、市)有发病的报道,其中以甘肃省感染率最高。人可因吃水生植物(如水芹)或喝生水而获得感染,也可因生食或半生食有肝片形吸虫感染的牛、羊内脏而获得感染。

　　【肝片形吸虫特点】

　　形态　肝片形吸虫成虫的主要形态特征为:虫体呈叶片状,前端有明显突出部,称为头锥,体表密布细小棘刺;有腹吸盘和口吸盘各1个(图416),体中部有丰富的肠支和睾丸分支,虫卵纵径略长,130～150 μm,卵盖略大。

生活史　肝片形吸虫的生活史包括成虫—虫卵—后尾蚴—童虫—成虫多个阶段。终宿主是人、牛、羊等哺乳动物,中间宿主是螺。成虫寄生于终宿主的肝胆管内,产出的卵随胆汁流入肠腔,再随粪便排出体外。虫卵在水中发育孵出毛蚴,后者在中间宿主螺体内发育繁殖形成尾蚴而逸出螺体,附着在水生植物或其他物体表面上形成囊蚴,终宿主因食入被囊蚴污染的食物、水而感染。囊蚴内的后尾蚴在宿主小肠上段逸出,穿过肠壁,进入腹腔,钻破肝脏被膜,深入肝实质数周后,最终进入胆管中寄生,约经4周发育为成虫。成虫在人体内可存活长达12年。

【致病性】肝片形吸虫进入人体后的后尾蚴、童虫、幼虫阶段均可致病,后尾蚴和童虫在小肠、腹腔和肝内移行均造成机械性损害和化学性刺激,肠壁可出现出血,肝组织可表现出广泛的炎症,童虫损伤血管可致肝实质梗塞。成虫寄生在肝胆管内,虫体的吸盘和皮棘等引起的机械性刺激,主要引起增生和炎症性改变。

【病变特点】

1.成虫结构特点　虫体呈扁平状,体壁较薄,体内生殖器官发达,有明显的肠支,体内呈网状结构的排泄系统清晰可见(图417～图422)。

2.肝胆管内病变　虫体的吸盘和皮棘等引起的机械性刺激,主要引起胆管上皮增生和胆管壁的炎症性改变,继发感染时引起胆管炎。病变轻时胆管呈局限性扩张,病变严重时,或有虫体阻塞胆管或有胆汁淤积,引起胆管及其分支管壁增厚,管腔扩张,还可引起胆管广泛出血而导致贫血。成虫也可引起胆囊的炎症反应(图423、图424),B超检查发现胆管扩张,胆囊壁肥厚。

3.肝外肝片形吸虫病(异位损害)　童虫在腹腔中移行时,可穿入或随血流到达肺、胃、脑、眼眶以及皮下等部位。这种情况常在手术后才得到确诊,在有生食牛肝、羊肝习惯的地方,虫体寄生于咽部,可引起咽部肝片形吸虫病。

(郭瑞珍　万启惠)

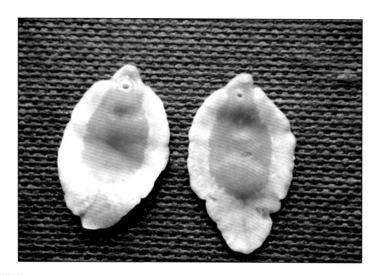

图416　肝片形吸虫

Fasciola hepatica

　　虫体呈叶片状,头锥明显,有口吸盘和腹吸盘各1个。

图 417　肝片形吸虫

Fasciola hepatica

虫体断面见有丰富的肠支和生殖腺。

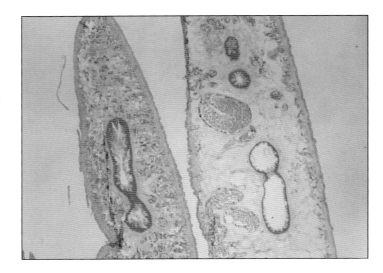

图 418　肝片形吸虫

Fasciola hepatica

体腔内可见呈网状结构的排泄系统。

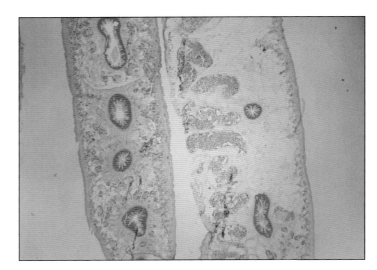

图 419　肝片形吸虫

Fasciola hepatica

虫体体壁薄,体壁下卵黄腺丰富。

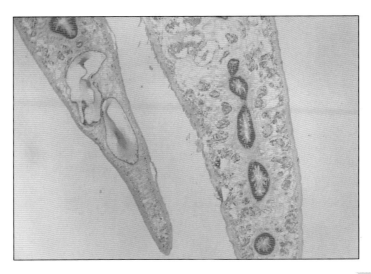

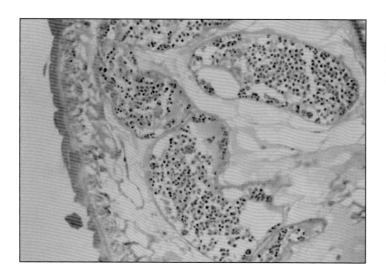

图 420　肝片形吸虫

Fasciola hepatica

　　虫体体壁结构及生殖腺。

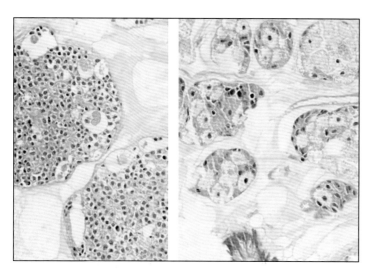

图 421　肝片形吸虫

Fasciola hepatica

　　虫体体内生殖腺和体壁下卵黄腺。

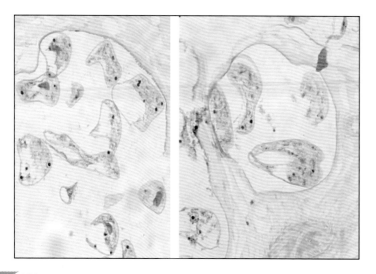

图 422　肝片形吸虫

Fasciola hepatica

　　虫体子宫内虫卵结构。

图 423 肝片形吸虫胆囊炎

Cholecystitis of fasciola hepatica

胆囊黏膜上皮增生,黏膜下组织间见嗜酸性粒细胞浸润,血管扩张充血。

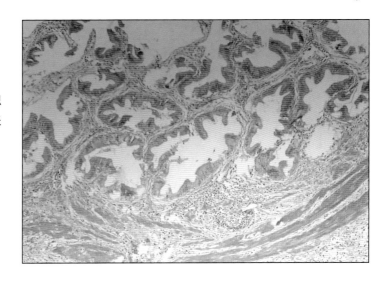

图 424 肝片形吸虫胆管炎

Cholangitis of fasciola hepatica

胆管黏膜上皮增生,黏膜下见嗜酸性粒细胞浸润。

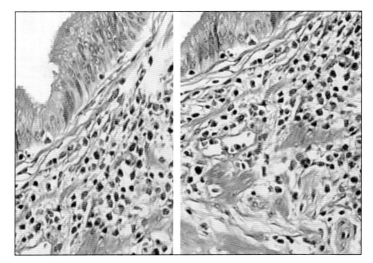

第七章

绦虫类寄生虫病

绦虫属于蠕虫的一种类型,寄生于人体的绦虫有30余种,我国主要的人体寄生绦虫有猪肉绦虫(又名链状带绦虫、猪带绦虫)、细粒棘球绦虫(又名包生绦虫)和曼氏裂头绦虫(又名曼氏迭宫绦虫),对人体致病的都是它们的幼虫阶段。本章介绍上述三种绦虫引起的绦虫病。

绦虫的特点　肉眼观察,绦虫扁长如腰带,虫体分节,白色或乳白色。显微镜观察,绦虫缺乏消化道,固着器官为头节,头节上有吸盘,有的还有顶突和小钩,表皮下也有外环肌和内纵肌,内纵肌较发达,它作为体壁内层包绕着虫体实质和各器官,并贯穿整个链体。体壁外面满布微小指状的细胞质突起,称微毛。体内的实质组织中散布着许多椭圆形的石灰小体。睾丸较小,睾丸内的成熟精子只能在虫体中部的成熟节片中才能见到。肉眼观察和显微镜下观察时抓住绦虫所具有的特点,特别是显微镜下观察绦虫体内无消化管道,体内组织中散布椭圆形的石灰小体等特征,有利于绦虫病的诊断。

绦虫的病理特点　从病理学的角度,有时很难通过送检的有限的组织或几张切片全面窥测上述绦虫的完整结构,以及辨别上述绦虫的特点。所以在观察、诊断绦虫病时,更应该注重的是绦虫的特殊结构、特有的病理改变。其特殊结构表现在:①猪囊尾蚴寄生处常形成的囊性结节以及结节上的头节(乳白色小颗粒),以及向内翻卷的头节后面的幼节在囊内蜷曲,形成特有的剪纸花样图像,对囊尾蚴病的诊断很有价值。②组织学检查所见的角皮层、生发层和原头蚴的发现,对包虫病的诊断具有意义。③曼氏裂头绦虫容易辨认的三种结构,即体表的横纹、体内的纵形肌肉和石灰小体,这些特殊的结构,对曼氏裂头蚴病的确诊均具有重要价值。

流行病学　猪带绦虫病和曼氏裂头蚴病都属食源性寄生虫感染性疾病,了解患者曾经吃过什么或做过什么,对寄生虫病的最后诊断也有帮助。①曾经吃过生的或半生的米猪肉,多考虑猪带绦虫感染;②曾经吃过生的或半生的蛙、蛇、鸟肉或

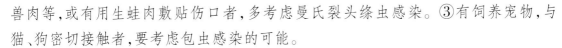

兽肉等,或有用生蛙肉敷贴伤口者,多考虑曼氏裂头绦虫感染。③有饲养宠物,与猫、狗密切接触者,要考虑包虫感染的可能。

(郭瑞珍　万启惠)

第一节　囊尾蚴病

链状带绦虫(*Taenia solium*)又称猪带绦虫、猪肉绦虫、有钩绦虫。囊尾蚴病(cysticercosis)是猪带绦虫的幼虫囊尾蚴(cysticercus)寄生于人体各组织器官所致的寄生虫性疾病。本病又称囊虫病、猪囊尾蚴病或猪囊虫病,是常见的人畜共患性疾病,它严重危害人体健康和畜牧业的发展。

【概况】本病呈世界性分布,特别是在有吃生猪肉习惯的地区流行较广泛,我国发病率较高也较广泛。当人食入生的或未煮熟的含囊尾蚴的猪肉后,囊尾蚴在人体小肠中发育为成虫并排出孕节和虫卵,这种感染猪带绦虫的患者或无症状的带虫者便成为传染源,成虫的孕节或虫卵随粪便排出,对感染者自身和周围人群均具有传染性,当人误食被虫卵和孕节污染的食物或饮水后,虫卵可在人体内发育为囊尾蚴并寄生于人体内(多在肌肉内定居),引起囊尾蚴病。感染囊虫病的方式有三种:①自体内感染,即患者体内已有成虫寄生,当遇到反胃、呕吐时,肠道的逆蠕动可将孕节逆流入胃,在胃酸的作用下,孕节破裂并释放出虫卵而造成自身感染;②自体外感染,由自体内排出的虫卵污染的食物或饮水而引起的再感染;③异体感染,由他人排出的虫卵污染的食物或饮水而引起的感染。人群普遍易感,以20~40岁青壮年为主。

【猪带绦虫特点】

形态　猪带绦虫成虫扁平呈带状,乳白色,半透明,长为2~4 m,虫体分节(图425),前端较细,向后逐渐变扁阔。头节近似圆球形,直径为0.6~1 cm,有4个吸盘和顶突,顶突上有2圈小钩。颈部细而短。链体有700~1 000个节片,靠颈部的节片细小,短而宽,为幼节,生殖器官未发育成熟;中部的节片近方形,为成节,有发育成熟的雌雄生殖器官;后部的节片呈窄长的长方形,为成熟节片,其子宫内充满虫卵。虫卵卵壳薄而脆,多脱落,不完整的虫卵呈球形,直径为31~43 μm,外层为具放射状条纹的胚膜,内含一个有6个小钩的六钩蚴(图426)。囊尾蚴呈卵球形,白色,半透明,如黄豆大小,为(8~10)mm×5 mm,囊内充满透明的液体,内有一米粒大小的白点,为向内翻卷收缩的头节,其形态与成虫头节相似(图427~图429)。

生活史　猪带绦虫的生活史中包括成虫、虫卵、六钩蚴、囊尾蚴四个阶段,人是猪带绦虫的唯一终宿主,猪和野猪是主要的中间宿主,人也可作为其中间宿主。当人吃了生的或半生的含囊尾蚴的猪肉(俗称"豆猪肉"或"米猪肉")后,囊尾蚴在小肠中受胆汁作用而翻出头节,附着于肠壁,经2~3个月,发育为成虫,成虫末端的孕节及虫卵不断脱落随粪便排出。成虫在人体的寿命可达25年之久,囊尾蚴在体内可存活1~5年,以后会逐渐死亡并钙化。

【致病性】猪囊尾蚴是主要的致病阶段,囊尾蚴寄生于人体某处后,即在该处长期寄生而不游走。致病严重程度因囊尾蚴的数量,寄生部位及局部组织反应不同而异。囊尾蚴在体内多寄生于运动较多的肌肉,如股内侧肌、深腰肌、肩胛肌、咬肌、腹内斜肌、膈肌、心肌、舌肌等,寄生于脑、眼、皮下、心、肝、肺、舌、乳腺等部位也有报道。不论猪囊虫寄生在什么部位,其病变基本相同。

【病变特点】

肉眼观察　囊尾蚴寄生处常形成囊性结节,囊内一般为一条幼虫,故囊性结节的多少取决于体内寄生幼虫的数量。切除的囊肿直径一般为 11 cm 大小,最小者直径仅为 0.2 cm。囊肿分为囊壁、囊腔和腔内寄生的囊尾蚴。囊壁灰白色,且很光滑,由纤维结缔组织组成,囊腔内含澄清液体和囊尾蚴。囊尾蚴呈半透明、薄膜状,其上可见一乳白色的颗粒,为囊尾蚴的头节。猪囊尾蚴形成的囊肿,每每镶嵌于受感染组织或器官的组织之间,表面观察可见众多向表面突起的小囊泡,切面观察受染组织间镶嵌有众多的小囊泡(图430)。

显微镜观察　虫体长期寄生部位一般能观察见虫体,虫体表皮层扭曲不平,如剪纸花样(图431、图432),虫体一侧都能显示头节,头节断面上有不同数目的吸盘或顶突,吸盘为长圆形或 C 形,由密集的放射状肌肉组成,着色比头节其余部分较深(图433)。囊壁分内外两层,内层由很薄的玻璃样组织构成,外层为增生的结缔组织伴有炎细胞浸润(图434),虫体死亡后可被液化吸收或钙化,虫体周围往往有明显的组织反应,或为由上皮样细胞和多核巨细胞组成的结节性肉芽肿,或为一层纤维组织包膜将虫体包围,最终病灶纤维化而留下瘢痕。

常见部位囊尾蚴病

1. 肌肉囊尾蚴病　骨骼肌是囊尾蚴最容易寄生的地方,囊尾蚴(囊肿)每每镶嵌于肌纤维或肌束之间,少者一两个,多者数百上千个,囊肿黄豆大小,圆形或卵圆形,质地较硬有弹性,以头颈部及躯干较多见,四肢较少见,手足罕见。切面观察肌肉组织间镶嵌有众多的小囊,囊壁呈灰白色半透明状,有的囊肿被剥离而留下一个空穴(图435)。肌肉内结节可引起肌肉肿胀,或肌肉的假性肥大,临床上患者感疲乏无力。B 超检查囊尾蚴结节显示圆形或椭圆形液性暗区,轮廓清晰,囊壁完整光滑,囊内可见一强回声光团,位于中央或一侧。囊尾蚴死后发生钙化,X 线检查可见钙化阴影。

2. 大脑囊尾蚴病　脑囊尾蚴病并不少见,病变可累及脑实质、脑室、脑膜及脊髓。囊尾蚴寄生于大脑皮质邻近运动中枢区,称脑实质型囊尾蚴,临床以癫痫为突出症状。寄生于脑室孔附近者称脑室型囊尾蚴,出现脑脊液循环梗阻、颅内高压,即反复出现突发性体位剧烈头痛、呕吐、甚至发生脑疝。囊尾蚴寄生于软脑膜者称软脑膜炎型,引起脑膜炎。寄生于脊髓者称脊髓型,表现有截瘫、感觉障碍、尿便潴留。切面观察脑组织间镶嵌有不等量囊尾蚴,其囊壁呈灰白色半透明状,如囊肿被剥离则会留下一个空穴(图436、图437)。

3. 眼囊尾蚴病　约占囊尾蚴病的10%,可寄生于眼内眼外各部位,但以玻璃体和视网膜下多见。囊尾蚴寄生部位不同,引起并出现的症状体征也不同。寄生于视网膜者致视网膜剥离、视力减退,严重者失明;寄生于玻璃体和前房者,患者感觉眼前有黑点或黑影飘动;寄生于眼外部者,相应部位可见结节形成。囊尾蚴眼内寄生还常引起虹膜睫状体炎、脉络膜炎、眼压增高和继发性青光眼等。

　　此外,囊尾蚴还可寄生在舌、口腔、声带。若大量囊尾蚴感染者也可见于心(如图430)、肝、肺、肾和腹腔等,但生前不易诊断,常在尸检时发现。

(郭瑞珍　万启惠)

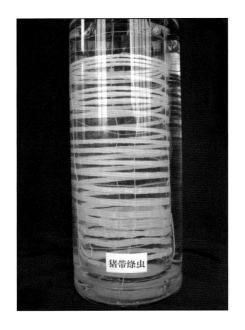

图425　猪带绦虫成虫

Adult of tapeworm

　　成虫扁平呈带状;乳白色,半透明,长为 2~4 m。

图426　猪带绦虫卵

Egg of tapeworm

　　图左为完整猪带绦虫卵,有卵壳。图右为不完整猪带绦虫卵,卵壳脱落。

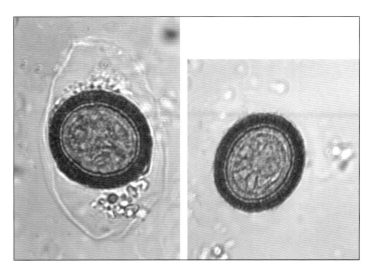

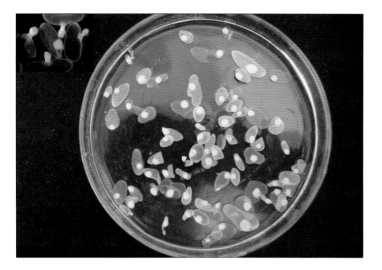

图 427　囊尾蚴

Cysticercus cellulosae

　　从病变肌肉中剥离出的囊尾蚴，呈半透明、薄膜状，其上可见一乳白色的颗粒，为囊尾蚴的头节。左上角显示囊尾蚴头节已外翻。（引自：Hae‐Seon Nam Web Atlas of Medical Parasitology）

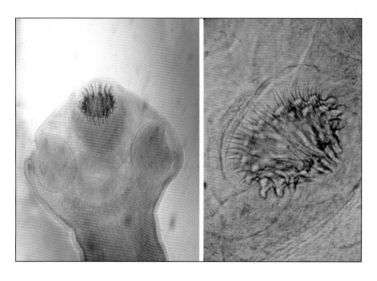

图 428　囊尾蚴头节

Scolex of cysticercus cellulosae

　　图左显示囊尾蚴头节上的吸盘、顶突和小沟；图右显示放大倍数的囊尾蚴小沟与顶突。（图右引自：Sung‐Iong Hong Web Atlas of Medical Parasitology）

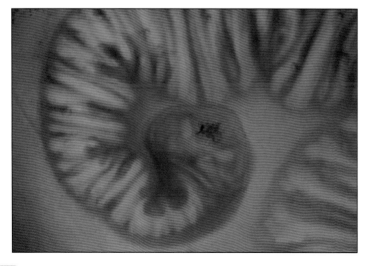

图 429　囊尾蚴压片

Pressure section of cysticercus cellulosae

　　可见向内翻卷的头节，头节上有吸盘、顶突和小钩，幼节蜷曲成剪纸花样。（卡红染色）

图 430　心脏囊虫病

Cardiac cysticercosis

　　心脏表面见众多直径为 1 cm 左右囊尾蚴,呈圆形或椭圆形,半透明,向表面突起(猪囊尾蚴病心脏)。

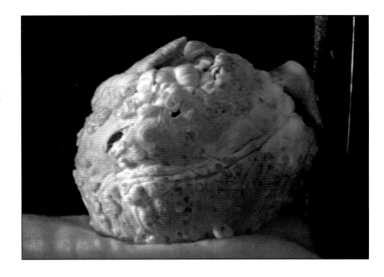

图 431　囊尾蚴

Cysticercus cellulosae

　　囊尾蚴表皮层扭曲不平,如剪纸花样,虫体头节位于左侧。

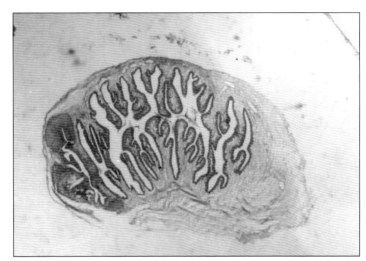

图 432　囊尾蚴

Cysticercus cellulosae

　　虫体表皮层扭曲不平,如剪纸花样。

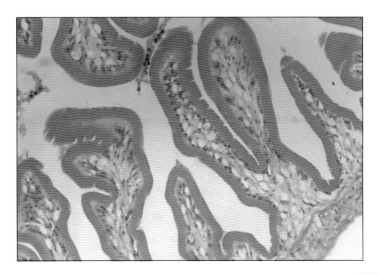

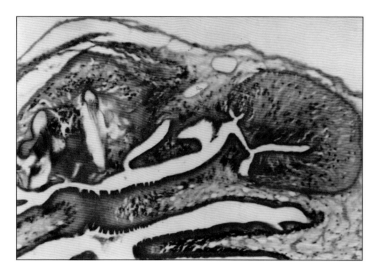

图 433　囊尾蚴

Cysticercus cellulosae

　　头节见有两个吸盘,吸盘为长圆形或"C"形。左上方吸盘中央似有小钩。

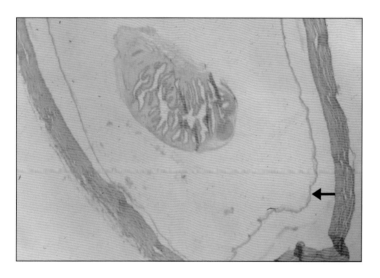

图 434　囊尾蚴

Cysticercus cellulosae

　　囊尾蚴囊壁外层为增生的结缔组织,内层为玻璃样组织(◄━━),囊内含液体,中央为虫体。

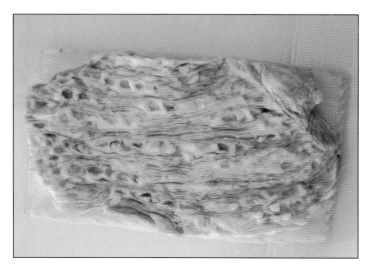

图 435　肌肉囊尾蚴病

Intramuscular cysticercosis

　　肌肉中镶嵌着许多囊尾蚴(猪囊尾蚴病肌肉)。

图 436 脑囊虫病

Cerebral cysticercosis

大脑表面可见众多囊尾蚴（猪囊尾蚴病大脑）。

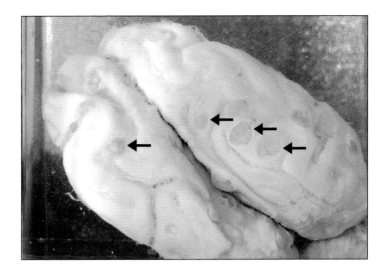

图 437 脑囊虫病

Cerebral cysticercosis

大脑切面,箭头所示为脑组织中镶嵌着的囊尾蚴,或囊尾蚴剥脱后留下的空穴(猪囊尾蚴病大脑)。

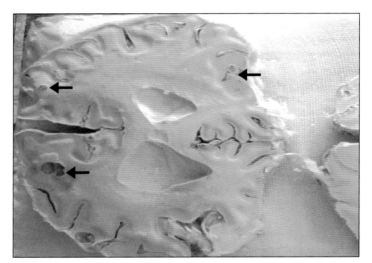

第二节 细粒棘球蚴病

细粒棘球蚴病(echinococcosis)也称包虫病(hydatidosis),是由细粒棘球绦虫(*Echinocoocus granulosus*)的幼虫棘球蚴(hydatid cyst)寄生于人体组织引起的人畜共患寄生虫病。

【概况】本病呈世界性分布,多见于以畜牧业为主的国家和地区,我国主要流行于新疆、青海、西藏、宁夏、内蒙古、甘肃及四川等省(区、市)。传染源为感染细粒棘球蚴绦虫的犬、狼、豺等肉食动物,传播途径为人与狗的密切接触,误食被虫卵污染的食物和饮水。人群普遍易感,儿童与青壮年发病多见。

【细粒棘球绦虫特点】

形态 棘球蚴为圆形囊状体,直径大小悬殊,1~40 cm 不等,切面单房囊性,由囊壁和内含物组成,囊壁分为角皮层和生发层两层,外层为无细胞结构的似呈粉皮状的角皮层,内层为具有细胞核的生发层。由生发层长出原头蚴和生发囊,生发囊囊壁上长出数个原头蚴。由生发层、原头蚴和生发囊又可长出子囊,子囊结构与母囊相似,子囊内又可长出原头蚴和孙囊。一个棘球蚴囊内可有数千至数万,甚至数百万个原头蚴。原头蚴为向内翻卷收缩的头节,头节略呈梨形,上有 4 个吸盘和 2 圈放射状排列的小钩。囊腔内充满无色透明囊液,囊液具有抗原性。原头蚴、生发囊和子囊可从生发层上脱落,悬浮在囊液中,称为棘球蚴砂。

生活史 细粒棘球绦虫的生活史包括成虫、虫卵、六钩蚴、棘球蚴 4 个阶段,其终宿主是犬、狼、豺等犬科食肉动物,中间宿主是人和羊、牛、骆驼等食草类动物。成虫寄生于终宿主小肠,产出的虫卵随宿主粪便排出,虫卵被中间宿主吞食,在小肠中孵出六钩蚴,六钩蚴钻进肠壁,经血循环至肝、肺、脑、骨等器官发育成棘球蚴而致病。棘球蚴是细粒棘球绦虫的致病阶段。棘球蚴在人体可存活 40 年,甚或更久。羊、牛等动物体内的棘球蚴被犬、狼等终宿主吞食后,其内的每一个原头蚴都可在终宿主体内发育为一条成虫,故犬、狼肠内寄生的成虫也可有数千至上万条。中间宿主体内的棘球蚴囊破裂后,流出的原头蚴又可形成新的棘球蚴。

【致病性】棘球蚴对人体的危害以机械性损害(压迫和刺激)为主,损害严重程度取决于棘球蚴的体积、数量、寄生的时间和部位。原发性感染多为单个囊,继发感染常为多个囊,可同时累及几个器官。棘球蚴囊破裂后,囊液可引起变态反应,流出的原头蚴可引起继发性棘球蚴感染。人体内受累及最多的是肝脏(70%)和肺(20%),累及腹腔、脑、脾、肾、胸腔、骨、肌肉、胆囊、子宫等器官的都有报道,该病几乎可累及机体所有部位。

【病变特点】

肉眼观察 完整的囊肿(棘球蚴),由外向内依次为棘球蚴囊壁,囊内液体及囊内数量不等的棘球蚴。棘球蚴囊壁呈灰白色、粉皮样,把囊内液体和棘球蚴包裹在其中。随着囊内棘球蚴的增多,整个囊肿逐渐增大,并挤压囊肿周围组织,刺激纤维组织增生,在棘球蚴囊壁之外形成纤维性的棘球蚴外囊。当整个囊肿破裂时,粉皮样的囊壁旋卷收缩使内面向外翻出,并与外囊分离,囊内棘球蚴也脱离母体散落于周围组织间。

显微镜观察 本病通过组织学检查可作出诊断。棘球蚴囊壁由角皮层、生发层两层结构组成,角皮层为紫红色呈平行排列的板层结构,生发层由单层或多层生发细胞构成(图438)。囊腔内原头蚴、子囊、孙囊数量不等,其中原头蚴呈椭圆形或圆形,其蚴体内可见数十个小钩(图439、图440)。棘球蚴外囊厚薄不一,由增生的纤维组织构成,外囊周围每每可见残留的变性、萎缩的相应器官的组织结构(图441),囊肿有破裂时,还可见散落在周围组织中的棘球蚴。角皮层、生发层和原头蚴的发现具有诊断意义。

常见器官病变

1.肝棘球蚴病 肝脏是棘球蚴病最常累及的部位,多见于肝右叶,病变呈囊性。囊肿常为单个,也可为多个,多个者可为 2~3 个,甚至多达 10 余个。囊肿多位于膈面,向腹腔突起。囊肿大小视寄生时间不同而不同,一般发现时囊肿多较大,巨大者直径达20 cm(图442~图445)。

2.肺棘球蚴病 肺棘球蚴病仅次于肝棘球蚴病而居第二位,多位于右肺下叶,肺膜下生长,形成肺周围型病灶。多为单发,偶见多发,囊肿向肺表面突起,容易破裂,破裂外溢的囊液可引起变态反应,流出的原头蚴可引起继发性棘球蚴感染,原头蚴还可散落进入支气管内,随痰液排出体外(图446~图452)。

(郭瑞珍 万启惠)

图438 棘球蚴囊壁结构

The structure of hydatid cyst

囊壁由角皮层(↑)和生发层(↙)组成。

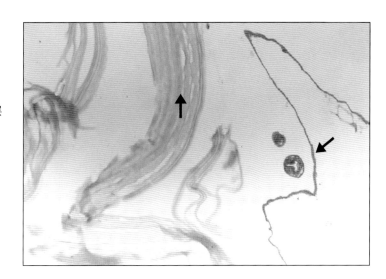

图439 棘球蚴的原头蚴

Protoscolex of echincoccus

原头蚴呈椭圆形,蚴体内可见清晰的小钩。

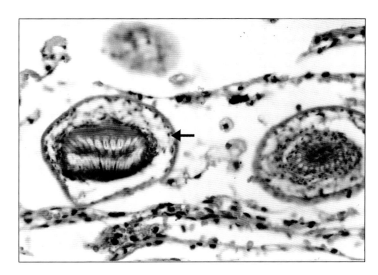

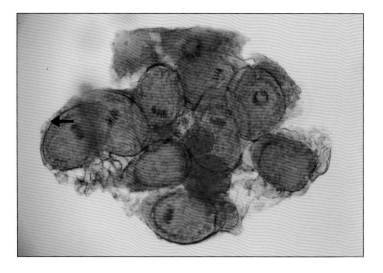

图 440　棘球蚴的原头蚴

Protoscolex of echincoccus

　　原头蚴呈椭圆形,可见向内翻卷收缩的头节上有放射状排列的小钩。(卡红染色)

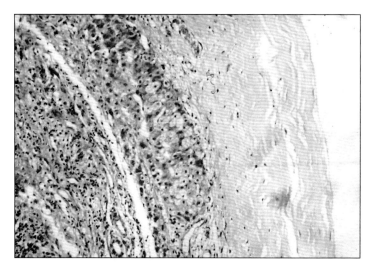

图 441　棘球蚴外囊

Ectocyst of echincoccus

　　外囊由增生的纤维组织组成,其周围组织有炎症细胞浸润,实质细胞有变性、萎缩。

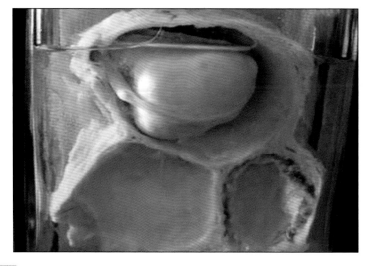

图 442　肝棘球蚴病

Hepatic echinococciasis

　　肝脏中有 3 个棘球蚴,上方棘球蚴完整,由棘球蚴囊壁包裹;右下方显示棘球蚴剖面,可见棘球蚴囊壁及囊内液体(胶冻状);左下方显示棘球蚴外囊。

图 443 肝棘球蚴病

Hepatic echinococciasis

　　棘球蚴囊壁的角皮层和生发层以及囊腔内原头蚴。

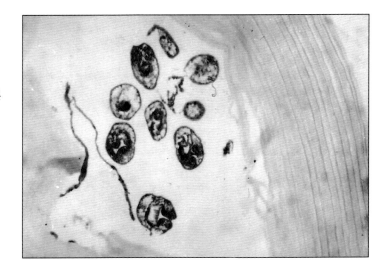

图 444 肝棘球蚴病

Hepatic echinococciasis

　　棘球蚴外囊由增生的纤维组织组成,腔内见一个散落的原头蚴,外囊周围组织呈慢性炎症改变。

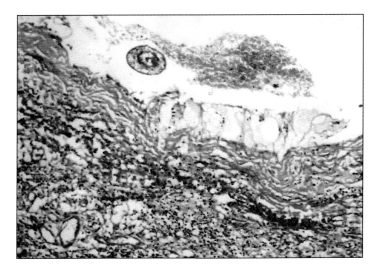

图 445 肝棘球蚴病

Hepatic echinococciasis

　　肝组织间散落的原头蚴。

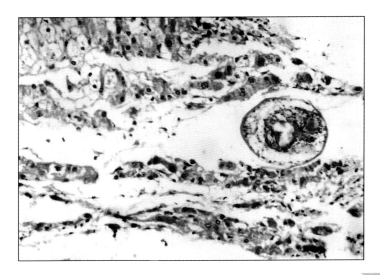

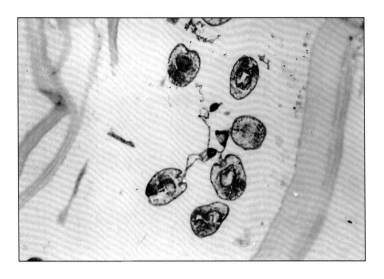

图 446　肺棘球蚴病

Pulmonary echinococciasis

　　棘球蚴囊壁的角皮层和生发层以及囊腔内原头蚴。

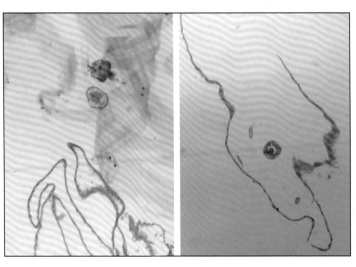

图 447　肺棘球蚴病

Pulmonary echinococciasis

　　棘球蚴囊壁的角皮层、生发层及原头蚴。

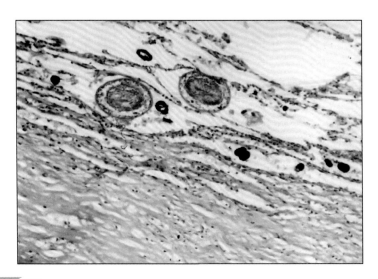

图 448　肺棘球蚴病

Pulmonary echinococciasis

　　棘球蚴外囊,外囊周边肺组织内见两个原头蚴和多个钙化小体。

图 449 肺棘球蚴病

Pulmonary echinococciasis

　　肺组织间显示两个原头蚴及蚴体周边钙化小体。

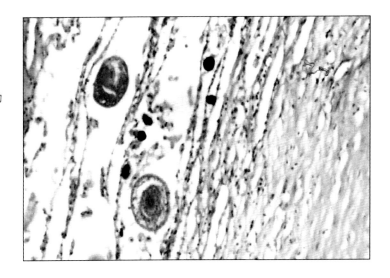

图 450 肺棘球蚴病

Pulmonary echinococciasis

　　肺组织内见三个散落的原头蚴，蚴体内可见明显小钩。

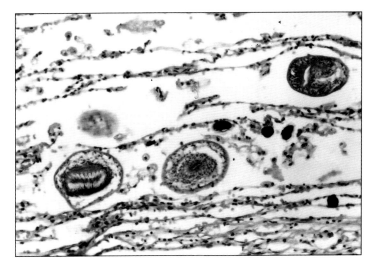

图 451 肺棘球蚴病

Pulmonary echinococciasis

　　支气管腔内见一个散落的原头蚴。

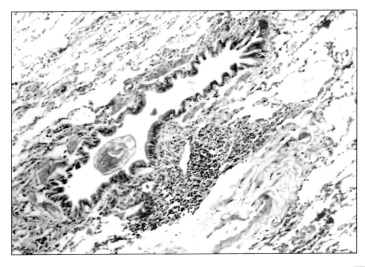

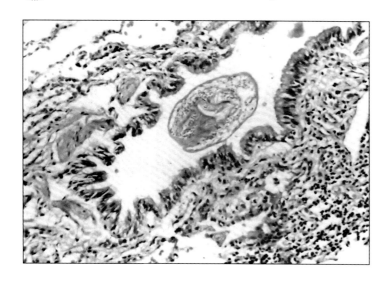

图 452　肺棘球蚴病

Pulmonary echinococciasis

支气管腔内见一个散落的原头蚴。

第三节　曼氏裂头蚴病

曼氏裂头蚴病(sparganosis mansoni)是由曼氏迭宫绦虫(*Spirometra mansoni*)的幼虫裂头蚴(sparganum)寄生于人体所引起的人畜共患寄生虫病,故称之为曼氏裂头蚴病。曼氏迭宫绦虫又称孟氏裂头绦虫。

【概况】在我国,本病多分布于福建、浙江、广东等东南沿海一带,西南的广西、贵州、四川等省(区、市)也有报道。人体感染的途径有两个:一是经皮肤或黏膜侵入感染;二是经口入消化道感染。前一种感染方式主要是局部敷贴生蛙肉,如果蛙感染有裂头蚴或原尾蚴,则蛙肉中的裂头蚴经皮肤或黏膜侵入人体;后一种感染方式有两种情况:一是生食或半生食有裂头蚴感染的蛙、蛇、鸡、猪等肉类,裂头蚴经口侵入人体;二是误食感染的剑水蚤,饮用生水或游泳时误吞湖水、塘水,原尾蚴经口侵入人体。

【曼氏迭宫绦虫特点】

　　形态　曼氏迭宫绦虫的生活史中经历虫卵、钩球蚴、原尾蚴、裂头蚴、成虫 5 个阶段,生活史中需要 3 个宿主,终宿主主要是猫和犬,此外还有虎、豹、狐等肉食动物,第一中间宿主是剑水蚤,第二中间宿主是蛙,蛇、鸟类和猪等多种脊椎动物可作其转续宿主。人可作为它的第二中间宿主、转续宿主及终宿主(罕见)。裂头蚴为长带形,白色,长约为 30 cm,粗为 0.1 ~ 0.15 cm,头端膨大,中央有一明显凹陷,为吸槽,虫体不分节,但有不规则的横皱褶(图 453)。

　　生活史　成虫寄生于终宿主小肠内,虫卵随宿主粪便排出体外,在水中孵化出钩球蚴。钩球蚴被剑水蚤吞食后,在体内发育为原尾蚴。带有原尾蚴的剑水蚤被蝌蚪吞食后,随着蝌蚪发育成蛙,原尾蚴也发育为裂头蚴。受感染的蛙被蛇、鸟类和猪等转续宿主吞食后,裂头蚴不能在其小肠内发育为成虫,而是保持在裂头蚴阶段继续生存。当猫和犬等终宿主吞食了带有裂头蚴的第二中间宿主蛙或蛇、鸟类和猪等转续宿主后,裂头蚴在其小肠中发育为成虫。

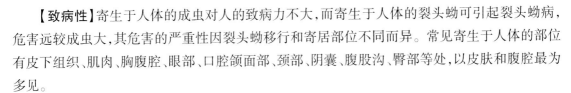

【致病性】寄生于人体的成虫对人的致病力不大,而寄生于人体的裂头蚴可引起裂头蚴病,危害远较成虫大,其危害的严重性因裂头蚴移行和寄居部位不同而异。常见寄生于人体的部位有皮下组织、肌肉、胸腹腔、眼部、口腔颌面部、颈部、阴囊、腹股沟、臀部等处,以皮肤和腹腔最为多见。

【病变特点】

肉眼观察 受裂头蚴侵袭的组织常形成囊性包块,并有压痛及炎症反应。囊性包块(囊包)直径为 1 ~ 6 cm,囊内可见盘曲的白色线状裂头蚴 1 条或数条和少量浑浊脓样液体,如病变发生在眼球,可致眼球突出,发生在组织内,则破坏局部组织结构和功能。

显微镜观察 ①裂头蚴的三种特殊结构,即体表的横纹、体内的纵形肌肉和石灰小体,这些结构具有病理诊断价值。裂头蚴的体壁为较厚的一层伊红色物质,体壁呈规则的凹陷,形成所谓的横纹;体内见较多与虫体中轴呈垂直状态分布的散在的纵形肌肉组织;肌肉之间见多量均匀分布的圆形小体,即石灰小体(calcareous body)(图 454 ~ 图 458)。在虫体尾部前述横纹、纵形肌肉和石灰小体逐渐减少而不明显,为疏松组织取代,其间可见一些小囊腔(图 459)。②窦道内改变:由于虫体寄生局部组织结构破坏,出血坏死,常形成坏死性腔隙或囊,其内充满液体或坏死物(嗜酸性坏死物),虫体寄生于其中(图 460、图 461)。③窦道周围组织反应:窦道周围组织出血、坏死,并见大量嗜酸性粒细胞、淋巴细胞、浆细胞浸润(图 462),肉芽组织增生,偶见夏科莱登结晶。最外层为增生的纤维组织。随着病变进一步发展,窦道内虫体死亡或移行至它处,窦内嗜酸性坏死物逐渐被吸收,窦道周围组织机化、多核巨细胞形成,最终窦道纤维化,留下纤维瘢痕(图 463 ~ 图 465)。

一般情况下病变组织内都能看见裂头蚴虫体,以及虫体比较有特征性的三种结构,但是有时窦道内所能见到的是变性坏死虫体的小碎片,或显示裂头蚴尾部小碎片时,往往容易漏诊,此时要仔细辨认虫体结构的蛛丝马迹(图 466 ~ 图 469)。

(郭瑞珍　万启惠)

图 453　裂头蚴

Sparganum mansoni

长带形,白色,头端膨大,中央有一明显凹陷,为吸槽(　），虫体不分节,但有不规则的横皱褶。

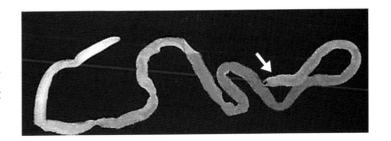

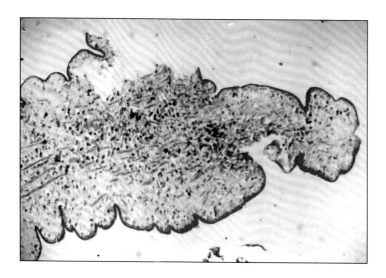

图 454　裂头蚴结构

Structure of sparganum mansoni
　　显示虫体不同断面的结构。

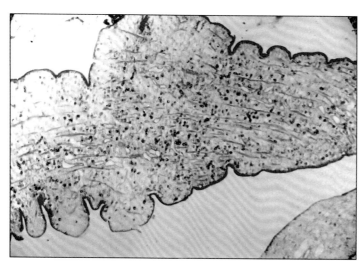

图 455　裂头蚴结构

Structure of sparganum mansoni
　　显示虫体不同断面的结构。

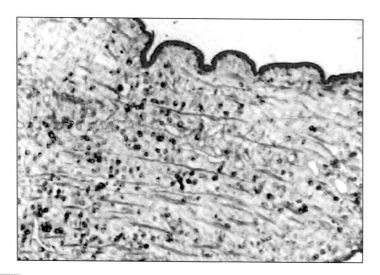

图 456　裂头蚴结构

Structure of sparganum mansoni
　　体表横纹、纵形肌肉、石灰小体。

图 457　裂头蚴结构

Structure of sparganum mansoni

　　箭头所示虫体体表的横纹、体内纵形肌肉和石灰小体，为裂头蚴的特征性结构。

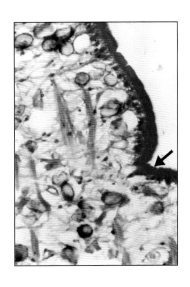

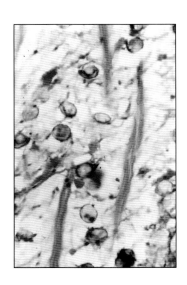

图 458　裂头蚴结构

Structure of sparganum mansoni

　　显示纵形平滑肌和石灰小体。

图 459　裂头蚴结构

Structure of sparganum mansoni

　　图左显示虫体结构，图右显示虫体尾部结构。

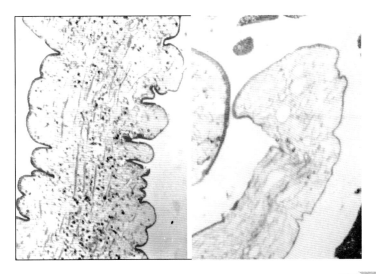

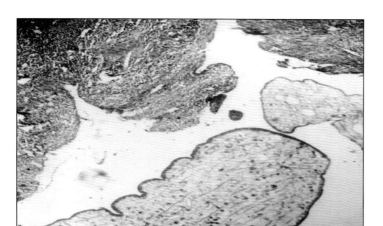

图 460　皮肤曼氏裂头蚴病

Cutaneous sparganosis mansoni

　　感染部位形成窦道,窦道内可见虫体结构。

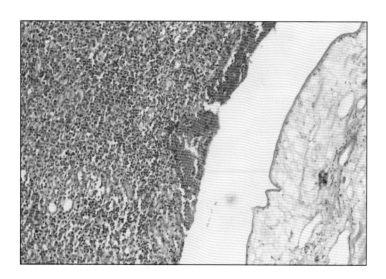

图 461　皮肤曼氏裂头蚴病

Cutaneous sparganosis mansoni

　　窦道壁以大量嗜酸性粒细胞浸润为主的炎症反应。

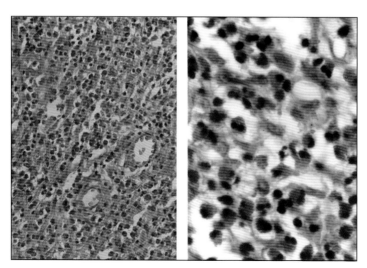

图 462　皮肤曼氏裂头蚴病

Cutaneous sparganosis mansoni

　　窦道壁有大量嗜酸性粒细胞浸润。

图 463 皮肤裂头蚴病

Cutaneous sparganosis mansoni

　　修复状态的窦道,窦道壁有肉芽肿反应。

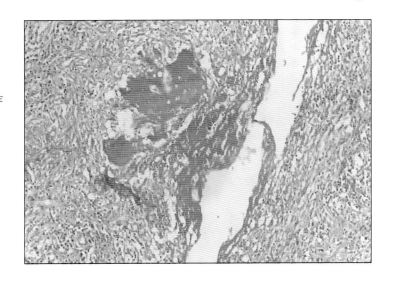

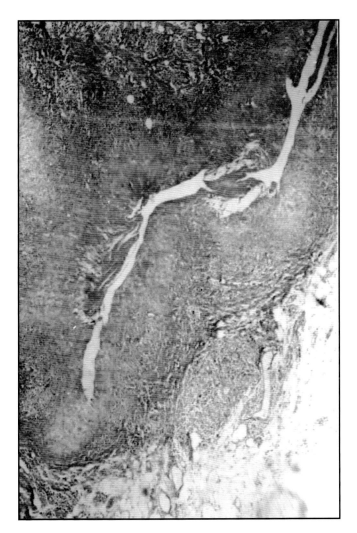

图 464 皮肤裂头蚴病

Cutaneous sparganosis mansoni

　　狭窄细长的窦道处于修复状态。

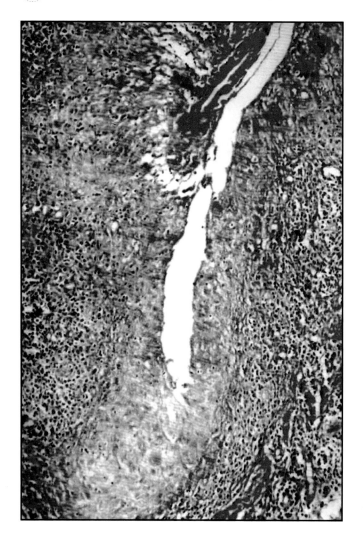

图 465　皮肤裂头蚴病

Cutaneous sparganosis mansoni

　　处于修复状态的窦道。

图 466　皮肤曼氏裂头蚴病

Cutaneous sparganosis mansoni

　　窦道内的虫体碎片,易漏诊。

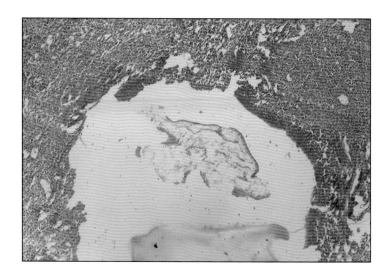

图 467 皮肤曼氏裂头蚴病

Cutaneous sparganosis mansoni

图 466 放大,体壁的横纹和纵形肌痕迹有助于诊断。

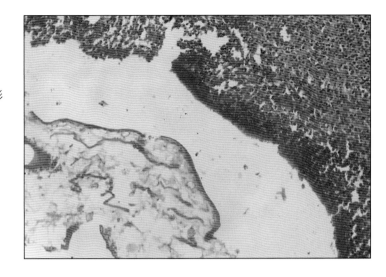

图 468 皮肤曼氏裂头蚴病

Cutaneous sparganosis mansoni

窦道内的虫体碎片,易漏诊。

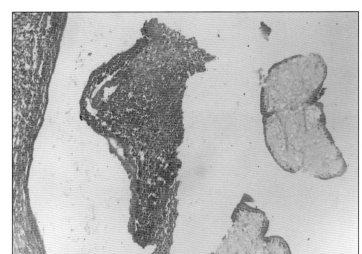

图 469 皮肤曼氏裂头蚴病

Cutaneous sparganosis mansoni

图 468 放大,体壁的横纹和纵形肌痕迹有助于诊断。

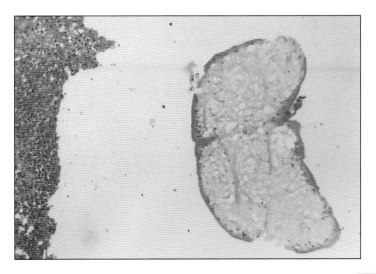

第八章

线虫类寄生虫病

　　线虫属于蠕虫的一种类型,因成虫的虫体细长呈线状、圆柱状,故名线虫。寄生于人体的线虫有十余种,致病的主要有蛔虫(似蚓蛔线虫)、鞭虫(毛首鞭形线虫)、蛲虫(蠕形住肠线虫)、旋毛虫(旋毛形线虫)及丝虫等,本章介绍上述五种线虫感染引起的寄生虫病。

　　线虫的特征　肉眼观察,线虫细长呈线形、圆柱状,雌雄异体,体不分节,两侧对称。显微镜下观察,虫体断面为圆桶形,管中套管,外管为体壁,内管为消化管或生殖管;有假体腔;体壁有较厚的角皮层以及由角皮层形成的特殊结构;肠管为一支,无弯曲和分支;在雌性的蛔虫、蛲虫和鞭虫的子宫内可见虫卵,虫卵无卵盖。一些线虫具有特殊的结构,如鞭虫在咽管区的腹面角皮层有一宽的杆状带;蛲虫虫体两侧有对称性刺状侧线;蛔虫有两条非常明显的侧索。一些线虫具有特定的寄生部位,如旋毛虫有寄生于横纹肌内,幼虫蜷曲在囊包内的特点;丝虫有寄生于淋巴管或淋巴结内等。总言之,线虫虫体内有无分支的消化管,可借此与没有消化道的绦虫,以及与消化道有较多分支的吸虫鉴别。蛲虫虫体两侧有对称性的刺状侧线,蛔虫有两条非常明显的侧索等都是具有特征性的结构。

　　特殊的病理改变　①旋毛虫只寄生于横纹肌内,所形成的囊包小,直径在0.5mm 之内。猪囊尾蚴也可寄生于横纹肌内,但形成的囊包远比旋毛虫囊包大,约黄豆大小,肉眼可见。②线虫引起的病变一般不形成窦道,除了蛔虫以外,病变部位几乎没有大量嗜酸性粒细胞浸润,没有结晶体。这些特殊的病理改变对线虫病的确诊均具有价值。

　　特定的寄生部位　如旋毛虫只寄生于横纹肌内,幼虫蜷曲在囊包内,囊包很小;丝虫寄生于淋巴管或淋巴结内。蛔虫虫体体积大,而鞭虫、蛲虫虫体体积较小,寄生于消化管道内等,这些特点对正确判断线虫的类型均有很大帮助。

(郭瑞珍　万启惠)

第一节　蛔虫病

蛔虫病(ascariasis)是由似蚓蛔线虫(*Ascaris lumbricoides*)(简称蛔虫)寄生于人体小肠或其他器官所引起的慢性传染病。

【概况】蛔虫病是最常见的蠕虫病,呈世界性分布,估计全球有 10 亿人感染,发展中国家发病率较高,我国人群的蛔虫感染率平均为 44.93%,最高达 71.12%。人群普遍易感,学龄前儿童感染率高。传染源是排虫卵的病人和带虫者,传播途径为经口感染,人误食被感染期卵污染的食物或水而感染。

【蛔虫特点】

形态　蛔虫成虫呈圆柱形,形似蚯蚓,雌虫大小为 $(20\sim35)$ cm × $(3\sim6)$ cm,雄虫大小为 $(15\sim31)$ cm × $(2\sim4)$ cm(图 470)。虫卵分受精卵和未受精卵,受精蛔虫卵呈宽椭圆形,大小为 $(45\sim75)$ μm × $(35\sim50)$ μm,卵壳厚,卵壳外有一层凹凸不平的蛋白质膜,棕黄色,内含一个大而圆的卵细胞,卵细胞与卵壳之间有新月形空隙。未受精蛔虫卵呈窄长椭圆形,大小为 $(88\sim94)$ μm × $(39\sim44)$ μm,卵壳及蛋白质膜均较薄,卵内充满大小不等的折光颗粒(图 471)。组织学观察蛔虫虫体结构的标志是体腔内两侧相对应的侧索(图 472)。

生活史　蛔虫生活史包含成虫、虫卵、幼虫 3 个阶段。人是蛔虫的唯一宿主,成虫寄生于小肠,虫卵随宿主粪便排出体外,在土壤中未受精卵不能发育,受精卵经 3 周蜕 1 次皮发育为感染期卵。感染期卵随污染的食物或水进入小肠,在小肠内孵出幼虫,幼虫钻进肠壁,随血流经肝、心到达肺,穿破肺泡毛细血管,进入肺泡,在此经 2 次蜕皮后,沿支气管、气管逆行至咽部,随人的吞咽动作而入消化道,在小肠里再蜕 1 次皮,发育为成虫。自人体感染虫卵到虫卵发育为成虫需 60~75 天。蛔虫在人体内的寿命为 1 年左右。

【致病性】蛔虫的幼虫和成虫均可对宿主造成损伤,表现为机械性损伤、变态反应、营养不良及宿主肠道功能障碍等。

【病变特点】

幼虫引起的病变　幼虫在肺里移行和发育的过程中,可引起蛔虫性支气管肺炎、支气管哮喘或嗜酸性粒细胞增多症。感染严重的病例,幼虫可经血循环侵入脑、肝、脾、肾、眼、甲状腺等器官,引起异位寄生,甚至有幼虫通过胎盘侵入胎儿寄生的报道。

成虫引起的病变　成虫是蛔虫的主要致病阶段。成虫在空肠寄生夺取宿主的营养,造成肠黏膜损伤,导致消化不良和营养吸收障碍,引起营养不良。蛔虫变应原被人体吸收后,可引起荨麻疹、结膜炎等变态反应。蛔虫有钻孔习性,钻入开口于肠管的管道可引起严重并发症,如引起胆道蛔虫症(图 473)、蛔虫性胆囊炎、蛔虫性胰腺炎、蛔虫性肝脓肿、蛔虫性阑尾炎。蛔虫穿破肠壁进入腹腔可引起肠穿孔和腹膜炎,病死率可达 15%。蛔虫钻孔产卵于肠腔外,可引起蛔虫卵性肉芽肿。大量虫体缠结成团可引起蛔虫性肠梗阻(图 474),再并发肠扭转、肠套叠和肠坏死。胆道内虫体死亡后可形成结石,引起胆石症。蛔虫所到或寄生之处周围组织,一般呈现以嗜酸性粒细胞浸润为主的炎症反应。

　　蛔虫卵性肉芽肿　蛔虫钻孔产卵于肠腔外,可引起蛔虫卵性肉芽肿。肠腔外虫卵的来源有以下几种情况:①蛔虫寄生的肠壁有微小穿孔时,蛔虫卵从肠腔经由穿孔处肠壁进入腹腔引起肉芽肿;②胆道蛔虫病时,胆管壁有微小穿孔,蛔虫卵由穿孔处胆管壁进入周围组织引起肉芽肿,这两种情况下,肉芽肿组织中虫卵数量比较少,肉芽肿病灶也较小(图475);③雌虫的部分虫体经穿孔处肠壁钻入腹腔产卵,然后又退回肠腔,以此引起腹腔蛔虫卵性肉芽肿或肝内蛔虫卵性肉芽肿。此种肉芽肿多见于儿童,肉芽肿中虫卵数量较多,肉眼观察肉芽肿结节大小不等,小者为粟粒结节,大者结节可达数厘米,临床易与结核性腹膜炎、脓肿或肿瘤病变混淆。显微镜观察,组成肉芽肿的成分为虫卵、多核巨细胞、弥漫浸润的嗜酸性粒细胞或嗜酸性小脓肿、淋巴细胞、单核细胞及增生的纤维组织等,各种成分或弥漫分布,或形成肉芽肿结节。病变组织中多核巨细胞吞噬、包围虫卵的现象随处可见(图476~图479)。虫卵呈卵圆形,卵壳浅黄色或淡蓝色,具折光性,虫卵内含有一个未分裂的卵细胞,呈圆形或卵圆形,卵壳与卵细胞之间为空白区(图480、图481)。病灶中各种成分比例不尽一致,病变新旧程度不尽一致,这与虫卵的数量、病变时间长短有关。

(郭瑞珍　万启惠)

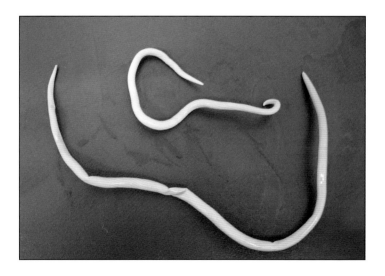

图470　蛔虫成虫

Adult of *Ascaris lumbricoides*

　　上方为雄虫,体积较小,尾端弯曲;下方为雌虫,较粗大,尾部较钝圆。

图 471　蛔虫卵

Egg of *Ascaris lumbricoides*

　　图左为受精蛔虫卵,图右为未受精蛔虫卵。(引自:PDPx – CDC Parasitology Diagnostic web site)

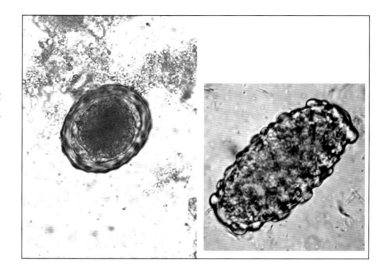

图 472　蛔虫虫体

Body of *Ascaris lumbricoides*

　　显示虫体体壁结构。箭头所示具有特征性的结构——体壁上的侧索结构。

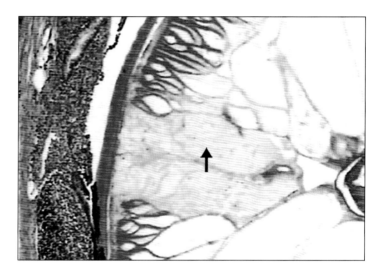

图 473　胆道蛔虫症

Ascariasis of bile duct

　　肝胆管和胆总管内见寄生的蛔虫。

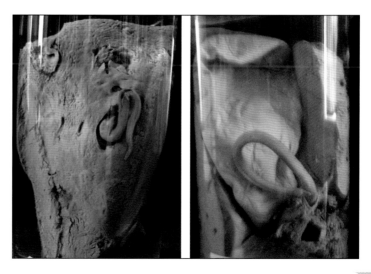

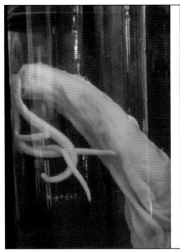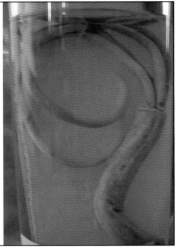

图474 蛔虫病

Ascariasis

图左显示蛔虫寄生于肠道并引起肠梗阻。图右显示蛔虫性阑尾炎，2条蛔虫钻进阑尾，使阑尾肿胀变粗。

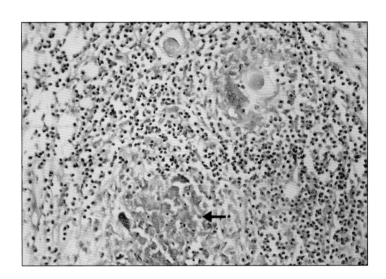

图475 腹腔蛔虫卵性肉芽肿

Celiac egg granuloma of ascariasis

箭头所示为由大量嗜酸性粒细胞组成的急性嗜酸性肉芽肿，局部组织坏死，虫卵数量少。

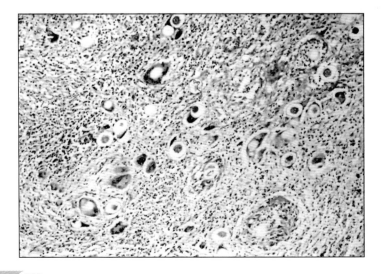

图476 腹腔蛔虫卵性肉芽肿

Celiac egg granuloma of ascariasis

由较多蛔虫卵、多核巨细胞、淋巴细胞、嗜酸性白细胞等成分组成的肉芽肿。

图 477 腹腔蛔虫卵性肉芽肿

Celiac egg granuloma of ascariasis

由较多蛔虫卵、多核巨细胞、淋巴细胞、嗜酸性白细胞等成分组成的肉芽肿。

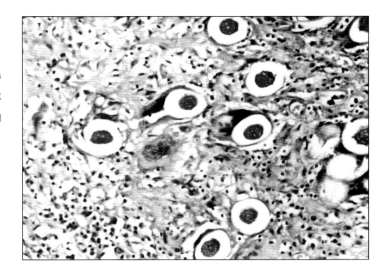

图 478 腹腔蛔虫卵性肉芽肿

Celiac egg granuloma of ascariasis

由较多蛔虫卵、多核巨细胞、淋巴细胞、嗜酸性白细胞等成分组成的肉芽肿。

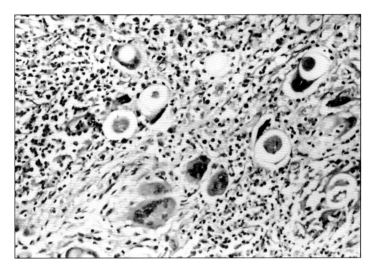

图 479 腹腔蛔虫卵性肉芽肿

Celiac egg granuloma of ascariasis

多核巨细胞包围并吞噬蛔虫卵。

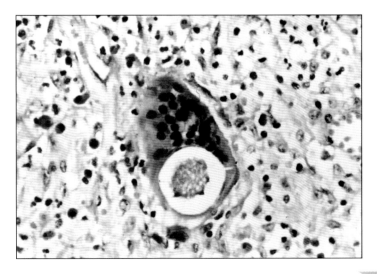

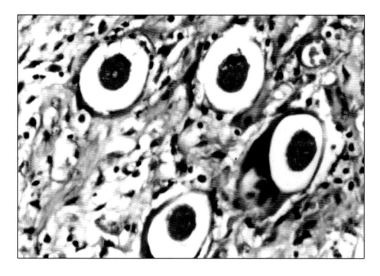

图 480 腹腔蛔虫卵性肉芽肿

Celiac egg granuloma of ascariasis

虫卵卵壳与卵细胞之间为空白区。

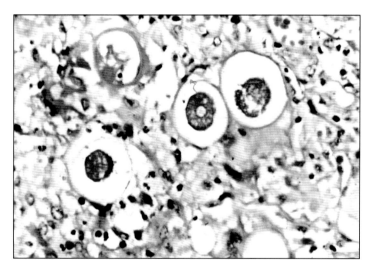

图 481 腹腔蛔虫卵性肉芽肿

Celiac egg granuloma of ascariasis

虫卵卵壳与卵细胞之间为空白区。

第二节 鞭虫病

鞭虫病(trichuriasis)是由毛首鞭形线虫(*Trichuris trichiura*,简称鞭虫)成虫寄生于人体盲肠引起的寄生虫病。

【概况】鞭虫病广泛分布在温暖、潮湿的热带,亚热带及温带地区,发病率较高,全球感染人数约 8 亿。我国各省(区、市)均有发病,感染率以海南省最高(66.70%),内蒙古自治区最低(0.20%)。传染源为病人和带虫者,传染途径为经口感染。儿童感染率较成人高。

【鞭虫特点】

形态　鞭虫成虫前细后粗,外形似马鞭,长为 30~50 mm。雌虫末端钝圆而直,雄虫较小,尾端向腹面呈螺旋状蜷曲,有交合刺一根,可自鞘内伸出,鞘表面有小刺。鞭虫卵呈纺锤形或腰鼓形,大小为(50~54)μm×(22~23)μm,卵壳较厚,棕黄色,虫卵两端各具一透明塞状突起,内含一个卵细胞(图482)。

　　生活史　鞭虫的生活史包括成虫、虫卵、幼虫3个时期,人是唯一的宿主。成虫寄生于盲肠,虫卵随粪便排出体外,在土壤中约经3周发育为含幼虫的感染期卵。人误食被感染期卵污染的食物、饮水等,经口进入人体,在小肠中孵出幼虫,幼虫移行至盲肠,以其纤细的前端钻入肠壁黏膜和黏膜下层摄取营养并发育为成虫。成虫寿命为3~5年。

　　【致病性】寄生的成虫常贴附在黏膜表面,以吸取人体组织液和血液为食,故鞭虫对人体的损伤取决于鞭虫的量。大量鞭虫的寄生会造成血管损伤、渗血、出血而引起便血、腹痛、消瘦、慢性贫血等。

　　【病变特点】

　　肉眼观察　成虫一般寄生在盲肠及阑尾,偶尔可在大肠的其他部位寄生。成虫的头部能钻入黏膜表层或黏膜下层,从肠黏膜摄取营养。后段粗大部分常常游离在肠腔中(图483~图485)。成虫寄生部位肠/阑尾黏膜面可见贴附的白色细长的虫体,虫体间黏膜可见有出血点。

　　显微镜观察　肠/阑尾黏膜有慢性炎症细胞浸润或有出血灶,肠/阑尾腔内可见不同断面的虫体结构(图486),如若是鞭虫后部横断面则可见鞭虫的生殖器和肠管,如系雌虫可见子宫,子宫内充满虫卵(图487、图488)。肠/阑尾黏膜浅表层常见钻入的虫体前段断面,高倍镜观察的虫体前段一侧为厚而透明的角皮层,另一侧在咽管腹面有一宽的杆状带(小刺样结构),是鞭虫所特有的结构(图489、图490)。

(郭瑞珍　万启惠)

图482　鞭虫卵和成虫

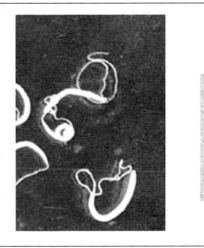
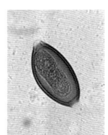

Egg and adult of T. trichiura

　　图左为鞭虫成虫,图右为鞭虫卵。

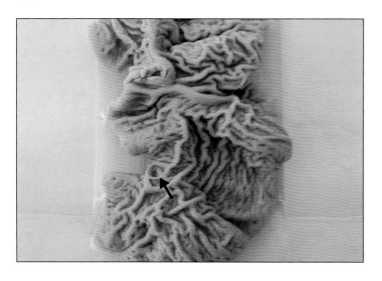

图 483　鞭虫病

Trichuriasis

　　箭头所示为寄生于盲肠黏膜的鞭虫。

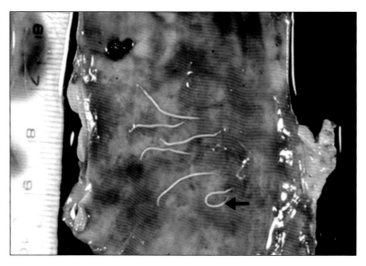

图 484　鞭虫病

Trichuriasis

　　鞭虫寄生于宿主的肠壁组织。
（引自：Sung – Jong Hong Web Atlas of Medical Parasitology）

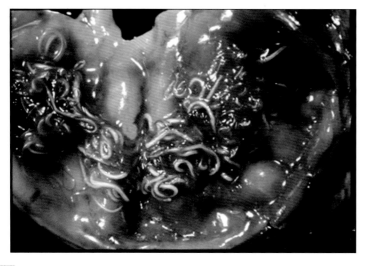

图 485　鞭虫病

Trichuriasis

　　鞭虫寄生于宿主的盲肠内。
（引自：Sung – Jong Hong Web Atlas of Medical Parasitology）

图 486　阑尾鞭虫病

Appendiceal trichuriasis

　　阑尾腔内见多条鞭虫虫体断面。

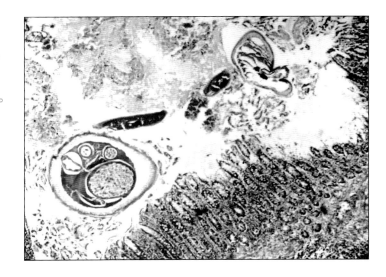

图 487　阑尾鞭虫病

Appendiceal trichuriasis

　　虫体内可见子宫和消化管道。

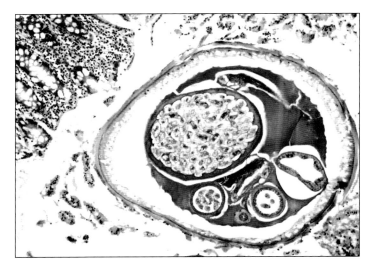

图 488　阑尾鞭虫病

Appendiceal trichuriasis

　　充满虫卵的鞭虫子宫。

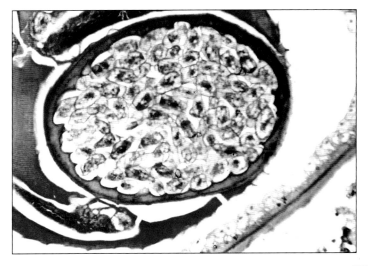

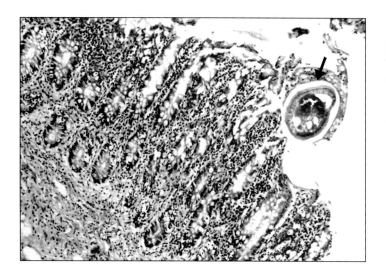

图 489 阑尾鞭虫病

Appendiceal trichuriasis

箭头所示为阑尾黏膜浅表层钻入的虫体前段。

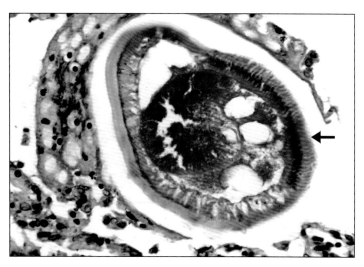

图 490 阑尾鞭虫病

Appendiceal trichuriasis

虫体前段,左侧为厚而透明的角皮层,箭头所示为咽管腹面的杆状带。

第三节 蛲虫病

蛲虫病(enterobiasis)是由蠕形住肠线虫(*Enterobius vermicularis*,简称蛲虫)寄生于人体肠道而引起的传染病。

【概况】蛲虫病分布于世界各地,多见于发展中国家,国内感染也较普遍,温带、寒带地区感染率高,其感染率一般为城市高于农村,儿童高于成人,以 5 ~ 7 岁幼儿的感染率较高。国内资料表明,12 岁以下儿童平均感染率为 23.61%,成人为 11.95%,国内某些地区儿童感染率可高达 70% 以上。该病唯一的传染源是患者和带虫者,排出的虫卵具有传染性,人是蛲虫唯一的终宿主。主要经消化道传播,传播方式多样,主要有直接感染和间接感染,前者虫卵多经肛门－手－口进入消化道而被感染(自身感染),后者虫卵经生活用品及受污染的食品而感染。少数情况下可通过呼吸道传播,由于蛲虫虫卵比重小,可随尘埃在空中飞扬,从口鼻吸入而咽下感染。另外,蛲虫卵在肛周直接孵出幼虫,幼虫爬入肛门内的逆行感染方式也是造成自身感染的途径之一。人对本病普遍易感,易造成反复感染。有儿童集体机构(如托儿所、幼儿园、小学等)和家庭聚集性的分布特点。临床主要症状有肛门周围和会阴部瘙痒。

【蛲虫特点】

形态 蛲虫成虫细小,乳白色,线头状。雌虫明显大于雄虫。雌虫大小为(8~13)mm ×(0.3~0.5)mm,纺锤形,虫体中部膨大,尾部长而尖细,尖细部约占体长的1/3。雄虫很小,大小为(2~5)mm ×(0.1~0.2)mm,尾端向腹部蜷曲。虫卵无色透明,大小为(50~60)μm ×(20~30)μm,呈不对称椭圆形,一侧扁平,一侧稍凸,卵壳较厚。自虫体排出时,卵内胚胎已发育至蝌蚪期,在外界与空气接触后,很快发育为含蜷曲幼虫的感染期卵(图491)。

生活史 成虫寄生于人体盲肠、阑尾、结肠,感染重时也可见于小肠上段,甚至胃及食道等处。虫体吸附在肠黏膜上或游离于肠腔,以肠腔内容物、组织及血液为食。雌、雄成虫交配后,雄虫多很快死亡而被排出体外,成熟雌虫常脱离肠壁,在肠腔内向下段移行。在肠内雌虫一般不产卵或产很少卵。当患者睡眠时,肛门括约肌松弛,雌虫从肛门爬出,在肛周皮肤上大量产卵,虫卵黏附于肛周。雌虫产卵后大多干枯死亡,但有少数活雌虫可再由肛门爬回肠腔内寄生,或者爬入阴道、子宫、输卵管、腹腔及尿道等处,引起异位寄生。

虫卵在肛门周围约经6小时即发育为感染期卵。雌虫的产卵活动引起肛周瘙痒,当患儿用手搔抓时,虫卵污染手指再经口食入而造成自身感染。在十二指肠内,卵内幼虫孵出,幼虫沿小肠向下移行,逐渐发育为成虫。从吞食感染期卵至成虫产卵需2~6周。雌虫在人体内存活时间约为1个月,一般不超过2个月。

【致病性】由于蛲虫生活史简单,虫卵发育迅速,感染期卵抵抗力强,感染方式多样,分布有聚集性等因素,造成了蛲虫感染的广泛分布。较多的蛲虫寄生,可引起不同程度的消化道功能紊乱,机械性刺激黏膜局部可引起炎症或小溃疡。雌虫在肛门周围爬行、产卵导致局部瘙痒,长期慢性刺激和搔抓可引起皮肤损伤、出血和继发感染。若有异位寄生则可致异位局部组织或器官的损害。

【病变特点】

寄生部位 蛲虫成虫常寄生在人体盲肠、结肠及回肠下段,引起肠道蛲虫病。因阑尾与盲肠直接相连,蛲虫很容易钻入阑尾引起蛲虫性阑尾炎。蛲虫还可寄生于泌尿生殖系统引起盆腔炎,偶尔可穿破肠壁进入腹腔引起腹膜炎。

肉眼观察 消化道腔内黏膜面可见数量不等的寄生虫,感染者一般寄生数十条,重度感染者可多达5 000~10 000条。蛲虫呈灰白色,短而细,虫体多附着于黏膜表面,头尾部似埋在黏膜内或被腔内分泌物掩盖,其寄生部位黏膜可有肿胀,或见有点状出血,或腔内分泌物增多,呈暗红色出血状(图492、图493)。蛲虫侵入盆腔,可形成肉芽肿性病变,临床易误诊为肿瘤。

显微镜观察 蛲虫病的诊断主要是根据虫体的特殊结构确诊,蛲虫寄生部位所引起的病变

不具备特异性。①蛲虫特点。在肠腔内或阑尾腔内,可见不同断面虫体结构,其数量随寄生虫体的多少而异,蛲虫虫体较细,体壁较薄(图 494 ~ 图 497),雌性蛲虫子宫腔内见有虫卵(图498、图 499)。然而,最具特征性的结构是无论从哪个断面观察,均可见虫体两侧各有一条呈对称性的刺状侧线(图 500),刺状侧线的发现具有诊断意义。②寄生处黏膜病变。表现为腔内分泌物增多,可为血性分泌物,黏膜有糜烂,黏膜层间质内可有出血,淋巴组织增生,浸润的炎细胞可为淋巴细胞、浆细胞等慢性炎症细胞,或为中性粒细胞弥漫性浸润或形成小脓肿,嗜酸性粒细胞可有可无(图 501、图 502)。③肉芽肿病变。有的虫体在腹膜、肠壁组织、输卵管等处形成以虫体或虫卵为中心的肉芽肿。亦有在肝脏、肺部、膀胱等处异位寄生造成病变的报道。

(郭瑞珍　万启惠)

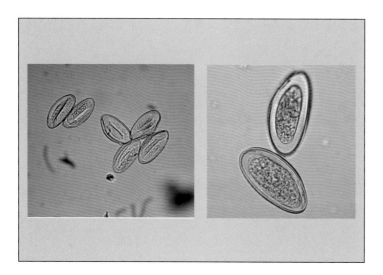

图 491　蛲虫虫卵

Egg of *enterobius vermicularis*

　　蛲虫虫卵。(图左引自:Sung – Jong Hong Web Atlas of Medical Parasitology;图右引自:PDPx – CDC Parasitology Diagnostic web site)

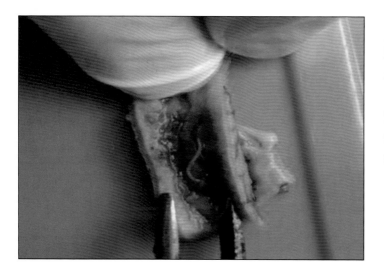

图 492　阑尾蛲虫病

Appendiceal enterobiasis

　　阑尾腔内所见蛲虫呈灰白色,短而细,虫子附着于阑尾黏膜上,头尾部似埋在黏膜内,阑尾腔内分泌物呈暗红色。

图 493　阑尾蛲虫病

Appendiceal enterobiasis

　　阑尾腔内见数条灰白色、短而细的蛲虫,虫子附着于阑尾黏膜上,头尾部似埋在黏膜内,阑尾黏膜肿胀,点状出血。

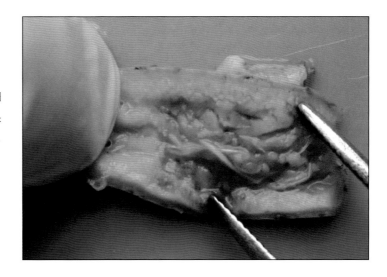

图 494　阑尾蛲虫病

Appendiceal enterobiasis

　　阑尾腔内见数个蛲虫虫体断面。

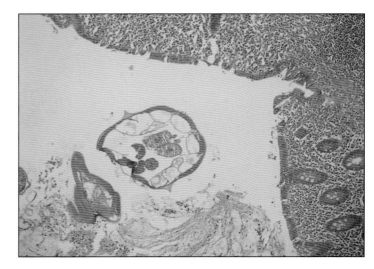

图 495　阑尾蛲虫病

Appendiceal enterobiasis

　　阑尾腔内见数个蛲虫虫体断面。

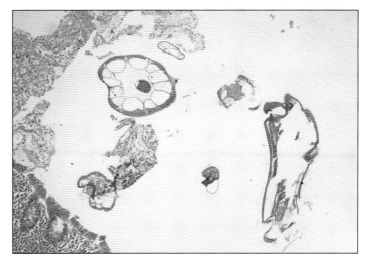

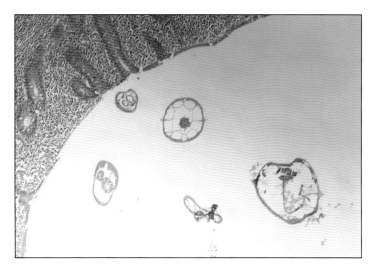

图 496　阑尾蛲虫病

Appendiceal enterobiasis

阑尾腔内见数个蛲虫虫体断面。

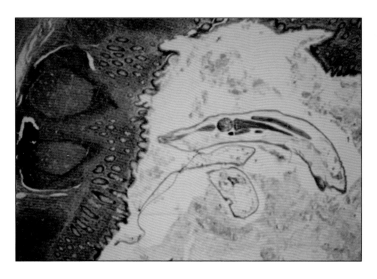

图 497　盲肠蛲虫病

Caecum enterobiasis

盲肠内蛲虫雌虫纵切面。（引自：Sung – Jong Hong Web Atlas of Medical Parasitology）

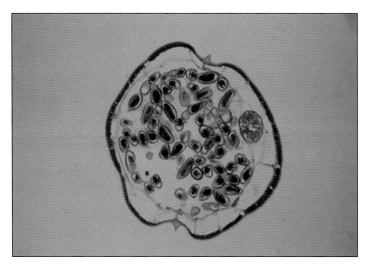

图 498　蛲虫虫卵

Egg of *enterobius vermicularis*

蛲虫雌虫横切面,子宫内见大量虫卵。（引自：Sung – Jong Hong Web Atlas of Medical Parasitology）

图 499　阑尾蛲虫病

Appendiceal enterobiasis

阑尾腔内的雌性蛲虫,子宫腔内见虫卵,阑尾黏膜出血,腔内见血性分泌物。

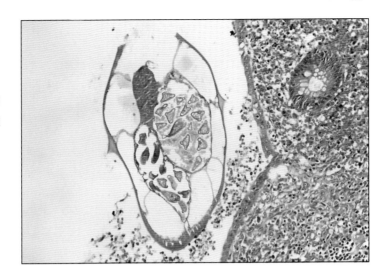

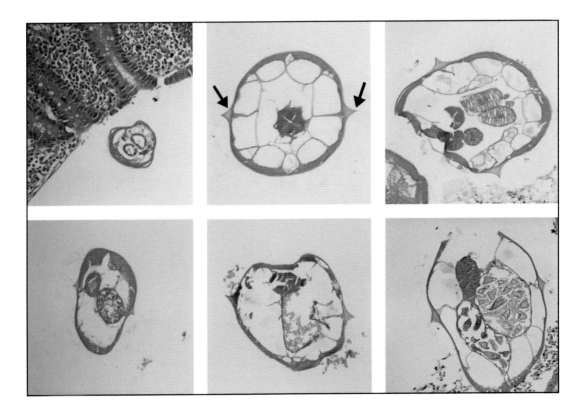

图 500　蛲虫特征

Features of *E. vermicularis*

无论从哪个断面观察,均可见虫体两侧各有一条呈对称性的具有诊断意义的刺状侧线,如箭头所示。

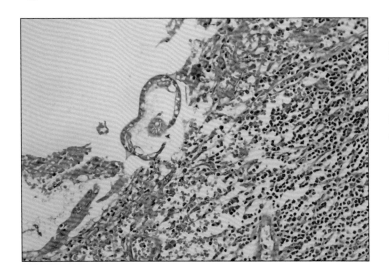

图 501　阑尾蛲虫病

Appendiceal enterobiasis

蛲虫附着于阑尾黏膜上,阑尾腔内见血性分泌物,黏膜糜烂、出血及慢性炎症细胞浸润。

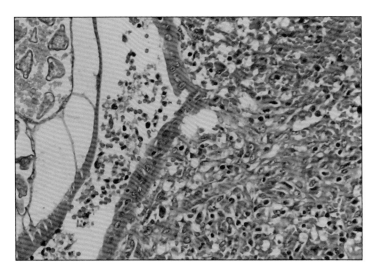

图 502　阑尾蛲虫病

Appendiceal enterobiasis

阑尾黏膜出血及慢性炎症细胞浸润,嗜酸性粒细胞很少,几乎不见嗜中性粒细胞。

第四节　旋毛虫病

旋毛虫病(trichinellosis)是由旋毛形线虫(*Trichinella spiralis*,简称旋毛虫)所致的动物源性人畜共患寄生虫病。

【概况】本病广泛分布于世界各地,西欧和北美发病率较高,我国云南、西藏等 10 多个省(区、市)有发病或流行。传染源是被旋毛虫感染的猪、狗、羊、牛等动物,传播途径因生食或半生食含活幼虫囊包的肉类而经口感染,其中食猪肉感染者超过 90%,认为猪是人类感染旋毛虫的主要传染源。人群普遍易感,感染后有一定免疫力,但有再次感染的可能性存在。自然界中有 120 多种哺乳动物可感染旋毛虫,这些动物之间存在相互残食或吃尸肉形成的"食物链",而成为人类感染旋毛虫病的主要来源。

【旋毛虫特点】

形态　旋毛虫是寄生于人体最小的线虫,成虫很难见到。有诊断意义的是幼虫囊包。幼虫囊包寄生于横纹肌细胞内,梭形,大小为 $(0.25 \sim 0.5)\,mm \times (0.21 \sim 0.42)\,mm$,囊包内常含 $1 \sim 2$ 条蜷曲的幼虫,多者可达 $6 \sim 7$ 条。

生活史　旋毛虫生活史包括成虫和幼虫(新生幼虫、囊包、幼虫)阶段。成虫主要寄生在宿主的十二指肠和空肠上段,幼虫最后寄生于横纹肌细胞内形成具有感染性的囊包。成虫和幼虫寄生于同一宿主体内,不需在外界发育,但完成生活史必须转换宿主。同一宿主既是终宿主,又是中间宿主。

当误食生的或半生的含活幼虫囊包的肉类后,囊包被胃液消化,幼虫自囊包内逸出,侵入小肠黏膜,蜕 4 次皮后发育为成虫,雌雄成虫交配后雌虫产出新生幼虫,新生幼虫侵入局部淋巴结或小静脉,随淋巴和血循环到达全身,但只有到达横纹肌的新生幼虫才能发育为囊包。囊包若无机会进入新的宿主,多在半年后钙化,少数钙化囊包内的幼虫可存活数年,最长可达 30 年。

【致病性】旋毛虫的主要致病阶段是幼虫,其致病程度与食入囊包的数量、活力、侵入部位和机体的免疫力等因素有关。轻者可无明显症状,重者若不及时治疗,可在数周内死亡,死亡率可达 30% 。

【病变特点】

寄生部位　幼虫主要寄生在活动较多,血供丰富的膈肌、舌肌、咽喉肌、胸肌及腓肠肌等处。成虫主要寄生在宿主的十二指肠和空肠上段。

病变分期　旋毛虫的致病过程分为三个时期。

1.侵入期　即食入囊包到幼虫孵出并发育为成虫的过程,此期历时约 1 周。主要病变部位在十二指肠和空肠,故又称肠型期,主要病变为肠黏膜的炎症反应。

2.幼虫移行期　即产出的新生幼虫随淋巴和血循环到达全身,以及侵入横纹肌细胞内寄生的过程,可历时 2 周至 2 个月以上。主要病变部位在肌肉,故又称肌型期。主要病变是引起全身血管炎和肌炎,也可引起肺炎、支气管炎、胸膜炎、心肌炎、非化脓性脑膜炎等,引起颅内高压、心力衰竭、毒血症等而导致病人死亡。

3.囊包形成期　为受伤肌细胞的修复过程。肌细胞内的幼虫长大蜷曲,周围炎细胞浸润,肌细胞膨大逐渐形成囊包。随着囊包的形成,囊内幼虫最终钙化,患者急性炎症逐渐消退,全身症状减轻或消退,但肌痛可持续数月。重症患者可呈恶病质,或因毒血症、心肌炎等并发症而死亡。

显微镜观察　病变横纹肌细胞内发现囊包最具诊断价值。横纹肌正常结构被破坏,肌纤维肿胀、膨大而形成大小不等的囊包,囊包多呈梭形,其内通常有 $1 \sim 2$ 条幼虫,也可多达 $6 \sim 7$ 条,幼虫蜷曲于囊包内(图 503)。肌肉压片可显示幼虫蜷曲于囊包中的状态(图 504、图 505),而组织切片上只能看到幼虫的不同断面结构(图 506、图 507)。囊包壁早期为膨大的肌细胞,晚期由增生的纤维组织取代。囊包周围肌纤维不同程度萎缩、变性或坏死,间质水肿(图 508),晚期则纤维组织增生伴淋巴细胞、嗜酸性粒细胞浸润(图509)。6个月以上的病变虫体多发生钙化。成虫寄生在小肠,可引起肠黏膜充血、水肿、灶状出血及肠黏膜的坏死(图510)。

(万启惠　郭瑞珍)

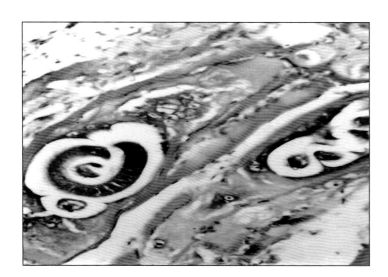

图503　旋毛虫病

Trichinosis

　　肌纤维形成的梭形囊内可见蜷曲的幼虫。

图504　旋毛虫病

Trichinosis

　　横纹肌组织间见多个囊包,囊内有蜷曲的幼虫(肌肉压片)。

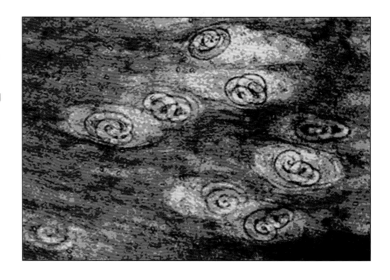

图 505　旋毛虫病

Trichinosis

横纹肌组织间见多个囊包,囊内有蜷曲的旋毛虫肌幼虫。(引自:S. J. Upton)

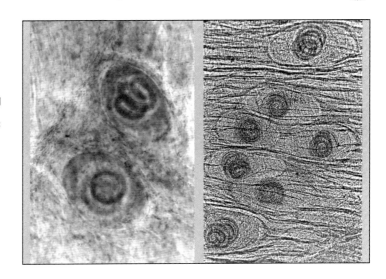

图 506　旋毛虫病

Trichinosis

横纹肌组织间见多个含幼虫的囊包。

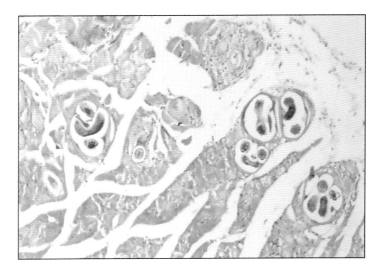

图 507　旋毛虫病

Trichinosis

囊包周围肌纤维不同程度萎缩,囊内幼虫有钙化。

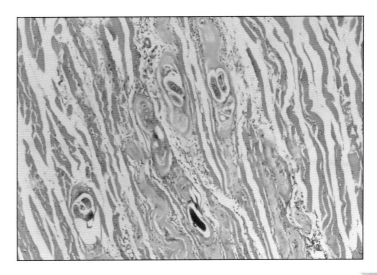

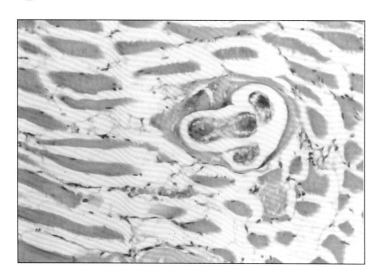

图 508　旋毛虫病

Trichinosis

　　囊包周围水肿。

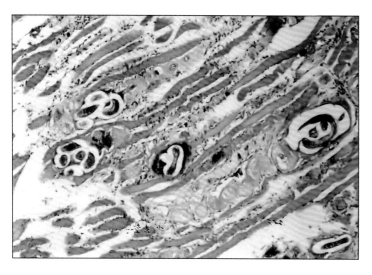

图 509　旋毛虫病

Trichinosis

　　囊包周围肌细胞萎缩、变性,间质纤维增生伴慢性炎症细胞浸润。

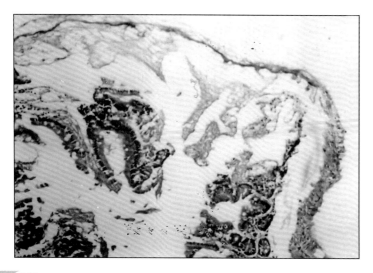

图 510　旋毛虫病

Trichinosis

　　由成虫寄生于小肠所致的小肠壁的坏死改变。

第五节　丝虫病

　　丝虫病(filariasis)是由丝虫寄生于人体引起的寄生虫病。目前已知寄生于人体的丝虫有8种,在我国流行的主要是班氏吴策线虫(*Wuchereria bancrofti*,简称班氏丝虫)和马来布鲁线虫(*Brugia malayi*,简称马来丝虫)两种,寄生于淋巴系统,引起淋巴丝虫病。

　　【概况】丝虫病流行于热带及亚热带,是世界重点防治的十大热带病之一,也是我国重点防治的五大寄生虫病之一。全球感染丝虫的患者约1.2亿(世界卫生组织 – 1991),是致残的第二大病因。班氏丝虫病遍及全球,马来丝虫病仅局限于亚洲。我国有17个省(区、市)流行丝虫病。传染源主要为外周血中含微丝蚴的病人,传播途径为经蚊虫叮咬传播。发病高峰在蚊虫滋生季节的5～10月份。我国曾经是世界上丝虫病流行最为严重的国家之一,20世纪50年代受丝虫病威胁的人口达3.3亿,丝虫病病人3 099.4万,经过40多年的防治,我国现已消灭了丝虫病。

　　【丝虫特点】

　　形态　班氏丝虫和马来丝虫形态相似,雌雄异体,虫体细长如丝线,乳白色,表面光滑。在诊断上主要是丝虫的幼虫微丝蚴。微丝蚴虫体细长,头端钝圆,尾端尖细,外被鞘膜。班氏微丝蚴头间歇较短,马来微丝蚴头间歇较长;班氏微丝蚴体核大小均匀、排列整齐、各核分开,清晰可数,马来微丝蚴体核大小不等、排列紧密、常互相重叠,不易分清;班氏微丝蚴无尾核,马来微丝蚴有2个尾核,前后排列,尾核处较膨大(图511～图514)。

　　生活史　班氏丝虫和马来丝虫生活史基本相同,都要经过两个阶段,即幼虫在蚊体内(中间宿主)的发育及成虫在人体内(终宿主)的发育繁殖阶段。当蚊虫叮咬外周血中带有微丝蚴的患者时,微丝蚴随血进入蚊胃,脱去鞘膜,移行到胸肌内发育为腊肠期幼虫和感染期幼虫,感染期幼虫离开胸肌,移行到蚊下唇,当蚊再次叮人吸血时,感染期幼虫即钻入人体致使人感染。感染期幼虫进入人体后侵入淋巴管,逐步移行到大淋巴管、淋巴结内定居发育为成虫。马来丝虫寄生于上下肢浅部淋巴系统,班氏丝虫除浅部淋巴系统外,多寄生于深部淋巴系统。成虫交配后雌虫产出微丝蚴,微丝蚴多随淋巴液入血循环。微丝蚴白天滞留于肺的毛细血管,夜晚则出现于外周血液(称夜现周期性)。班氏微丝蚴在外周血中出现夜现高峰的时间是晚上10点至次日凌晨2点,马来微丝蚴是晚上8点至次日凌晨4点。成虫的寿命为4～10年。微丝蚴的寿命为2～3个月。

　　【致病性】丝虫病的病变和发病主要由成虫引起。成虫寄生于淋巴管和淋巴结内,引起淋巴管和淋巴结炎,甚至精索炎、睾丸炎及附睾炎,以及丝虫热。慢性期出现淋巴管阻塞,引起象皮肿、睾丸鞘膜积液和乳糜尿。班氏丝虫病可出现上述所有表现,马来丝虫病主要出现淋巴结炎、淋巴管炎和上、下肢象皮肿。

　　【病变特点】

　　淋巴管炎　有急性和慢性表现,急性丝虫病患者患处常呈现淋巴管炎和丹毒样皮炎改变

（图515）。显微镜观察，急性过程表现为以嗜酸性粒细胞浸润为主的急性丝虫性淋巴管炎，淋巴管内可见虫体（图516～图518）。严重者可有淋巴管坏死及嗜酸性脓肿形成，脓肿中可见坏死的虫体（图519、图520）。慢性期，病变淋巴管出现增生性肉芽肿反应，管腔内虫体逐渐被吸收或钙化，管壁增厚、管腔狭窄，出现淋巴管阻塞或淋巴管曲张甚至破裂。嗜酸性脓肿的边缘出现肉芽肿反应，同时有肉芽组织的增生，最终，坏死物被吸收，脓肿灶被机化和纤维化。

淋巴结炎　有急性和慢性表现，急性期表现为以嗜酸性粒细胞浸润为主的急性淋巴结炎，有嗜酸性脓肿形成，脓肿中可见虫体（图521～图523），但不一定都有，有时可见夏科莱登结晶。慢性期，脓肿灶逐渐被纤维化，淋巴结纤维组织增生，淋巴液流动受影响，从而加重了淋巴液的潴留和外漏。虫体可被吞噬细胞吞噬或发生钙化。

象皮肿　丝虫病晚期，由于淋巴管炎反复发作，最终导致淋巴管堵塞，淋巴液回流受阻并逐渐外漏进入皮下组织贮积，贮积的淋巴液刺激纤维组织增生，纤维组织的增生又加重淋巴液回流受阻，如此阻塞、刺激、增生反复发作，使皮下淋巴液贮积越来越多，纤维组织增生越来越严重，加上组织间慢性炎症细胞浸润，最终导致皮下组织水肿越来越严重，皮肤粗糙增厚，似幼象皮肤而称之为象皮肿。肿胀粗糙的皮肤表现为表皮过度角化，真皮及皮下纤维组织增生，慢性炎症细胞浸润，皮肤附件萎缩。象皮肿包括上肢和下肢象皮肿（图524）、阴囊和阴茎象皮肿、阴唇象皮肿、乳房象皮肿（图525）等。晚期，还可引起睾丸鞘膜积液（图526）和乳糜尿。

（万启惠　郭瑞珍）

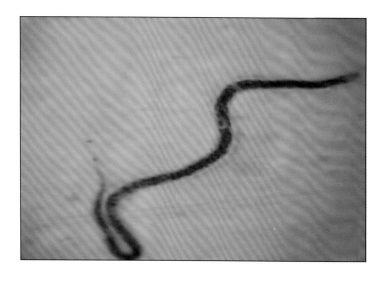

图511　马来微丝蚴

Microfilaria of Brugia malayi

　可见尾部的2个尾核。（铁苏木素染色）

图 512　外周血涂片

Peripheral blood smear

　　血液中的马来微丝蚴。

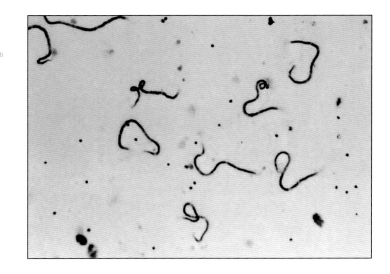

图 513　班氏微丝蚴

Microfilaria of *Wuchereria bancrofti*

　　班氏微丝蚴（Giemsa 染色）。

（引自：S. J. Upton）

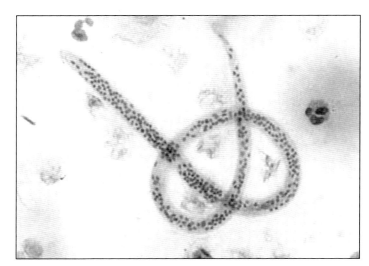

图 514　外周血涂片

Peripheral blood smear

　　血液中的班氏微丝蚴。

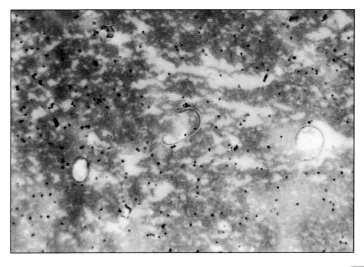

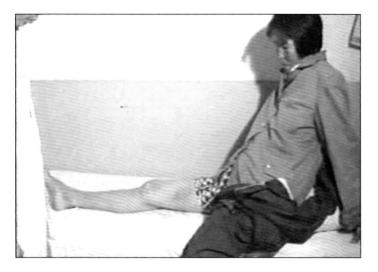

图 515　急性丝虫病

Acute filariasis

　　患肢淋巴管炎和丹毒样皮炎。

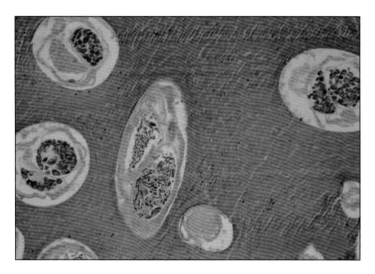

图 516　丝虫病

Filariasis

　　淋巴管扩张,管内见丝虫断面,周围组织无明显炎症反应。

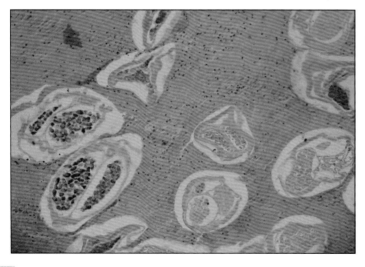

图 517　丝虫病

Filariasis

　　淋巴管内见不同部位的丝虫断面,周围组织有轻度炎症反应。

图 518 丝虫病

Filariasis

图左为雌虫子宫内的微丝蚴。图右为子宫内颗粒样球形或椭圆形卵细胞。

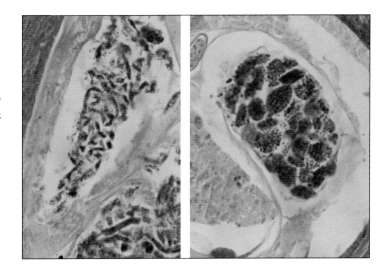

图 519 丝虫病

Filariasis

嗜酸性脓肿中可见退变坏死的虫体。

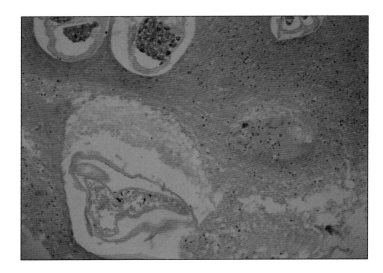

图 520 丝虫病

Filariasis

嗜酸性脓肿中可见退变坏死的虫体残骸(角皮质的体壁)。

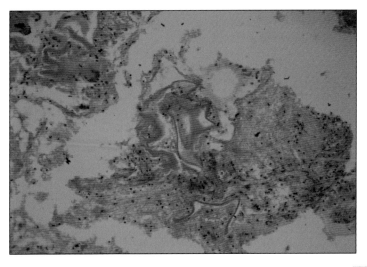

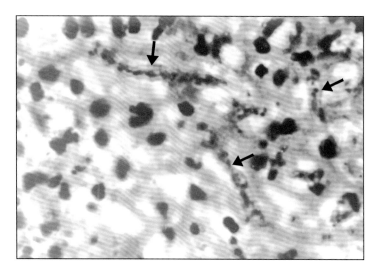

图 521　丝虫病

Filariasis

　　淋巴结内微丝蚴性肉芽肿,箭头所示肉芽肿中见 3 条微丝蚴,呈串珠状。

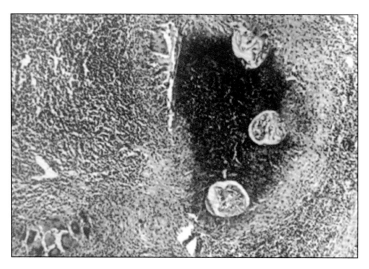

图 522　丝虫病

Filariasis

　　淋巴结丝虫性肉芽肿,见丝虫虫体的断面和肉芽肿反应。

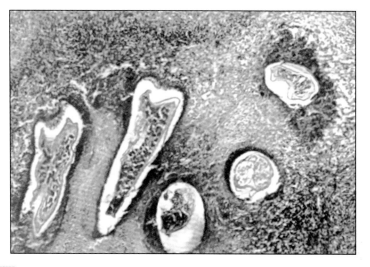

图 523　丝虫病

Filariasis

　　淋巴结丝虫性肉芽肿,见 5 个丝虫虫体的断面。

图 524　慢性丝虫病

Chronic filariasis

　　图左为下肢象皮肿,图右显示象
皮肿伴有皮肤感染。

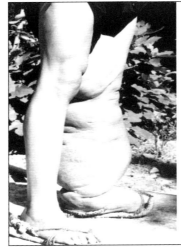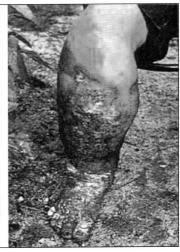

图 525　慢性丝虫病

Chronic filariasis

　　图左显示乳腺象皮肿,图右显示
阴唇象皮肿。

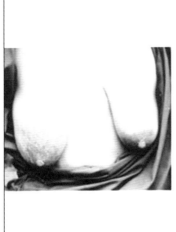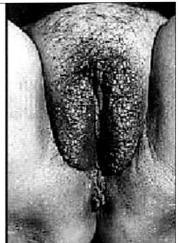

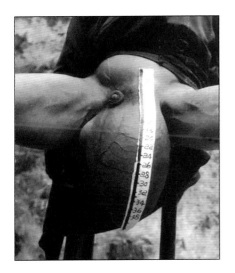

图 526　慢性丝虫病

Chronic filariasis

　　丝虫引起的睾丸鞘膜积液。

第九章

传染病、寄生虫病的
并发或合并疾病

本章以"传染病、寄生虫病的并发或合并疾病"为题,介绍四个方面的内容:
①艾滋病并发机会性感染;②艾滋病并发肿瘤;③传染病、寄生虫病合并其他肿瘤;
④传染病、寄生虫病合并其他疾病。介绍的这些病例,是我们在临床外检工作中所
见到的,组织学证实为两种或多种病变累及同一个患者的病例。一个患者同时或
先后患两种或两种以上独立的疾病,有的可能是并发症,有的则可能是合并症。并
发症与合并症两者之间的区别,在于并发或合并的两种疾病之间有无因果关系,有
因果关系的是并发症,是一种疾病在发展过程中引起了另一种疾病的发生。无因
果关系的是合并症,是两个或两个以上疾病同时存在,相互没有直接因果关系。

本章第一节介绍的艾滋病并发机会性感染,第二节介绍的艾滋病并发肿瘤,是
指艾滋病在发展过程中引起的另一种疾病或症状的发生,后者均是前者的并发症,
即艾滋病是因,机会性感染和肿瘤是果,其因果关系比较明确。机会性感染和肿瘤
均为继发于艾滋病之后的并发症,这些机会性感染和肿瘤是目前比较公认的艾滋
病的并发症,特别是几种肿瘤已被定义为艾滋病的诊断指征。

本章介绍的第三节和第四节的内容,如结核病合并风湿性心肌炎的病例,传染
性软疣合并表皮样囊肿的病例等,两种病变之间则可能是合并关系,至于哪一种疾
病发生在前,哪一种疾病发生在后,由于有些病例时间久远,未能进一步核实,或者
根本不可能确定两种病变发生的先后时间。由于本书介绍的内容是传染病、寄生
虫病,所以把传染病、寄生虫病均放在了前面,但这并不代表传染病、寄生虫病为先
发生的疾病。某两种疾病之间的合并关系可能是无定的,或是偶然的,不具普
遍性。

(郭瑞珍)

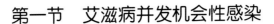

第一节　艾滋病并发机会性感染

艾滋病(AIDS)是一种机体免疫功能极度损伤的疾病,并发其他疾病的报道不少,随着 AIDS 患者的增多,并发症的报道也有增无减。据不完全统计,AIDS 的并发症有肺部感染或肺癌、马尔尼菲青霉病、肺孢子虫病、弓形虫病、念珠菌病、曲菌病、丙型肝炎、宫颈癌、血友病、尖锐湿疣、咽部感染、结核病等。据文献估计 60% 的 AIDS 患者并发有结核,目前全国 AIDS 并发结核病病人达两万多人。

所谓机会感染,是指一些侵袭力较低、致病力较弱的微生物,在人体免疫功能正常时不能致病,但当人体免疫功能减低时则乘机侵袭人体引起疾病,故称作机会性感染。能引起 AIDS 机会性感染的病原体多达几十种,主要包括原虫、病毒、真菌及细菌等感染。尸检结果表明,90%的 AIDS 患者死于机会性感染。

AIDS 患者机会性感染的特点有,①病原体种类繁多:继发于 AIDS 的机会性感染都是条件性病原体。与 AIDS 相关的机会性感染已有 30 多种。②常发生混合性感染:在 AIDS 患者,同一器官中常有多种病原体混合感染,最常见于肺部,肺内混合感染的病原体有报道多达 12 种者。③常发生播散性感染:一种病原体可同时累及多个器官,形成播散性或全身性感染,如播散性弓形虫病可累及多达 12 个器官。④机会性感染多来自内源性感染,即原有的潜伏感染在机体抵抗力降低时再次复活所致。当然机会性感染也可能是新近的获得性感染。⑤机会性感染治疗比较困难,这是因为有些真菌、寄生虫或病毒还缺乏有效的药物,加上患者免疫力极为衰弱。

原虫类感染　主要是卡氏肺孢子虫病、弓形虫病和隐孢子虫病,分别引起肺炎,脑炎和慢性腹泻。70% ~80% 的患者可经历一次或多次肺孢子虫感染,并死于肺孢子虫感染(图 527、图 528),该继发感染对 AIDS 的诊断有一定参考价值。70% 的病例继发中枢神经系统的弓形虫或新型隐球菌感染,引起相应的脑炎或脑膜炎(图 529、图 530);卡氏肺孢子虫肺炎和弓形虫病详见相关章节(第五章)。隐孢子虫感染人体后,附于肠黏膜上皮(图 531),主要引起吸收不良性腹泻,病人表现为难以控制的大量水样便,每日 5 ~10 次以上,每天失水 3 ~10 L,病死率可高达 50% 以上。诊断靠肠镜活检或粪便中查到原虫的卵囊。

病毒类感染　常见巨细胞病毒(CMV)、单纯疱疹病毒(HSV)和 EB 病毒(EBV)等感染。①CMV感染:AIDS 伴 CMV 感染时,常表现为肝炎、肺炎、视网膜炎、血小板和白细胞减少、皮疹等。典型病变为感染细胞增大,形成核内包涵体。确诊 CMV 感染必须在活检或尸解标本中找到病毒包涵体或分离出病毒。CMV 感染常为播散性,并常累及多个器官(图 532 ~图 535)。②HSV感染:HSV 可引起 AIDS 患者皮肤黏膜损害,累及口周、外阴、肛周、手背、或食道、支气管及肠道黏膜等,以唇缘、口角的单纯疱疹最常见,病变呈高密集成群的小水疱,基底稍红,水疱被擦破后可形成溃疡,其溃疡特点为大而深且有疼痛,常伴继发感染,症状多较严重,病程持续时间长,病损部位可培养出单纯疱疹病毒,活检可查到典型的包涵体。③EBV 感染:EBV 在 AIDS

患者中感染率很高,有96%的AIDS患者血清中可检测到EBV抗体,EBV可致原发性单核细胞增多症,伴溶血性贫血、淋巴结肿大、全身斑疹、T细胞减少等。口腔黏膜毛状白斑也与EBV感染有关(图536)。乳头状瘤空泡病毒可引起进行性多灶性白质脑病(图537、图538)。

真菌类感染 常见的有念珠菌、隐球菌、曲菌等感染,念珠菌感染可分为皮肤念珠菌病和黏膜念珠菌病,在AIDS患者多表现为鹅口疮和念珠菌性食道炎,也可见念珠菌性肺炎(图539)。隐球菌容易经呼吸道感染肺,引起肺部隐球菌病(图540),偶可经肠道或皮肤入侵致病,隐球菌脑膜炎是AIDS常见的并发症,有很高的病死率。有时也可见毛霉菌、放线菌(图541)、组织胞质菌感染(图542),或者同时有两种以上真菌同时感染。

细菌类感染 常见分枝杆菌感染,包括结核分枝杆菌和非典型分枝杆菌感染。结核病常发生于有HIV感染者,其症状和体征常很难与其他AIDS相关的肺部疾病相鉴别。HIV感染病人并发结核最突出的临床特征是高发肺外结核(图543、图544),最常见的形式为淋巴结炎和粟粒性病变,还常波及骨髓、泌尿生殖道和中枢神经系统。非典型分枝杆菌感染为AIDS的重要并发症之一,常波及肝、肺、脾、肾、血液、骨髓、胃肠道、淋巴结等,病理表现为不典型的结核样病变(图545、图546),确诊靠病原体分离培养及活检,抗酸染色可以显示出细菌呈紫红色短小杆状,又称为抗酸杆菌,主要分布在细胞质内(图547)。其他致病菌如铜绿假单胞杆菌、大肠杆菌、伤寒杆菌、淋球菌等亦可发生。

(刘德纯 郭瑞珍)

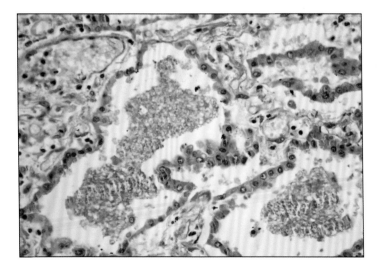

图527 AIDS并发卡氏肺孢子虫肺炎

AIDS with PCP

组织学检查肺泡腔内见有卡氏肺孢子虫肺炎特有的泡沫样渗出物,渗出物中含有卡氏肺孢子虫。

**图 528　AIDS 并发卡氏肺孢子虫
　　　　肺炎**

AIDS with PCP

　　病人肺咳出物图片，可见卡氏肺
孢子虫滋养体。

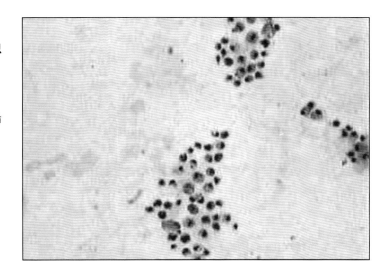

图 529　AIDS 并发脑弓形虫病

AIDS with cerebral toxoplasmosis

　　箭头所示脑组织内见到的一个
弓形虫包囊。左侧脑组织有液化坏
死和胶质细胞增生。

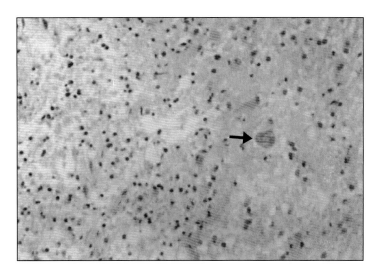

图 530　AIDS 并发脑弓形虫病

AIDS with cerebral toxoplasmosis

　　脑组织中可见一个弓形虫包囊，
内含许多弓形虫缓殖子。右下角插
图显示游离的弓形虫速殖子。

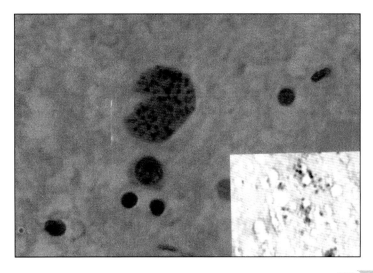

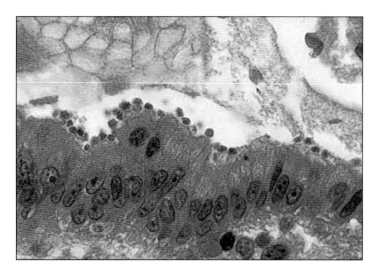

图 531　AIDS 并发肠隐孢子虫病

AIDS with intestinal cryptosporidiosis

　　肠黏膜表面附着的小球状物为隐孢子虫。

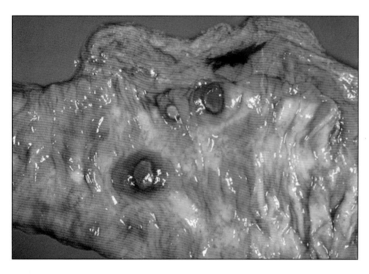

图 532　AIDS 并发 CMV 肠炎

AIDS with CMV enteritis

　　肠黏膜表面充血水肿,见两个小溃疡形成。

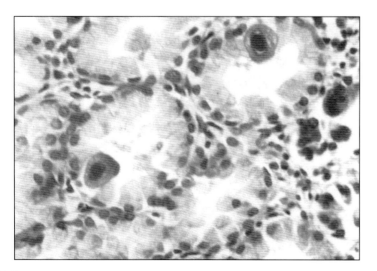

图 533　AIDS 并发 CMV 肠炎

AIDS with CMV enteritis

　　腺上皮肿胀,个别细胞明显增大,可见核内包涵体形成。

图 534　AIDS 并发胰腺 CMV 和弓形虫感染

AIDS with pancreatic CMV and toxoplasmosis

胰腺组织坏死,巨细胞形成,中间一个巨细胞内可见弓形虫包囊和 CMV 包涵体。

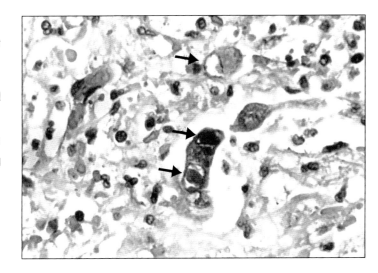

图 535　AIDS 并发 CMV 肺炎

AIDS with CMV pneumonia

肺泡内多个巨细胞内均见核内包涵体形成。

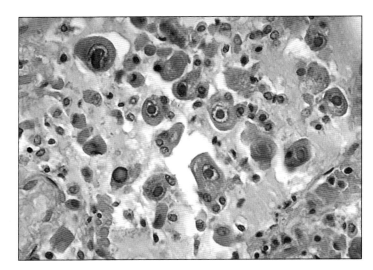

图 536　AIDS 并发口腔毛状白斑

AIDS with oral hairy leukoplakia

舌侧缘白色波纹状皱褶,称为口腔毛状白斑(OHL)。

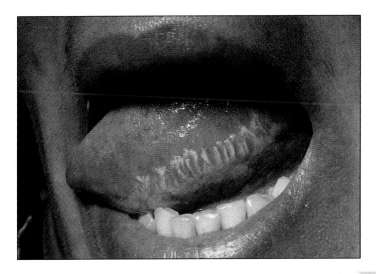

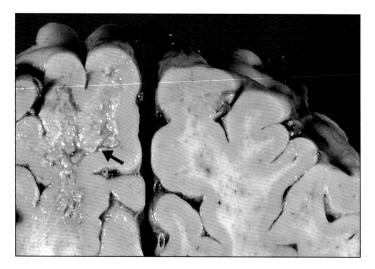

图 537　AIDS 并发多灶性白质脑病

AIDS with multiple leukodystrophy
　　脑白质区见多处病灶,箭头所示病变区结构模糊,边界不清。

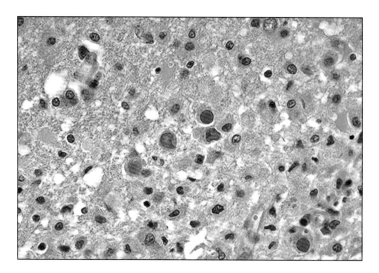

图 538　AIDS 并发多灶性白质脑病

AIDS with multiple leukodystrophy
　　病变组织中见病毒包涵体。

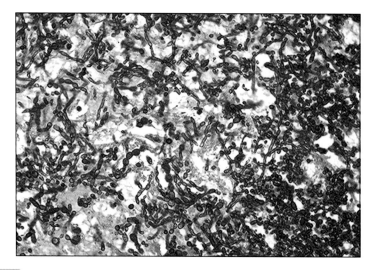

图 539　AIDS 并发肺念珠菌病

AIDS with pulmonary candidiasis
　　PAS 染色可以清楚显示念珠菌菌丝和孢子。

图 540　AIDS 并发隐球菌病

AIDS with cryptococcosis

　　GMS 染色下可见隐球菌孢子周围有空晕,部分孢子有出芽现象。

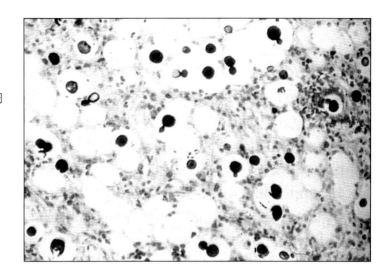

图 541　AIDS 并发肺放线菌病

AIDS with actinomycosis

　　病人痰涂片见放线菌,菌丝细长,呈放射状排列。

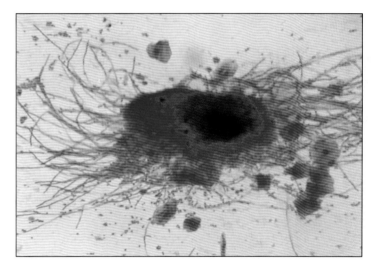

图 542　AIDS 并发组织胞质菌病

AIDS with histoplasmosis

　　巨噬细胞胞质内可见组织胞质菌,孢子呈粗颗粒状。

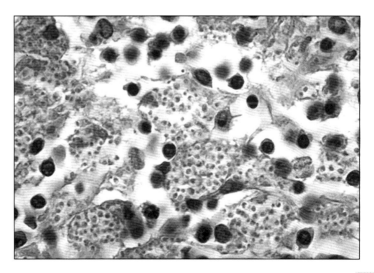

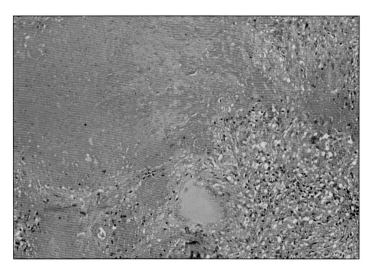

图 543　AIDS 并发结核菌感染

AIDS with *M. tuberculosis* infection

　　感染灶以干酪样坏死为主,坏死灶周边见典型的朗格汉斯巨细胞。

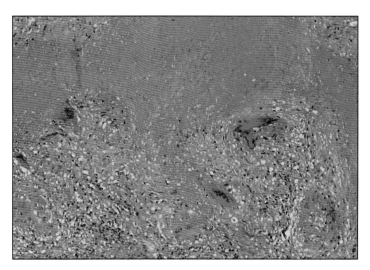

图 544　AIDS 并发结核菌感染

AIDS with *M. tuberculosis* infection

　　感染灶以干酪样坏死为主,坏死灶周边见典型的朗格汉斯巨细胞。

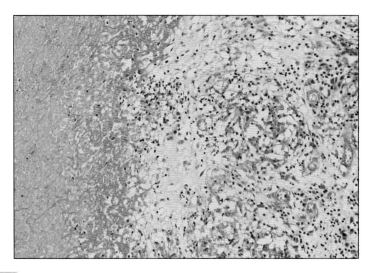

**图 545　AIDS 并发非典型分枝
　　　　杆菌感染**

AIDS with atypical mycobacteria infection

　　显示不典型结核样病变、非干酪样坏死性肉芽肿改变。

图 546　AIDS 并发非典型分枝
杆菌感染

AIDS with atypical mycobacteria
infection

　　病变组织表现为不典型结核样
病变,多核巨细胞散在分布,胞质内
有空泡改变。

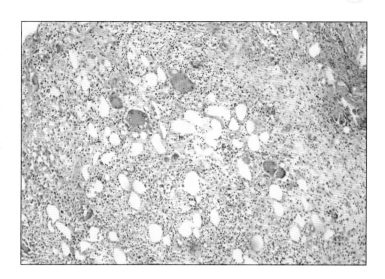

图 547　分枝杆菌抗酸染色

AFB stains for atypical mycobacteria
　　显示细菌呈紫红色短小杆状,又
称为抗酸杆菌,主要分布在细胞
质内。

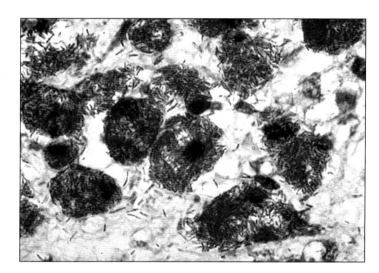

第二节　艾滋病并发肿瘤

　　在 AIDS 患者中,非霍奇金淋巴瘤(NHL)和卡波西肉瘤(Kaposi sarcoma)发病率明显增高,其他肿瘤如肺癌、子宫颈浸润性癌发病率也有所上升,这些肿瘤已被定义为 AIDS 的诊断指征。

　　恶性淋巴瘤　与一般人群相比,AIDS 患者发生的 NHL 有如下特征:①NHL 多见于中枢神经系统,对 AIDS 具有诊断价值;②绝大多数来源于 B 淋巴细胞(图548～图551);③以未分化型较多见,恶性程度较高;④NHL 中约 1/3 与 EB 病毒有关;⑤淋巴结外 NHL 较多见,患者比较年轻。

　　Kaposi 肉瘤　一般认为,Kaposi 肉瘤是来源于血管内皮细胞的恶性肿瘤,约 1/3 的 AIDS 患

者发生 Kaposi 肉瘤。病变可局限于皮肤和黏膜,也可累及内脏,常呈多发性。肉眼观察,皮肤黏膜的 Kaposi 肉瘤呈暗红色或紫红色的斑块或结节(图 552 ~ 图 554)。显微镜下肿瘤主要由梭形细胞和血管样裂隙构成,亦常见红细胞漏出、含铁血黄素沉积、玻璃样小体等表现(图 555 ~ 图 558)。按血管和梭形细胞的比例不同,可分为血管瘤样型、肉瘤样型和混合型等。

鳞状细胞癌　女性为外阴癌或子宫颈浸润性癌(图 559),男性为阴茎癌,其组织学类型主要为鳞状细胞癌(图 560、图 561)。AIDS 患者中,这些肿瘤的发病率增加。

(刘德纯　郭瑞珍)

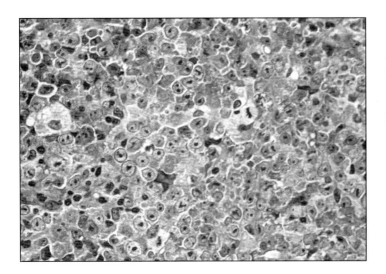

图 548　AIDS 并发淋巴瘤

Lymphoma with AIDS

　　AIDS 患者发生的淋巴瘤多数是 B 细胞性淋巴瘤。

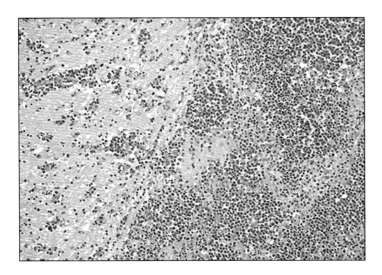

图 549　AIDS 并发脑淋巴瘤

Cerebral lymphoma with AIDS

　　脑淋巴瘤是 HIV 感染者进展为 AIDS 的重要指征,淋巴瘤破坏局部脑组织,并向临近脑组织侵犯,并可见袖套状围绕血管生长的表现。

图 550 AIDS 并发淋巴结淋巴瘤

Nodal lymphoma with AIDS

　　一位 AIDS 患者先后发生脑和腹腔淋巴瘤,此图为淋巴瘤累及腹腔淋巴结。

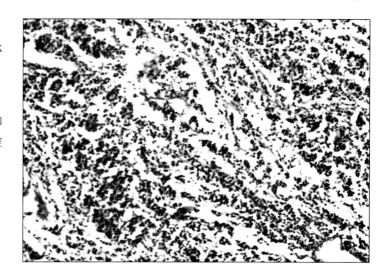

图 551 AIDS 并发肠淋巴瘤

Intestinal lymphoma with AIDS

　　一位 AIDS 患者先后发生脑和腹腔淋巴瘤,此图为淋巴瘤累及肠壁组织。

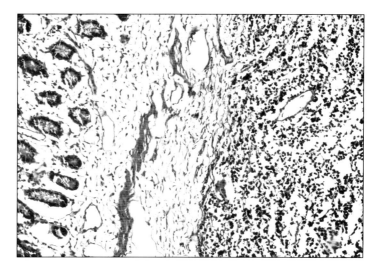

图 552 AIDS 并发皮肤 Kaposi 肉瘤

Cutaneous Kaposi sarcoma with AIDS

　　肿瘤呈红褐色斑块状。

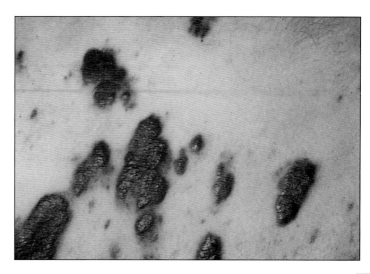

图 553　AIDS 并发阴茎 Kaposi 肉瘤

Penile Kaposi sarcoma with AIDS

肿瘤呈红褐色结节状。

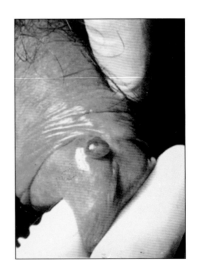

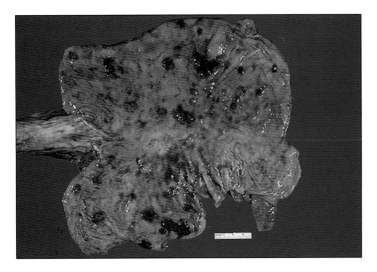

图 554　AIDS 并发胃黏膜 Kaposi 肉瘤

Gastric mucosa Kaposi sarcoma with AIDS

肿瘤呈紫红色斑片状,散在分布。

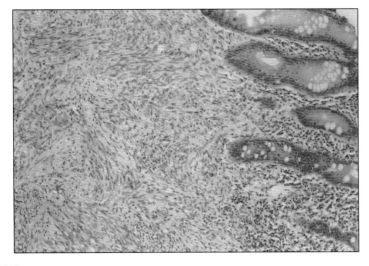

图 555　AIDS 并发胃 Kaposi 肉瘤

Gastric Kaposi sarcoma with AIDS

胃黏膜下瘤细胞呈梭形,有异型,浸润于黏膜腺体及其下方组织。

图 556   AIDS 并发 Kaposi 肉瘤

Kaposi sarcoma with AIDS

　　瘤细胞呈梭形或上皮样,有异型,间质可见较多小血管和出血。

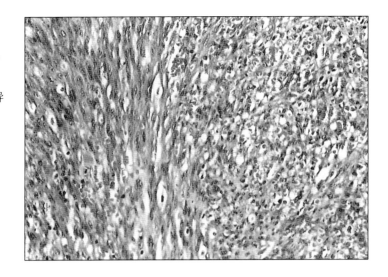

图 557   AIDS 并发 Kaposi 肉瘤

Kaposi sarcoma with AIDS

　　瘤细胞呈梭形,有异型,瘤细胞间有少量血管。

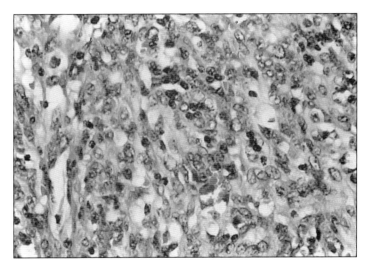

图 558   AIDS 并发 Kaposi 肉瘤

Kaposi sarcoma with AIDS

　　瘤细胞呈梭形,有异型,瘤细胞间血管增多,管腔扩张。提示肿瘤向血管分化较明显。

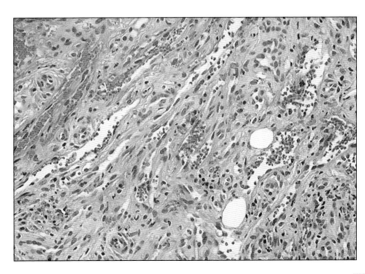

图 559　AIDS 并发鳞状细胞癌

Squamous carcinoma with AIDS

图左为一 AIDS 患者,图右为 AIDS 患者合并外阴鳞状细胞癌。

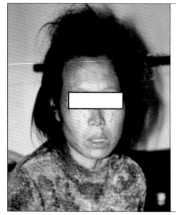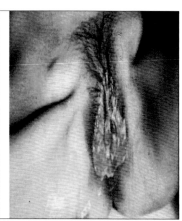

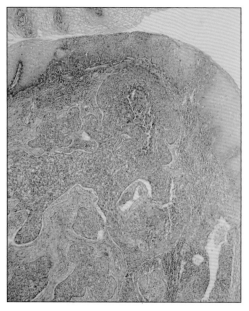

图 560　AIDS 并发鳞状细胞癌

Squamous carcinoma with AIDS

患者外阴鳞状细胞癌,显示上皮不典型增生、原位癌、浸润性癌的生长过程。

图 561　AIDS 并发鳞状细胞癌

Squamous carcinoma with AIDS

癌细胞侵入淋巴管。

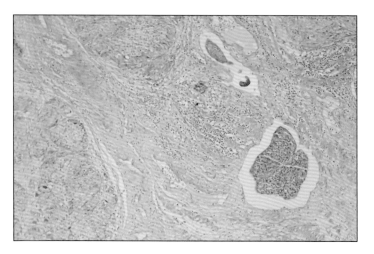

第三节 传染病、寄生虫病合并其他肿瘤

肺结核合并肺鳞状细胞癌

【病例简介】47 岁男性患者,长期咳嗽,消瘦,体检发现肺部包块,纤维支气管镜活检诊断为肺鳞状细胞癌,行手术切除病变肺叶,并送病理检查。大体观察肺叶包块 3 cm×4 cm×3 cm 大小,呈灰黄白色,边界较模糊,包块内可见小的坏死灶。显微镜观察,在鳞状细胞癌组织之间或包块周围组织内可见结核性肉芽肿(图 562 ~ 图 566)。

淋巴结肺吸虫病合并恶性淋巴瘤

【病例简介】45 岁男性患者,因病行剖腹探查时见腹腔淋巴结广泛肿大,小如黄豆,大如板栗,取腹腔淋巴结病理检查。显微镜下观察,发现淋巴结内有窦道形成,窦道内见嗜酸性肉芽肿及夏科莱登结晶(图 567)。还发现整个淋巴结正常结构消失,代之以大量弥漫性增生的肿瘤细胞,瘤细胞体积大,形状不规则,核大,染色质粗块状,核膜厚,可见核仁,瘤细胞间可见散在嗜酸性粒细胞(图 568 ~ 图 570)。血常规检查,周围血中嗜酸性粒细胞增高。

皮肤结核合并皮肤血管瘤

【病例简介】38 岁女性,病人以局部皮肤结节状包块半年就诊。临床检查,局部皮肤颜色无明显异样,略高出于表面,质地较硬,边界欠清楚,取活组织检查。显微镜观察:病变组织中同时可见毛细血管瘤和结核肉芽肿病变(图 571 ~ 图 574)。病史:半年前局部皮肤有损伤史,临床无低热、盗汗等结核症状和体征。

皮肤传染性软疣合并表皮囊肿

【病例简介】女性 25 岁,发现外阴皮肤有一小硬结就诊,临床疑表皮囊肿行手术摘除,送做病理学检查。结果见结节为 0.5 cm 大小,质地硬,切面灰白色,无明显囊腔或絮状物。显微镜下观察,病变组织中同时见表皮囊肿和传染性软疣病变(图 575、图 576)。

(郭瑞珍)

图 562 肺结核合并肺鳞状细胞癌

TB with pulmonary squamous carcinoma

显示肺鳞状细胞癌组织。

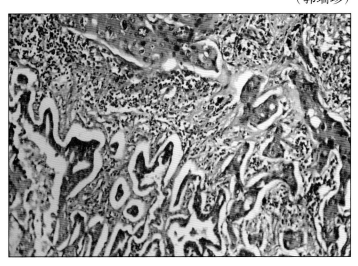

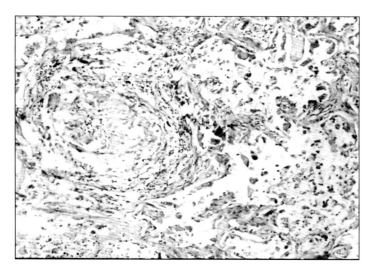

图 563　肺结核合并肺鳞状细胞癌

TB with pulmonary squamous carcinoma

　　结核肉芽肿与肺癌并存。

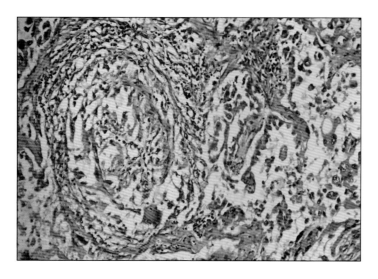

图 564　肺结核合并肺鳞状细胞癌

TB with pulmonary squamous carcinoma

　　结核肉芽肿与肺癌并存。

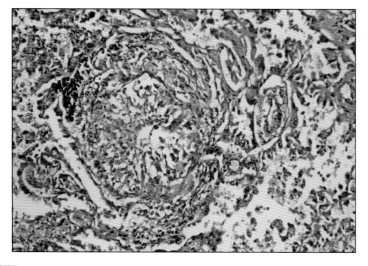

图 565　肺结核合并肺鳞状细胞癌

TB with pulmonary squamous carcinoma

　　结核肉芽肿与肺癌并存。

图 566　肺结核合并肺鳞状细胞癌

TB with pulmonary squamous carcinoma

结核肉芽肿周围有大量肿瘤性坏死物。

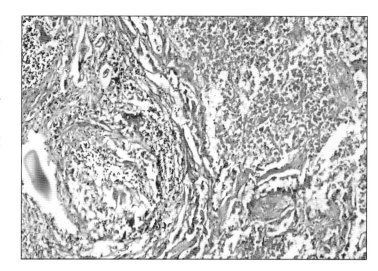

图 567　淋巴结肺吸虫病合并淋巴瘤

Paragonimiasis of lymph node with lymphoma

淋巴结内见窦道和嗜酸性坏死物及夏科莱登结晶。

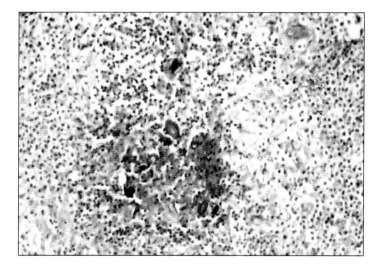

图 568　淋巴结肺吸虫病合并淋巴瘤

Paragonimiasis of lymph node with lymphoma

窦道周边淋巴细胞体积大，形状不规则，核大，染色质粗块状，核膜厚，可见核仁。

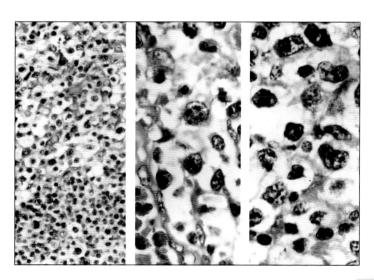

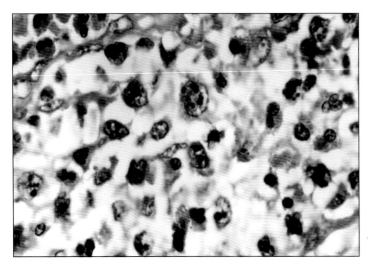

图 569　淋巴结肺吸虫病合并淋巴瘤

Paragonimiasis of lymph node with lymphoma

　　窦道周边淋巴细胞体积大,形状不规则,核大,染色质粗块状,核膜厚,可见核仁。

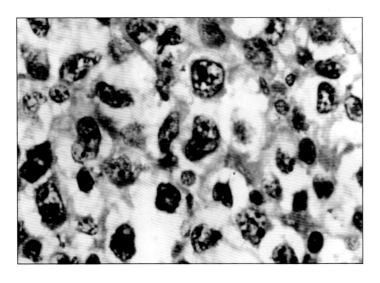

图 570　淋巴结肺吸虫病合并淋巴瘤

Paragonimiasis of lymph node with lymphoma

　　窦道周边淋巴细胞体积大,形状不规则,核大,染色质粗块状,核膜厚,可见核仁。

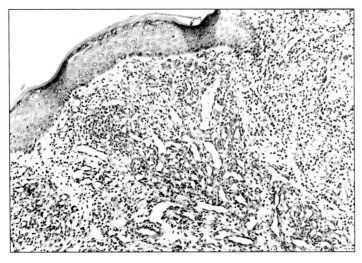

图 571　皮肤结核合并皮肤血管瘤

Cutaneous TB with angioma

　　显示真皮血管瘤成分。

图 572 皮肤结核合并皮肤血管瘤

Cutaneous TB with angioma
　　显示血管瘤成分。

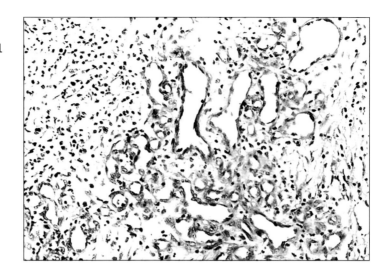

图 573 皮肤结核合并皮肤血管瘤

Cutaneous TB with angioma
　　显示血管瘤和结核肉芽肿病变并存。

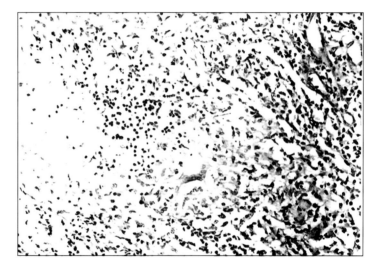

图 574 皮肤结核合并皮肤血管瘤

Cutaneous TB with angioma
　　显示血管瘤和结核肉芽肿病变并存。

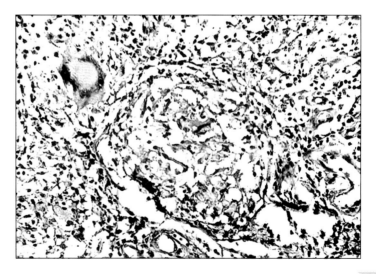

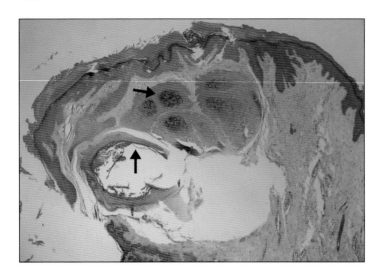

图 575　皮肤传染性软疣合并表皮囊肿

Molluscum contagiosum with epidermal cyst

传染性软疣(➘)和表皮样囊肿(↑)并存。

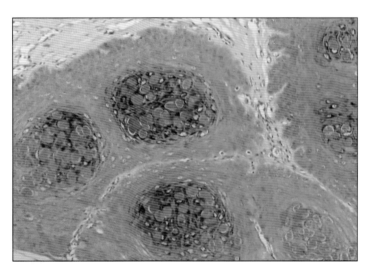

图 576　皮肤传染性软疣合并表皮囊肿

Molluscum contagiosum with epidermal cyst

显示传染性软疣。

第四节　传染病、寄生虫病合并其他疾病

肝脏结核合并风湿性心肌炎

【病例简介】65 岁女性,因病医治无效死亡,法医进行尸体解剖,送心脏、肝脏右叶等脏器进行病理学检查。肉眼观察:肝脏表面及切面见数个黄白色粟米大小的结节,心脏未见明显病变。显微镜观察:肝脏粟米结节为结核性肉芽肿(结核结节),结节中央有干酪样坏死,周围见不等量的类上皮细胞,朗格汉斯巨细胞,外围见少量淋巴细胞浸润。在心肌间质中可见风湿性肉芽肿(风湿小体)病变,病灶呈梭形纺锤状,中央有体积较大的单个核或多个核的风湿细胞,之间有少量淋巴细胞浸润(图 577)。诊断:①风湿性心肌炎;②肝脏结核。

　　风湿病和结核病是两个独立的疾病单元,肝脏结核甚是少见,多继发于体内其他脏器结核,如侵入血道的结核杆菌量很多时,肝脏常被累及,成为全身粟粒性结核的一部分,此时在门管区和肝小叶内形成多数结核结节。又如重症肺结核和肠结核时,肝内也常出现结核结节,但一般结节数目很少。

巨细胞病毒性肺炎合并曲菌病

　　【病例简介】死婴一对(双胞胎)。出生后出现黄疸、发热,逐渐全身衰竭,一周后死亡。局部解剖:皮肤黄染,嘴唇青紫,肺脏轻度肿胀、实变,肝脏、肾脏轻度肿大,其他器官病变不详。组织学检查:肺脏呈间质性肺炎改变,表现为:①肺泡壁充血、水肿,并见淋巴细胞、单核细胞浸润;②肺泡腔腔内有渗出物,由少量浆液、纤维素、红细胞及巨噬细胞组成;③细支气管及肺泡上皮细胞增生、肥大,并形成多核巨细胞,或有变性、坏死,脱落于腔内;④增生的上皮细胞内或多核巨细胞内可见病毒包涵体,包涵体见于细胞核内,呈圆形、椭圆形、体积大,嗜碱性,其周围有一清晰的透明晕与核膜分开,酷似"猫头鹰眼"(图578、图579)。⑤肺组织、肝组织内见化脓性坏死灶,坏死灶内见曲菌菌丝(图580、图581);肾脏间质内见淋巴细胞、单核细胞及少量中性粒细胞浸润,未见曲菌感染。两个死胎病变相同。病理诊断:巨细胞病毒性肺炎;肺脏、肝脏合并曲菌感染。

慢性肺脓肿合并隐球菌病

　　【病例简介】60岁男性,诊断慢性肺脓肿数年,临床行肺脓肿切除术,标本送病理学检查。切面观察,脓肿直径约为5 cm,脓肿壁厚为0.3～0.8 cm,腔内见脓液,部分脓液较黏稠,坏死物流失后腔面附着残留灰褐色坏死物(图582)。组织学检查,坏死物为脓液,其中见隐球菌(图583)。

(郭瑞珍)

图577　肝脏结核合并风湿性心肌炎

Hepatic TB with rheumatic myocardits

　　图左为肝脏结核,图右为心肌间质典型的风湿小体。

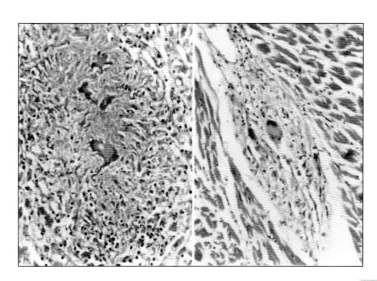

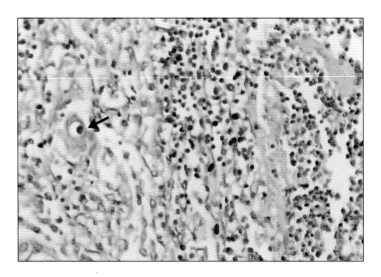

图 578　巨细胞病毒性肺炎合并曲菌病

CMV pneumonia with aspergillosis
　　箭头所示为病毒包涵体和化脓性坏死灶。

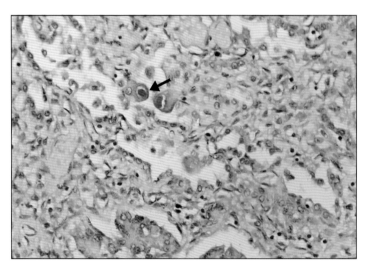

图 579　巨细胞病毒性肺炎合并曲菌病

CMV pneumonia with aspergillosis
　　表现为间质性肺炎,并见细胞核内的病毒包涵体。

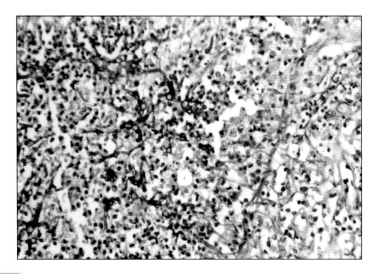

图 580　巨细胞病毒性肺炎合并曲菌病

CMV pneumonia with aspergillosis
　　肺内坏死灶中见曲菌菌丝。

图 581 巨细胞病毒性肺炎合并曲菌病

CMV pneumonia with aspergillosis
肝内坏死灶中见曲菌菌丝。

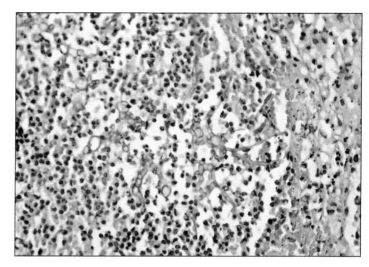

图 582 慢性肺脓肿合并隐球菌病

Lung abscess with cryptococcosis
脓肿壁很厚,腔面残留灰褐色坏死物。

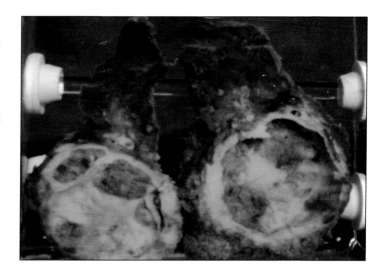

图 583 慢性肺脓肿合并隐球菌病

Lung abscess with cryptococcosis
脓性坏死物中见散在的隐球菌。

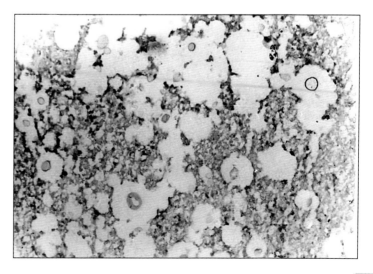

参 考 文 献

1. 武忠弼,杨光华. 中华外科病理学[M]. 北京:人民卫生出版社,2002.

2. 李甘地. 病理学[M]. 北京:人民卫生出版社,2006.

3. 王恩华. 病理学[M]. 第 2 版. 北京:高等教育出版社,2009.

4. 杨绍基. 传染病[M]. 第 7 版. 北京:人民卫生出版社,2008.

5. 詹希美. 人体寄生虫学[M]. 第 5 版. 北京:人民卫生出版社,2001.

6. 周正任. 医学微生物学[M]. 第 6 版. 北京:人民卫生出版社,2004.

7. 刘德纯. 艾滋病临床病理学[M]. 合肥:安徽科学技术出版社,2002.

8. 张信江. 实用性病手册[M]. 北京:人民军医出版社,2001.

9. 纪小龙. 常见误诊病理图谱[M]. 北京:人民军医出版社,2005.